汉竹编著·健康爱家系列

标准经络穴位
技法图谱

刘乃刚 / 主编

扫码观看取穴视频

江苏凤凰科学技术出版社
全国百佳图书出版单位
·南京·

图书在版编目（CIP）数据

标准经络穴位技法图谱 / 刘乃刚主编 .— 南京：江苏凤凰科
学技术出版社 , 2022.6
（汉竹·健康爱家系列）
ISBN 978-7-5713-2605-0

Ⅰ.①标… Ⅱ.①刘… Ⅲ.①经络－图解②穴位－图解 Ⅳ.
① R224.4

中国版本图书馆 CIP 数据核字 (2022) 第 025573 号

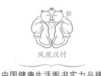

中国健康生活图书实力品牌

标准经络穴位技法图谱

主　　　编	刘乃刚
编　　　著	汉　竹
责 任 编 辑	刘玉锋
特 邀 编 辑	张　瑜　仇　双　朱崧岭
责 任 校 对	仲　敏
责 任 监 制	刘文洋

出 版 发 行	江苏凤凰科学技术出版社
出版社地址	南京市湖南路 1 号 A 楼，邮编：210009
出版社网址	http://www.pspress.cn
印　　　刷	合肥精艺印刷有限公司

开　　　本	889 mm×1 194 mm　1/16
印　　　张	17
字　　　数	340 000
版　　　次	2022 年 6 月第 1 版
印　　　次	2022 年 6 月第 1 次印刷

标 准 书 号	ISBN 978-7-5713-2605-0
定　　　价	59.80 元

图书如有印装质量问题，可向我社印务部调换。

导读

"胫骨""趾骨""胸锁乳突肌"……你是否在取穴时对这些词汇很陌生？

腰酸腿疼选哪个穴位？每个穴位都有什么功效？

按摩、刮痧、艾灸、拔罐、针灸，不知道选用哪一种方法比较好？

……

对于这些常见问题，本书都给出了答案。

本书系统介绍了人体十二经脉、任督二脉以及经外奇穴在内共 408 个穴位，每个穴位都给出了准确的定位，并配以肌肉骨骼图和真人演示图，使取穴定位一目了然。并且，对于每个穴位的主治疾患，穴位的配伍使用以及采取什么样的手法保健养生等常见问题也做出了解答。

本书不仅在侧面按经脉做了索引条，还在目录后面根据穴位给出了拼音索引，想了解某一个穴位或某一条经脉，都可以通过索引快速查找，单个穴位查找更加方便快捷。本书开本大，字号大，还能使读者在了解经络穴位知识的同时，享有舒适的阅读体验，快来一起看看吧！

目录

穴位拼音索引

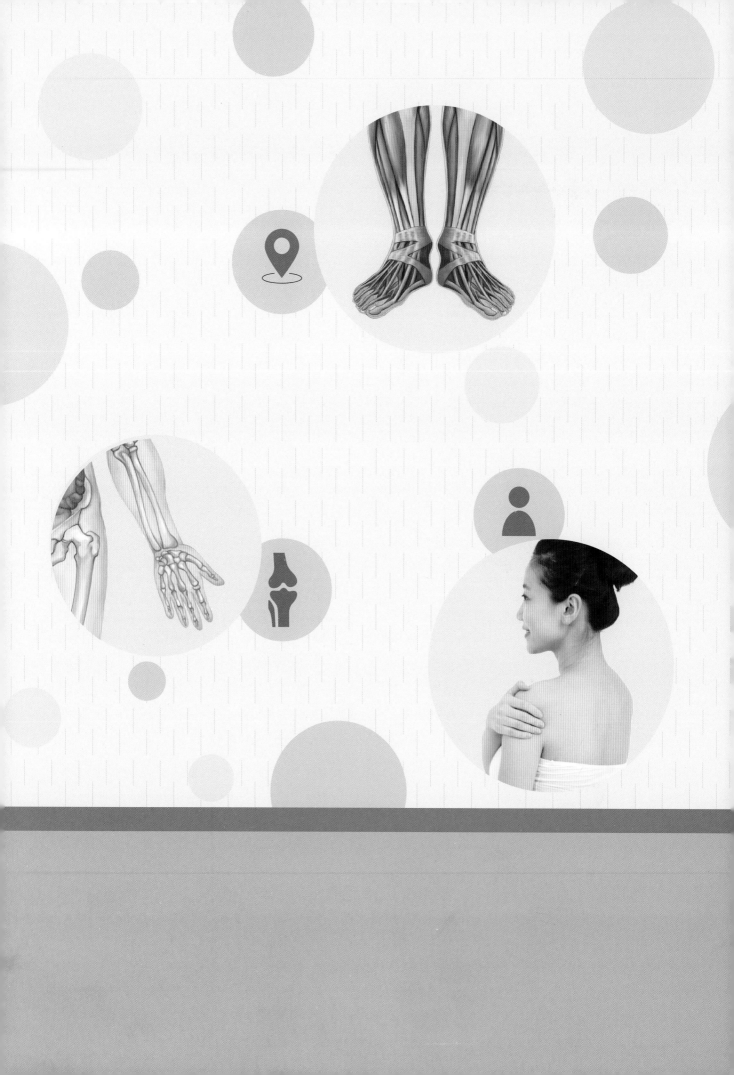

第一章
经络穴位就像
我们的随身御医

对经络穴位予以一定的刺激，有助于疏通气血，调和阴阳，增强气血对身体的滋养功能，进而达到祛病强身的目的。所以，不管是出于祛病强身的需求，还是为了益寿延年，亦或是美容养颜，都不妨利用好我们的随身御医——经络穴位。

经络穴位是人体的"金矿"

开采金矿可以使人富裕，我们身体里面也有这样的"金矿"，就是经络穴位。经络包括十二经脉、奇经八脉、十二经别、十五络脉等，其中十二经脉是经络的主干。经络将脏腑、四肢百骸、五官九窍相互联系起来，使正常的生理活动得以维持。除了起到连接的作用外，经络穴位也是我们身体里面的药囊。

人体需要气血的滋养，正是在气血的滋养作用下，才能身体健康，百病难生。气血又靠经络来运行，经络是运行气血的线路，一旦经络不通，气血不能顺利输送到各个脏腑，身体就容易出问题。

对身体里面的经络穴位进行刺激，不仅能疏通经络，促进气血循环，还能增强身体的抗病能力，让我们生活得更加健康。

经络是人体气血的交通网

经络好比一个城市的道路网线，有主路，有辅路，尽管主路和辅路纵横交错，但是只要发生特殊情况，身体很快就会得到反馈，从而对其进行疏通，保持交通顺畅。我们也可以通过经络大网，找到不适的部位，对其进行疏通，维系身体的稳定。

经络与脏腑、五官九窍都有联系，它们中的任何一方出现问题，都会影响到经络里面的气血运行。气血运行不畅，自然会反馈给经络；经络收到信号，便会发出预警。比如肝不好，肝经就会比较迅速地作出反映，肝经循行处有痛感就是比较典型的预警。我们可以根据经络循行部位的异常感觉，推断出脏腑的健康状况，从而对症进行调理。

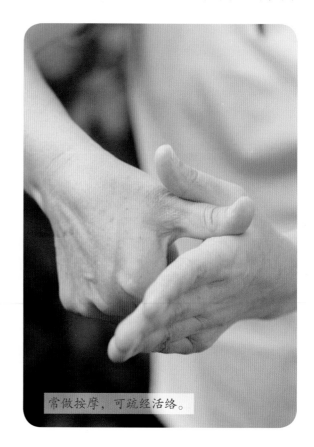

常做按摩，可疏经活络。

穴位是健康的关键点

穴位是人体经络线上特殊的点区部位，血液流通时，容易"滞留"在这些位置上，所以这些部位更容易反映出身体的健康状况，也更有助于疏通经络，促进气血循环，改善身体的不良状况。

简单、有效的经络穴位使用方法

按摩

当我们感觉到颈、肩、腰、腿疼痛时，就会不由自主地用手按摩疼痛部位，发现经常按揉可使疼痛得到缓解，甚至消失，因而，能够缓解疼痛也是按摩带给我们最直观的感受。除此之外，按摩还有疏通经络、行气活血、增强脏腑功能和正骨复位的作用。

常用的按摩手法

按法： 分指按和掌按两种，即用手指或手掌面着力于治疗部位或穴位上，逐渐用力下按的按摩方法。

摩法： 是指以手指或手掌在皮肤上做柔软性摩动的按摩方法，其中以指面摩动的，称"指摩法"，用掌面摩动的，称"掌摩法"。

推法： 是指以手指或手掌贴紧皮肤，然后按而送之的按摩方法。动作不宜过快过猛，撒手时动作宜缓如抽丝。

拿法： 用拇指与食指、中指相对应，捏住某一部位或穴位，逐渐合力内收，并做持续性的上提动作。

擦法： 用手掌贴紧皮肤，并稍用力下压，做上下左右的直线运动，擦时可以掌擦，也可以大、小鱼际擦。

抹法： 用手指贴紧皮肤，做上下左右的弧形曲线抹动。抹法能扩张血管，调整神经系统及血液循环，有抗皱美容的功效。

揉法： 用手指在局部组织做轻柔缓和的回旋揉动。揉法可促进肌肉和皮下脂肪的新陈代谢。

拍击法： 以手指或手背、手掌，在经络穴位上做轻巧的敲击。

按摩禁忌

以下情形不宜按摩：

1.有急、慢性传染病，如麻疹、肺结核、脊髓灰质炎等的患者。

2.有某些慢性炎症，如骨和关节结核、脊椎结核、骨髓炎等的患者。

3.有骨科疾病，如骨折、关节脱位、骨关节结核、骨肿瘤、骨髓炎等的患者。

4.有严重心脏、肝脏、肾脏疾病的患者。

5.患有恶性肿瘤、严重贫血，或久病体弱、极度虚弱的人。

6.患血小板减少性紫癜、过敏性紫癜或血友病者。

7.有较大面积皮肤病或患溃疡性皮炎者。

8.女性在月经期、妊娠期，某些特殊部位不可随意按压。

9.沐浴后、剧烈运动后、饮酒后、高热时不宜按摩。

另外，在按摩的时候，室内温度要适宜，手法也要轻柔舒适，切不可粗暴。特别是眼睛周围部位，轻轻触压即可。皮肤松弛者，可用轻轻拍击的手法，以皮肤微热为度。为了增强皮肤的润滑度，需要时可在局部稍稍涂抹些按摩霜或油脂，以吸收按摩所产生的热量，防止因温度过高而对皮肤造成伤害。一旦发现按摩部位出现破损、骨折、出血等，立即停止操作。

按摩时力度要轻。

艾灸

艾灸，需要借助一种草——艾草，它表面上看起来弱不禁风，其实功效神奇如细水长流，润物无声，疾病在它的燃烧中也遁形而去。艾灸的方法也很简单，只需点燃艾条，针对穴位进行熏灸，当艾火的气息透入穴位之后，就会起到祛寒祛湿、温阳补气、温经通络、消瘀散结的作用。

灸疗中使用的艾条和艾绒，市面上都有成品出售。购买时注意以金黄色、柔软如茸、无细梗等杂质的艾绒质量为好。艾条分为清艾条和药艾条两种，家庭温灸用清艾条即可。

常用的艾灸方法

艾条灸： 艾条是以艾绒卷制而成的圆柱，直径为1.5厘米，长20厘米，在艾条中加入其他一些药物的，称为"药艾条"。将点燃的艾条悬于施灸部位之上，称为"悬灸"。

温和灸： 操作时将艾条的一端点燃，对准所灸穴位或患病处，离皮肤2~3厘米处熏烧，每穴灸10~15分钟，至皮肤稍有红晕即可。

雀啄灸： 操作时，艾条点燃的一端与施灸部位之间的距离并不固定，而是像鸟雀啄食一样，一上一下地移动。

回旋灸： 操作时，艾条点燃的一端与施灸部位保持一定的距离，灸条均匀地向左右方向移动或反复旋转。

艾炷灸： 由艾绒做成的圆锥形的艾炷，小如米粒，大如枣。每燃烧一个艾炷，称为一壮。将艾炷直接放在皮肤上燃灸，称"直接灸"。操作时，先在施灸部位涂上凡士林等物品，令局部具有黏附作用，再将大小合适的艾炷放置于被灸穴位上面，点燃艾炷顶端，当艾炷燃烧至距被灸者皮肤2/5或1/4时，用镊子取下，换上新艾炷继续点燃，每次可灸5~7壮。

隔物灸： 施灸时需在艾炷下垫一衬隔物，常用姜、蒜等。操作前先准备好衬隔物品，然后将其敷于穴位上，再放置艾炷点燃，等到被灸者有灼热感时，即可更换艾炷，连灸3~5壮。

①隔姜灸：将新鲜生姜切成约0.5厘米厚的薄片，中心处用针扎一些小孔，上置艾炷，放在穴位上燃灸。

②隔蒜灸：将大蒜切成约0.5厘米厚的薄片，中间用针扎一些小孔，放在穴位或肿块上（如未溃破化脓的脓头处）用艾炷点燃灸之。

③隔盐灸：又称"神阙灸"，只适于脐部。操作时让患者仰卧屈膝，以纯白干燥的盐填平脐孔，再放上姜片和艾炷施灸。此法不若前二者常用，灸时应避免烫伤。

艾灸的禁忌

1. 凡属于中医所说的实热证或阴虚发热病症，如高热、高血压危象、肺结核大咯血、严重贫血、急性传染性疾病，患病期间皆不宜进行灸疗。

2. 患有器质性心脏病伴有心功能不全、精神分裂症的患者，一般不宜进行灸疗。

3. 位于脸面部、颈部，以及大血管经过的体表区域、黏膜附近，不宜进行灸疗。

4. 处在过饥、过饱、大量饮酒、精神情绪过于激动，或极度疲劳状态的人员，此时不宜进行灸疗。

5. 皮肤痈、疽、疮、疖发作期间，局部红肿热痛者，不宜进行灸疗。

6. 处在孕期或经期之中的女性，腰腹部位不宜进行灸疗。

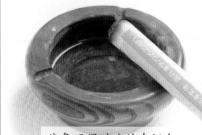

艾条不用时应放在烟灰盒上，以免烫坏桌子。

刮痧

刮痧可以增强机体自身的调节能力、抗病能力和康复能力。除此之外，刮痧还可以美容养颜。皱纹、毛孔粗大、黑眼圈、黄褐斑……这些恼人的皮肤问题，都可以通过刮痧来改善。刮痧通过出痧，能够清洁体内环境，净化血液，畅通皮肤细胞获取营养的通路，从而提供一条通向美丽和健康的道路。

刮痧工具及用法

常用的刮痧板有两种： 玉石刮痧板和水牛角制的多功能刮痧板梳。

持板方法： 用手握住刮痧板，将刮痧板的底边横靠在手掌心部位，拇指及另外四指弯曲，分别放在刮痧板两侧，刮痧时用手掌心部位施加向下的按压力。一般刮痧板与刮拭方向皮肤的夹角应小于45°，在疼痛敏感的部位，最好小于15°。

基本的运板方法

面刮法： 手持刮痧板，根据部位的需要，将刮痧板的一半长边或整个长边接触皮肤，刮痧板向刮拭的方向倾斜30°～60°（45°最常用），自上而下或从内向外均匀地向同一方向直线刮拭，不要来回刮。适用于躯干、四肢、头部的平坦部位。

角刮法： ①单角刮法：用刮痧板的一个角，朝刮拭方向倾斜45°，在穴位处自上而下刮拭。适用于肩贞、膻中、风池等穴位。②双角刮法：刮痧板凹槽处对准脊椎棘突，凹槽两侧的双角放在脊椎棘突和两侧横突之间的部位，向下倾斜45°，自上而下刮拭。适用于脊椎部。

点按法： 将刮痧板角部与穴位呈90°垂直，向下按压，由轻到重，逐渐加力，片刻后迅速抬起，使肌肉复原，多次重复，手法连贯。适用于人中、膝眼等处穴位。

拍打法： 将五指和手掌弯曲成弧状拍打，弯曲的指掌与肘窝或腘窝完全接触，称为"实拍"；指掌弯曲弧度增大，手掌中间不接触皮肤，称为"空拍"。拍打之前一定要在拍打部位先涂刮痧油。拍打法仅限于四肢肘窝和腘窝，躯干部位和颈部禁用拍打法。

按揉法： ①平面按揉法：用刮痧板角部的平面以小于20°按压在穴位上，做柔和、缓慢的旋转运动。按揉法适用于合谷、足三里、内关以及手足全息穴区和其他疼痛敏感点。②垂直按揉法：将刮痧板以90°按压在穴位上，做柔和、缓慢的旋转运动。适用于骨缝部的穴位和第2掌骨桡侧全息穴区。刮拭背部时，采用面刮法向同一方向刮，不要来回刮。

刮痧的注意事项

1.按压力：刮拭过程中要始终保持一定的按压力，才能将刮拭的作用力传导至深层组织。

2.刮拭速度：刮拭时要匀速，用力均匀。刮拭速度过快，用力不均匀，均会使疼痛感加重。

3.刮拭长度：一般以穴位为中心，总长度8~15厘米，以大于穴区范围为原则。如果需要刮拭的经脉较长，可分段刮拭。

4.刮拭顺序和方向：一般以自然顺序为序。背腹部、四肢自上而下刮（如果肢体水肿、静脉曲张、内脏下垂则从下向上刮）。面部、肩部、胸部从内向外按肌肉走向刮拭。

5.刮拭时间：一般一次刮痧治疗应在20~30分钟，体弱者还应适当缩短时间。

6.刮痧治疗间隔：刮痧治疗间隔也要根据被刮拭者的体质和刮痧后的恢复情况而定，同一部位以局部皮肤痧象完全消退，疲劳和触痛感消失为准。

拔罐

拔罐疗法最突出的作用是导引气血，通过负压环境，令气血行运在正确的轨道中，有补有泻，从而起到疏通经络、排毒清热、调和脏腑、平衡阴阳的作用，人体正气得到鼓舞，使体内的病邪顺势排出，达到"火罐一拔，病体舒畅"的效果。久而久之，新陈代谢稳定，免疫力提高，没有疾病困扰，自然令人精神焕发。

拔罐工具及特点

现在应用较多的是玻璃罐和多功能拔罐器，没有专业的拔罐器，代用罐也可以解决问题。

玻璃罐：玻璃罐是用耐热玻璃烧制而成，腔大口小，罐口边缘略凸向外。按罐口直径及腔的大小，可分为各种不同的型号，是目前较为常用的一种罐具。其优点是造型美观，清晰透明，便于观察皮肤的变化；缺点是容易破碎，导热快，易烫伤。

多功能拔罐器：目前市场上有很多适合家庭应用的多功能拔罐器，其优点是罐体透明，易于观察罐体内皮肤变化；罐口尺寸多样，适合人体各个不同部位；罐口边缘厚而外翻，适应多种手法（如走罐、留罐等）；吸力大，而且容易调节罐内负压；操作简单方便，无火烧烫伤之忧；坚韧耐用，易清洗消毒。

代用罐：凡是口小且光滑、腔大、有吸拔力的容器（如罐头瓶、玻璃茶杯、药瓶、茶杯等）均可代替上述罐具临时应用。选择代用罐应注意选择罐口平整光滑、耐热的器皿。

常用的拔罐方法

留罐法：留罐法又称"坐罐法"，是指罐吸拔在应拔部位后留置一段时间的拔罐法。留罐时间一般为5~10分钟，年老体弱者应适当减少留罐时间，一般不超过3分钟。

闪罐法：闪罐法是指将罐吸拔在应拔部位后随即取下，一拔一取，如此反复的一种拔罐方法。操作时，用镊子或止血钳夹住蘸有适量酒精的棉球，点燃后迅速送入罐底，立即抽出，将罐吸附于施术部位，然后将罐立即取下，如此反复多次至皮肤潮红为止。

走罐法：拔罐前，先在罐口及走罐部位涂抹一些润滑剂，如石蜡、凡士林等。罐具吸拔后，用手扶住罐底，用力在应拔部位上下或左右缓慢地来回推拉。推拉时，将罐具前进方向的半边略提起，以另半边着力。

拔罐的注意事项

1.罐具数目和口径大小，要根据病情轻重、体质强弱、患病面积大小、年龄以及皮肤的弹性等情况而定。

2.拔罐吸力以患者舒适、能耐受为宜。

3.拔罐时间长短要适宜，一般情况下，留罐时间以5~10分钟为宜。根据病情及体质可适当变化，但不宜太长或太短。

4.注意防寒保暖，拔罐后24小时内不能洗澡，尤其注意夏季拔罐之后，不可吹风，以防外邪侵袭。

5.凡有下列情况（或疾病）之一者，应当慎用或禁用拔罐疗法：皮肤溃烂或皮肤严重过敏者、有接触性传染病（如癣疥类）者、有皮肤肿瘤或皮下不明包块者和凝血功能障碍者。

起罐时应用力将罐具的半边略提起，再取下。

针灸

　　针灸，是针法和灸法的合称。针法是把毫针按一定穴位刺入患者体内，运用捻转与提插等针刺手法来治疗疾病的方法。灸法是把燃烧着的艾绒按一定穴位熏灼皮肤，利用热的刺激来治疗疾病的方法。艾灸已经在前面提过，此处重点介绍针法。需要注意的是，患者最好去医院接受专业医师的针刺，不可随便在家自行针刺，以免手法有误，导致病情恶化。

针灸的优势

　　在临床上，针灸疗法是按中医的诊疗方法诊断出病因，辨别疾病的性质，找出疾病的关键，然后进行相应的配穴处方进行治疗，从而通经脉，调气血，使阴阳归于相对平衡，使脏腑功能趋于调和，从而达到防治疾病的目的。

　　1.有广泛的适应证，可用于内、外、妇、儿、五官、筋伤等科多种疾病的预防和治疗。

　　2.治疗疾病的效果比较迅速和显著，特别是具有良好的兴奋身体机能的作用，有助于提高机体抗病能力，镇静、镇痛。

　　3.操作方法简便易行。

　　4.医疗费用经济。

　　5.没有或极少有副作用，基本安全可靠，又可以协同其他疗法进行综合治疗。

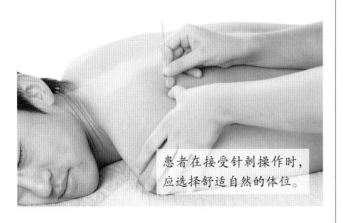

患者在接受针刺操作时，应选择舒适自然的体位。

针灸禁忌

　　1.过于疲劳、精神高度紧张、饥饿者不宜针灸；年老体弱者针刺应尽量采取卧位，取穴宜少，手法宜轻。

　　2.怀孕妇女不宜过猛针灸，腹部、腰骶部及能引起子宫收缩的穴位如合谷、三阴交、昆仑、至阴等穴禁止针灸。

　　3.小儿配合度不好，一般不留针。婴幼儿囟门部及风府、哑门等穴禁针。

　　4.有出血性疾病的患者，或常有自发性出血、损伤后不易止血者，不宜针灸。

　　5.皮肤感染、溃疡、瘢痕和肿瘤部位不予针灸。

　　6.眼区、胸背、肾区、项部，胃溃疡、肠粘连、肠梗阻患者的腹部，尿潴留患者的耻骨联合区，针刺时应掌握深度和角度，禁用直刺，防止误伤重要脏器。

　　7.针灸对某些病症确实有很好的疗效，但并非万能，特别是一些急重症的治疗，应根据情况综合治疗，才能对患者更有利，也可充分发挥针灸的作用。

　　总之，在整个治疗过程中，医者要对患者认真负责，严肃细心，集中精神，预防事故发生。

怎样才能正确地找到穴位

"骨度"折量定位法

　　"骨度"折量定位法是指将全身各部位以骨节为主要标志规定其长短，并依其比例折算作为定穴的标准。按照此种方法，不论男女、老少、高矮、胖瘦，折量的分寸是一样的，从而很好地解决了在不同人身上定穴的难题。

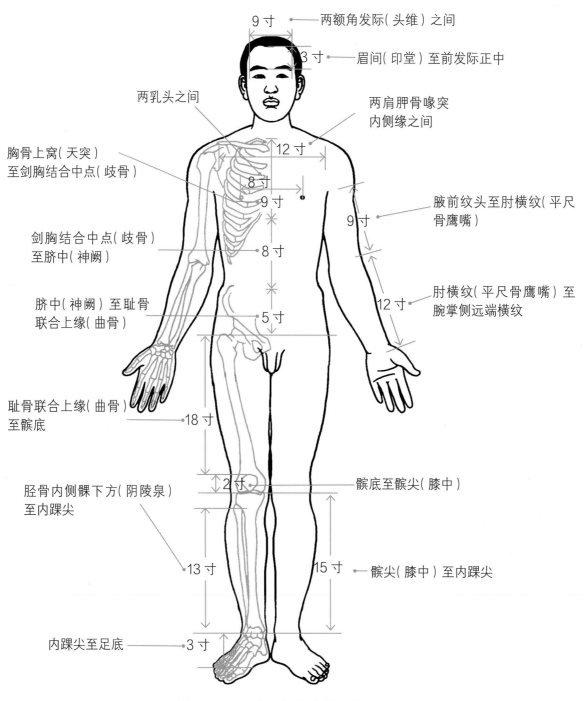

　　两额角发际（头维）之间　9寸

　　眉间（印堂）至前发际正中　3寸

　　两乳头之间　12寸

　　两肩胛骨喙突内侧缘之间

　　胸骨上窝（天突）至剑胸结合中点（歧骨）　8寸

　　腋前纹头至肘横纹（平尺骨鹰嘴）　9寸

　　剑胸结合中点（歧骨）至脐中（神阙）　8寸

　　肘横纹（平尺骨鹰嘴）至腕掌侧远端横纹　12寸

　　脐中（神阙）至耻骨联合上缘（曲骨）　5寸

　　耻骨联合上缘（曲骨）至髌底　18寸

　　胫骨内侧髁下方（阴陵泉）至内踝尖　2寸

　　髌底至髌尖（膝中）

　　髌尖（膝中）至内踝尖　15寸

　　13寸

　　内踝尖至足底　3寸

常用骨度分寸示意图（前面）

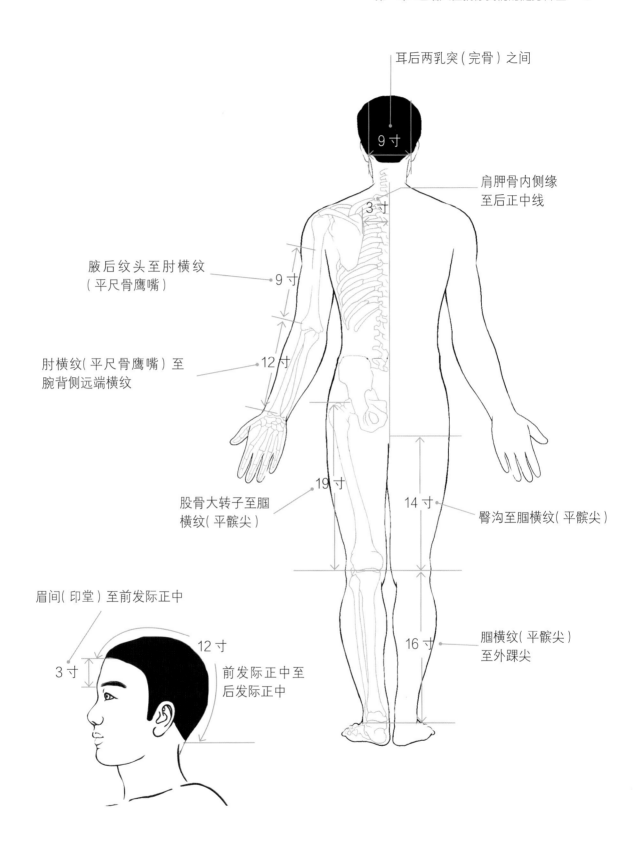

耳后两乳突（完骨）之间

9寸

肩胛骨内侧缘
至后正中线

3寸

腋后纹头至肘横纹
（平尺骨鹰嘴）

9寸

肘横纹（平尺骨鹰嘴）至
腕背侧远端横纹

12寸

股骨大转子至腘
横纹（平髌尖）

19寸

臀沟至腘横纹（平髌尖）

14寸

胭横纹（平髌尖）
至外踝尖

16寸

眉间（印堂）至前发际正中

3寸

12寸

前发际正中至
后发际正中

常用骨度分寸示意图（后面和侧面）

体表解剖标志定位法

体表解剖标志定位法以体表解剖学的各种体表标志为依据来确定穴位，可分为固定标志和活动标志两种。

固定标志：指各部位由骨节和肌肉所形成的突起、凹陷及五官轮廓、发际、指（趾）甲、乳头、脐窝等。如两眉间取印堂，两乳头间取膻中，腓骨小头（位于小腿外侧部）前下方凹陷处取阳陵泉。

活动标志：指各部位的关节、肌腱、肌肉、皮肤在活动过程中出现的空隙、凹陷、皱纹、尖端等。如屈肘时在肘横纹外侧端凹陷处取曲池，张口时在耳屏与下颌骨髁突之间的凹陷处取听宫。

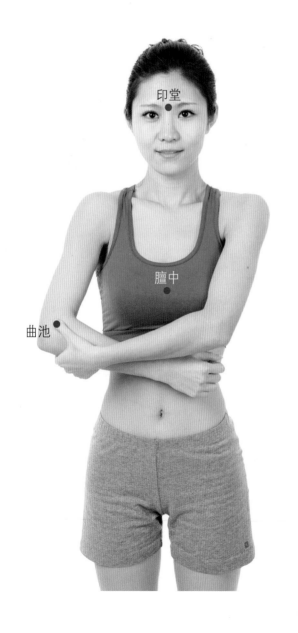

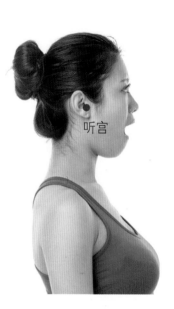

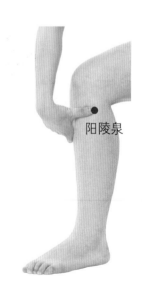

"指寸"定位法

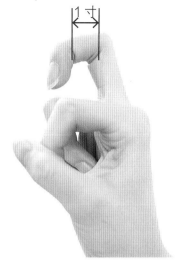

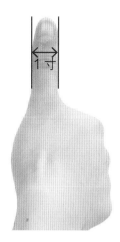

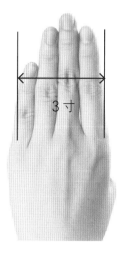

中指同身寸：以被取穴者中指中节屈曲时内侧两端纹头之间的距离长度为1寸。

拇指同身寸：以被取穴者拇指指关节的横向宽度为1寸。

横指同身寸：将被取穴者的食指、中指、无名指、小指并拢，以中指中节横纹处为标准，四指的宽度为3寸。

简易取穴法

简易取穴法是临床上常用的一种简便易行的取穴方法，虽然不适用于所有穴位，但是操作方法简便，容易记忆。

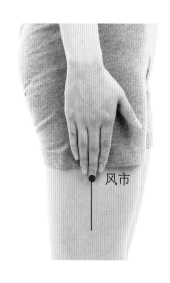

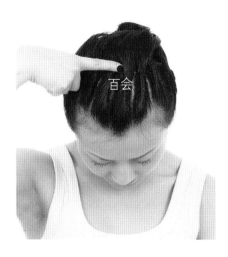

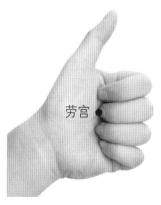

风市：立正，四指并拢伸直，大腿外侧中指指端所指处即是。

百会：两耳尖与头正中线相交处，按压有凹陷处即是。

劳宫：半握拳，中指指尖压在掌心的第一横纹处即是。

第二章
手太阴肺经经穴

手太阴肺经是十二经脉循行的起始经脉，经脉的循行与肺脏相连，并向下与大肠相联络。所以，肺与大肠是相表里的脏腑。肺脏在五脏六腑中位置最高，呈现圆锥形，其叶下垂，很像战国时期马车的伞盖，因此有"五脏六腑之华盖"之称。

保养肺经的最佳时间

寅时（3:00~5:00）经脉气血循行流注至肺经，肺部有疾患的人经常会在此时醒来，这是气血不足的表现。保养肺经此时按摩最好，但此时正是睡眠的时间。因此，可从同名经上找，也就是上午9:00~11:00足太阴脾经当令的时段，对肺经和脾经进行按摩。

{ "寅时（3:00~5:00）经脉气血循行流注至肺经" }

肺经循行路线

手太阴肺经起于中焦，下行至脐（水分）附近络于大肠，复返向上沿着胃的上口，穿过横膈膜，直属于肺，上至气管、喉咙，沿锁骨横行至腋下（中府、云门二穴），沿着上肢内侧前缘下行，至肘中，沿前臂内侧桡骨边缘进入寸口，经大鱼际部，至拇指桡侧尖端（少商）。

肺经异常时易出现的疾病

 经络症
肺经所过部位的肿痛、麻木、发冷、酸胀等异常，一般出现在锁骨上窝、上臂、前臂内侧上缘。

脏腑症
肺脏本身异常会出现咳嗽、气喘、气短、胸部胀痛等症状。又因肺与口鼻相通，所以也会出现鼻塞、打喷嚏、流涕等症状。

肺经腧穴小结

肺经一侧11穴，9穴分布于上肢掌面桡侧，左右共18穴；2穴在胸前外上部，左右共4个。首穴为中府，末穴为少商。

 情志病
肺经经气异常易导致情绪异常。肺气虚时，会产生伤心、自卑、心理压力大等情绪；肺气过盛时，则会产生自负、狂妄等情绪。

皮肤病
肺经与皮肤关系密切，肺经经气异常会导致皮肤问题，如过敏性皮肤病、色斑、面色暗沉等。

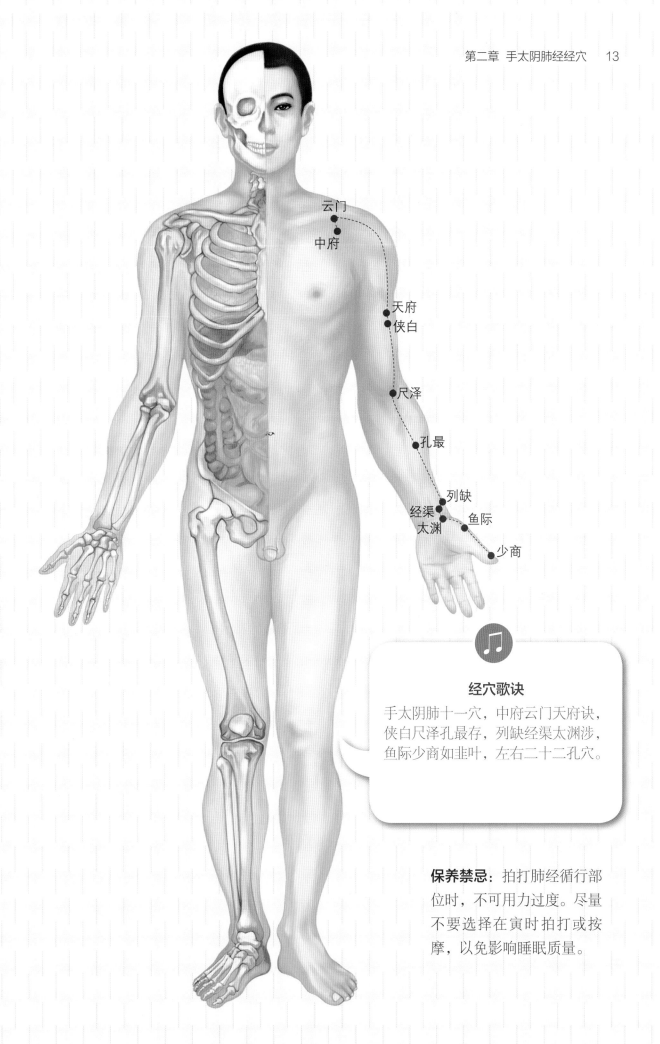

云门
中府
天府
侠白
尺泽
孔最
列缺
经渠
太渊
鱼际
少商

经穴歌诀

手太阴肺十一穴，中府云门天府诀，
侠白尺泽孔最存，列缺经渠太渊涉，
鱼际少商如韭叶，左右二十二孔穴。

保养禁忌：拍打肺经循行部位时，不可用力过度。尽量不要选择在寅时拍打或按摩，以免影响睡眠质量。

中府 LU1

中，指中焦；府，处所。肺经起于中焦，是中焦脾胃之气聚汇肺经之处。

【主治】哮喘、胸痛、支气管扩张。

【位置】精准定位：在胸部，横平第1肋间隙，锁骨下窝外侧，前正中线旁开6寸。快速取穴：正立，锁骨外侧端下方有一凹陷，该处再向下1横指处。

【配伍】哮喘：中府配内关、膻中、定喘。

【一穴多用】①针刺：向外斜刺0.5~0.8寸，局部酸胀，可向前胸放射。②按摩：用拇指按揉中府200次，有助于缓解哮喘。③艾灸：体虚、中气不足者，可用艾条温和灸10~15分钟。④刮痧：体质偏热者，从上向下刮拭3~5分钟，可清热。

云门 LU2

云，云雾，指肺气；门，门户。穴在胸上部，如肺气出入的门户。

【主治】咳嗽、气喘、胸痛、肩痛、肩关节内侧痛等。

【位置】精准定位：在胸部，锁骨下窝凹陷中，肩胛骨喙突内缘，前正中线旁开6寸。快速取穴：正立，锁骨外侧端下方的三角形凹陷处。

【配伍】咳嗽：云门配肺俞、孔最。

【一穴多用】①针刺：向外斜刺0.5~0.8寸，局部酸胀，可向前胸放射。②按摩：用拇指按揉云门200次，有助于防治肺部疾患。③艾灸：肺气不足或寒饮伏肺者，可用艾条温和灸10~15分钟。④刮痧：有热证或呃逆者，从上向下刮拭3~5分钟，以出痧为度。

天府 LU3

天，天空，指上而言；府，处所。本穴是肺气聚集之处。

【主治】咳嗽、气喘、鼻塞、上臂内侧疼痛等。

【位置】精准定位：在臂前区，腋前纹头下3寸，肱二头肌桡侧缘处。快速取穴：臂向前平举，俯头，鼻尖接触上臂内侧处。

【配伍】肩背部疼痛或肩周炎：天府配天宗、肩髃。

【一穴多用】①按摩：用拇指或中指按揉天府200次，有助于防治肺部疾患。②艾灸：因受风着凉引起上臂疼痛的患者，可用艾条温和灸10~15分钟。

侠白 LU4

侠，通"夹"；白，白色属肺。两臂下垂，本穴夹于肺之两旁。

【主治】咳嗽、气喘、干呕、肋间神经痛。

【位置】精准定位：在臂前区，腋前纹头下4寸，肱二头肌桡侧缘处。快速取穴：先找到天府，向下1横指处。

【配伍】咳嗽、气喘：侠白配肺俞、尺泽、孔最、丰隆。

【一穴多用】①针刺：直刺0.5~1.0寸，局部酸胀，可向臂部放射。②按摩：用拇指或中指按揉侠白200次，有助于缓解咳嗽、气喘、干呕等。

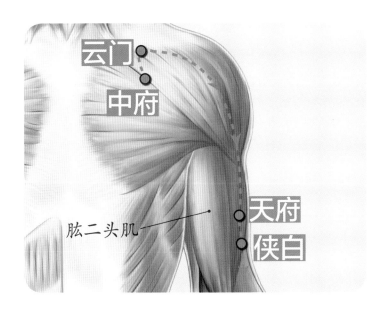

中府和云门在胸部，天府和侠白在臂前区。

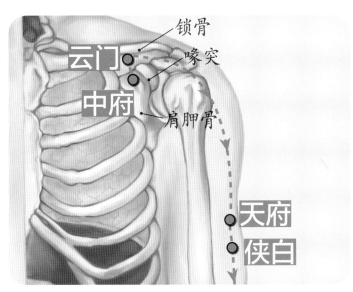

中府、云门两穴深部为胸腔，有宽胸理气、宣肺止咳的功效。

小贴士

针刺时不可深刺，避免误入胸腔。

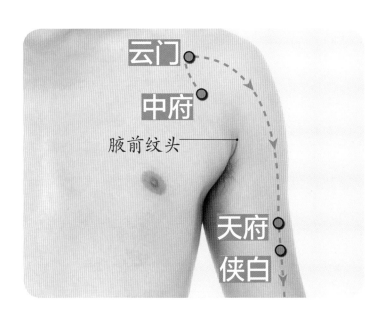

中府不仅是肺经的募穴，还是肺经、脾经交会的穴位，同时汇聚了肺经之气和脾经之气。按揉中府有较好的养肺效果，但是按摩力度不宜过大。

尺泽 LU5

尺，指尺部（腕至肘之前臂）；泽，沼泽。穴在尺部肘窝陷中，脉气流注入此，如水注沼泽。

【主治】气管炎、咳嗽、咯血、咽喉肿痛、湿疹、肘臂痛、膝关节疼痛。

【位置】精准定位：在肘区，肘横纹上，肱二头肌腱桡侧缘凹陷中。快速取穴：先找到肱二头肌肌腱，在其桡侧的肘横纹中取穴。

【配伍】肘痛不举：尺泽配曲池、合谷。

【一穴多用】①针刺：直刺 0.5~1.0 寸，局部酸胀，针感向前臂或手部放射。②按摩：用拇指按揉或弹拨尺泽，有助于防治上述疾病。③艾灸：肘痛、上肢痹痛，可用艾条温和灸 10~15 分钟。

孔最 LU6

孔，孔隙；最，副词。意指本穴孔隙最深。

【主治】咯血、鼻出血、咽痛、肘臂痛。

【位置】精准定位：在前臂前区，腕掌侧远端横纹上 7 寸，尺泽与太渊连线上。快速取穴：先找到太渊，太渊上 7 寸处。

【配伍】咽喉肿痛：孔最配少商。

【一穴多用】①针刺：直刺 0.5~0.8 寸，局部酸胀，可向前臂部放射。②按摩：用拇指按揉或弹拨孔最，有助于防治肺部疾病。③艾灸：前臂冷痛，用艾条温和灸 10~15 分钟。④拔罐：前臂酸痛、头痛，用火罐留罐 5~10 分钟。⑤刮痧：发热无汗、头痛的患者，从上向下刮拭 3~5 分钟。

列缺 LU7

列，指裂开；缺，指空隙。古称闪电为列缺。穴在腕上之裂隙与衣袖之边缘处，所经之气常如闪电也。

【主治】咳嗽、气喘、少气不足以息、偏正头痛、颈项僵硬、咽喉肿痛。

【位置】精准定位：在前臂，腕掌侧远端横纹上 1.5 寸，拇短伸肌腱与拇长展肌腱之间，拇长展肌腱沟的凹陷中。快速取穴：两手虎口相交，一手食指压另一手桡骨茎突上，食指指尖到达处。

【配伍】咽喉肿痛：列缺配照海。

【一穴多用】①针刺：向上斜刺 0.2~0.3 寸，局部酸胀、沉重，可向肘、肩部放射。②按摩：用拇指按揉或弹拨列缺，有清肺热的作用。③艾灸：桡骨茎突腱鞘炎，可用艾条温和灸 10~15 分钟。

经渠 LU8

经，经过；渠，沟渠。经脉通过的渠道。

【主治】咳嗽、气喘、咽喉肿痛、胸部胀满、胸背痛、掌中热、无脉症。

【位置】精准定位：在前臂前区，腕掌侧远端横纹上 1 寸，桡骨茎突与桡动脉之间。快速取穴：伸手，掌心向内，用一手给另一手把脉，中指指端所在位置。

【配伍】咳嗽：经渠配丘墟。

【一穴多用】①针刺：直刺 0.1~0.3 寸，局部酸胀。②按摩：用拇指按揉或弹拨经渠，有助于防治肺部疾患。③艾灸：前臂冷痛，用艾条温和灸 10~15 分钟。

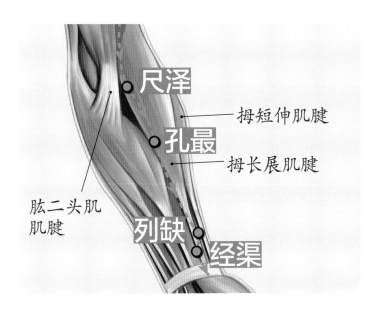

尺泽在肘区，孔最、列缺和经渠在前臂部。

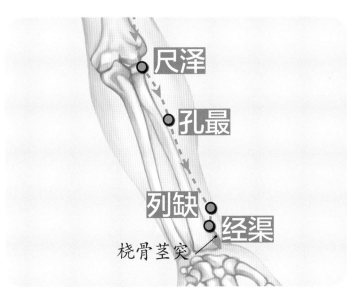

列缺、经渠两穴有宣肺平喘、通络止痛的功效。

小贴士

列缺、经渠两穴处皮肤较薄，血管较浅，艾灸时要防止烫伤。

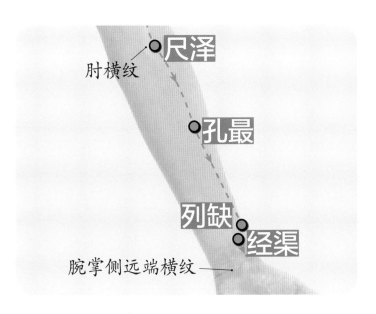

尺泽是手太阴肺经的合穴，有清肺热、通络止痛的功效。该处布有前臂外侧皮神经、桡神经，进行针刺疗法时，要注意不可深刺，防止误入关节腔。

左侧竖排导航：

太渊 LU9

太，高大与尊贵之意；渊，深水、深潭。太渊，口中津液名，意思是经气深如潭水。

【主治】无脉症、脉管炎、咳嗽、肺炎、心动过速、腕关节及周围软组织疾患、膈肌痉挛。

【位置】精准定位：在腕前区，桡骨茎突与舟状骨之间，拇长展肌腱尺侧凹陷中。快速取穴：掌心向内，腕横纹外侧摸到桡动脉，其外侧处。

【配伍】咳嗽：太渊配尺泽、太溪。

【一穴多用】①针刺：直刺 0.2~0.3 寸，局部酸胀，针刺时应避开桡动脉进针。②按摩：用拇指按压片刻，然后松开，反复 5~10 次，可缓解手掌冷痛、麻木的症状。③艾灸：用艾条温和灸 10~15 分钟，可缓解咯血、胸满、乳房刺痛。④刮痧：从下向上刮拭 3~5 分钟，可缓解便血、咯血、目赤、发热等。

鱼际 LU10

鱼，指拇掌肌肉的形状；际，边际。手掌拇指侧肌肉肥厚，其形似鱼，穴位位于它的边际。

【主治】咽喉肿痛。

【位置】精准定位：在手外侧，第 1 掌骨桡侧中点赤白肉际处。快速取穴：手掌大鱼际隆起处外侧第 1 掌骨中点，赤白肉际处。

【配伍】咽喉肿痛：鱼际配少商。

【一穴多用】①针刺：直刺 0.3~0.5 寸，局部麻胀。②按摩：用拇指指尖用力掐揉鱼际 200 次，可缓解咳嗽、身热、咽喉肿痛。③艾灸：用艾条温和灸 10~15 分钟，可缓解牙痛。④刮痧：从手掌向手指刮拭 3~5 分钟，可缓解咳嗽、咯血、咽喉肿痛、身热、眩晕等。

少商 LU11

少，幼小、微小之意；商，古代五音之一，属金，属肺。少商，是商的高音，言为金气所止或为金气初生之处也。

【主治】咽喉肿痛、中风昏迷、小儿惊风、热病、中暑呕吐。

【位置】精准定位：在手指，拇指末节桡侧，指甲根角侧上方 0.1 寸（指寸）。快速取穴：将拇指伸直，沿拇指指甲桡侧缘和下缘各作一切线，两线交点处。

【配伍】昏迷、发热：少商配中冲。

【一穴多用】①针刺：浅刺 0.1~0.2 寸，或用三棱针点刺出血。②按摩：用拇指指尖用力掐揉少商 200 次，可缓解中风昏迷、中暑、小儿惊风。③艾灸：神志恍惚、言语错乱者，可用艾炷直接灸少商。④刺血：咽喉肿痛、咳嗽、气喘、中风昏迷、中暑、惊风或热病明显者，可用三棱针点刺放血 1~2 毫升。⑤刮痧：从手指近端向远端刮拭 3~5 分钟，可缓解咳嗽、咯血、咽喉肿痛、身热等。

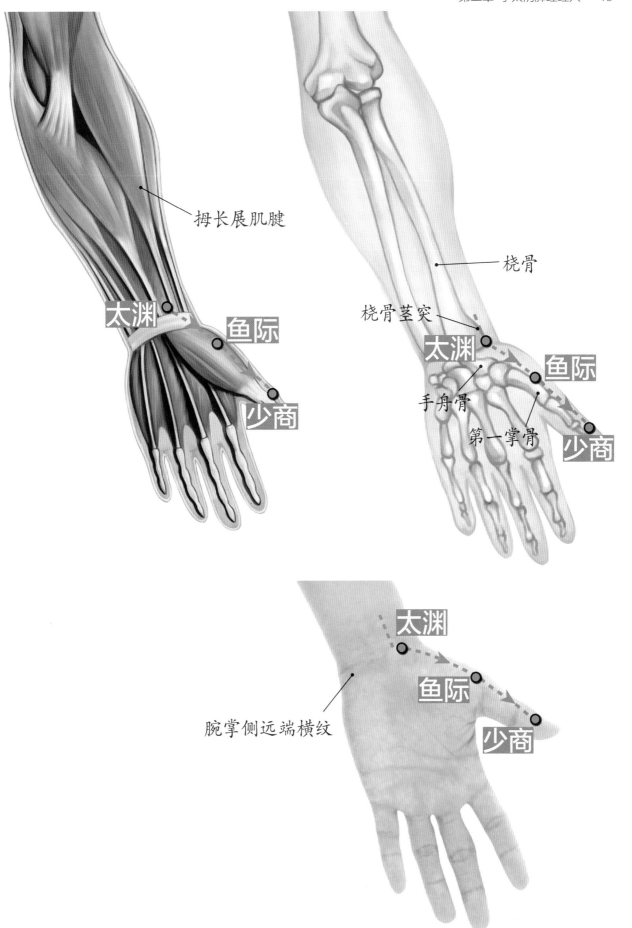

拇长展肌腱

太渊

鱼际

少商

桡骨

桡骨茎突

太渊

手舟骨

第一掌骨

鱼际

少商

太渊

鱼际

少商

腕掌侧远端横纹

第三章
手阳明大肠经经穴

　　手阳明大肠经在食指与手太阴肺经相衔接，联系的脏腑器官有口、下齿、鼻，属大肠，络肺，在鼻旁与足阳明胃经相接。大肠经对淋巴系统有自然保护功能，经常刺激可增强人体免疫力，因此可以说大肠经是人体淋巴系统的"保护神"。

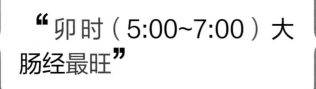

{ **"卯时（5:00~7:00）大肠经最旺"** }

大肠经异常时易出现的疾病

 经络症
　　大肠经不畅，会导致食指、手背、上肢、后肩等经络循行部位的疼痛和酸、胀、麻等不舒服的感觉。

 脏腑症
　　肠鸣、腹痛、便秘、泄泻、脱肛等。大肠气绝则泄泻无度，大便失禁。

 亢进热证时症状
　　便秘、腹胀痛、头痛、肩与前臂部疼痛、指痛、体热、口干。

衰弱寒证时症状
　　便溏、泄泻、腹痛、晕眩、上肢无力、手足怕冷。

保养大肠经的最佳时间
　　卯时（5:00~7:00）大肠经最旺，大肠蠕动，排出毒物渣滓。肺与大肠相表里。肺将充足的新鲜血液布满全身，紧接着促使大肠进入兴奋状态，完成吸收食物中的水分和营养、排出渣滓的过程。最好养成清晨起床后排便的习惯。

大肠经循行路线
　　起自食指末端（商阳），沿食指内侧向上，通过第1、2掌骨之间的合谷，向上进入两筋（翘起拇指出现的两条明显的肌腱）之间的凹陷处，向上沿前臂外侧进入肘外侧（曲池），再沿上臂外侧上行至肩部，向后与脊柱上的大椎相交，然后向下进入锁骨上窝，联络肺脏，通过膈肌，属于大肠。

大肠经腧穴小结
　　大肠经一侧穴位20个，左右共40个。上肢一侧15个，左右共30个；前胸一侧5个，左右共10个。首穴为商阳，末穴为迎香。

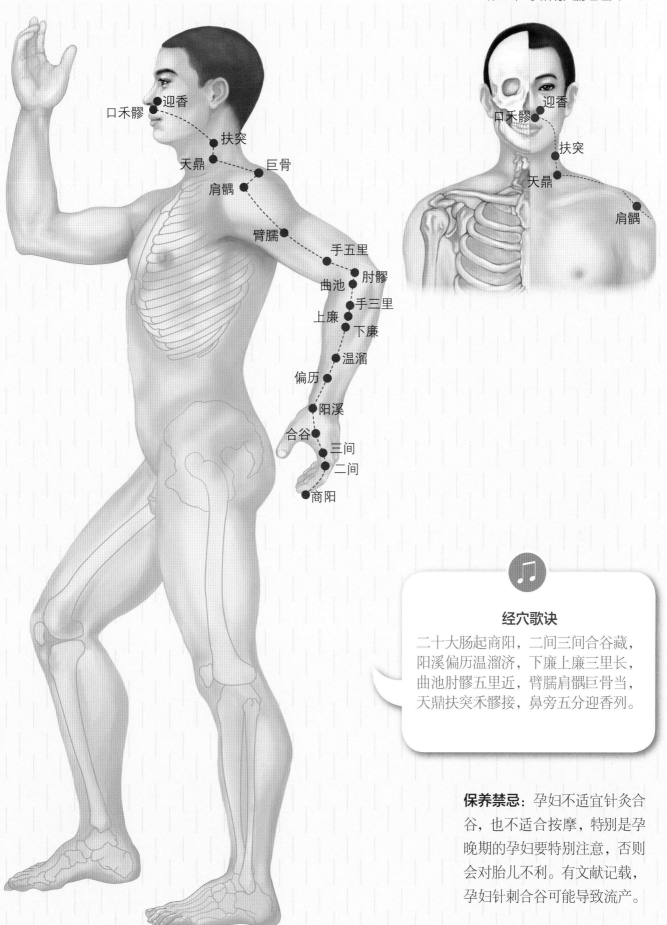

口禾髎
迎香
扶突
天鼎
巨骨
肩髃
臂臑
手五里
曲池
肘髎
手三里
上廉
下廉
温溜
偏历
阳溪
合谷
三间
二间
商阳

口禾髎
迎香
扶突
天鼎
肩髃

经穴歌诀

二十大肠起商阳，二间三间合谷藏，
阳溪偏历温溜济，下廉上廉三里长，
曲池肘髎五里近，臂臑肩髃巨骨当，
天鼎扶突禾髎接，鼻旁五分迎香列。

保养禁忌：孕妇不适宜针灸合谷，也不适合按摩，特别是孕晚期的孕妇要特别注意，否则会对胎儿不利。有文献记载，孕妇针刺合谷可能导致流产。

左侧边栏：手太阴肺经　手阳明大肠经　足阳明胃经　足太阴脾经　手少阴心经　手太阳小肠经　足太阳膀胱经　足少阴肾经　手厥阴心包经　手少阳三焦经　足少阳胆经　足厥阴肝经　任脉　督脉　经外奇穴

商阳 LI1

商，古代五音之一，属金；阳，阴阳之阳。大肠属金，在音为商；阳，指阳经，商阳为手阳明大肠经首穴。

【主治】咽喉肿痛、昏厥、中风昏迷、热病汗不出。

【位置】精准定位：在手指，食指末节桡侧，指甲根角侧上方0.1寸（指寸）。快速取穴：食指末节指甲根角，靠拇指侧的位置。

【配伍】中风、中暑：商阳配少商、中冲。

【一穴多用】①针刺：直刺0.1~0.2寸，局部胀痛。②按摩：用拇指指尖用力掐揉商阳200次，可缓解咽喉肿痛、中暑。③艾灸：用艾条温和灸10~15分钟，可缓解下牙痛、耳鸣。④刮痧：从手指近端向远端刮拭3~5分钟，可缓解咽喉肿痛、颈肩痛、身热。

二间 LI2

二，第二；间，间隙，指穴。此为大肠经第二穴。

【主治】咽喉肿痛。

【位置】精准定位：在手指，第2掌指关节桡侧远端赤白肉际处。快速取穴：握拳，第2掌指关节前缘，靠大拇指侧，触之有凹陷处。

【配伍】湿疹：二间配内庭。

【一穴多用】①针刺：直刺0.2~0.4寸，局部胀痛。②按摩：用拇指按揉二间200次，有助于防治咽喉及眼部疾病。③艾灸：用艾条温和灸10~15分钟，可缓解咽喉肿痛、湿疹。

三间 LI3

三，第三；间，间隙，指穴。此为大肠经第三穴。

【主治】咽喉肿痛、身热胸闷。

【位置】精准定位：在手背，第2掌指关节桡侧近端凹陷中。快速取穴：微握拳，第2掌指关节后缘，触之有凹陷处。

【配伍】目视不清：三间配攒竹。

【一穴多用】①针刺：直刺0.3~0.5寸，局部酸胀，或向手背放射。②按摩：用拇指按揉三间，有助于防治咽喉及眼部疾病。③艾灸：用艾条温和灸10~15分钟，可缓解腹痛、泄泻。

合谷 LI4

合，结合；谷，山谷。穴在第1、第2掌骨之间，局部呈山谷样凹陷。

【主治】热病无汗、头痛、鼻渊、耳聋、耳鸣、目赤肿痛、牙痛、咽喉肿痛、口疮、口眼㖞斜、便秘。

【位置】精准定位：在手背，第2掌骨桡侧的中点处。快速取穴：右手拇指、食指张开呈90°，左手拇指指间关节横纹压在右手虎口上，指尖点到处。

【配伍】头痛：合谷配太阳。

【一穴多用】①针刺：直刺0.5~1.0寸，不宜过强刺激，孕妇禁用。②按摩：用拇指指尖用力掐揉合谷，有助于缓解急性腹痛、头痛。③艾灸：用艾条温和灸10~15分钟，可缓解头痛、目赤肿痛等。

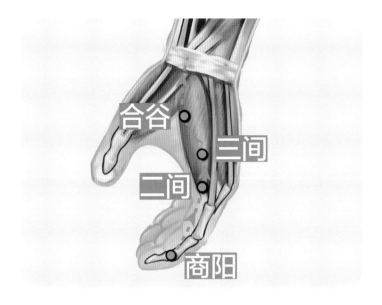

合谷在手背第2掌骨桡侧，商阳、二间、三间位于食指桡侧。

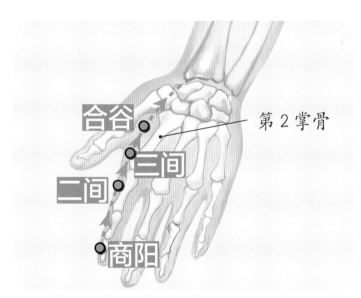

合谷是手阳明大肠经的原穴，有镇静止痛、疏经通络的功效。

小贴士
孕妇不适合刺激合谷，否则会对胎儿不利。

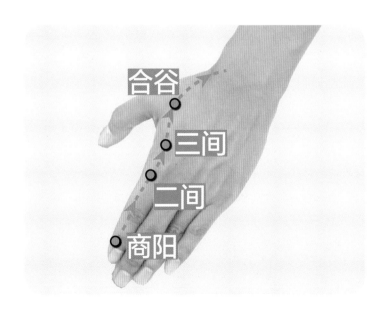

手阳明大肠经起于商阳，商阳为手阳明大肠经的井穴，有清热解表、苏厥开窍的功效。因为该部位多有神经分布，所以不宜自行针灸。

阳溪 LI5

阳，指阳经；溪，山洼流水之沟。指本穴在手背之阳的两筋凹陷明显处。

【主治】目赤肿痛、热病心烦。

【位置】精准定位：在腕区，腕背侧远端横纹桡侧，桡骨茎突远端，解剖学"鼻烟窝"凹陷中。
快速取穴：手掌侧放，拇指伸直向上翘起，腕背桡侧有一凹陷处即是。

【配伍】头痛：阳溪配合谷。

【一穴多用】①针刺：直刺 0.5~0.8 寸，局部有酸胀感。②按摩：用拇指按揉阳溪 200 次，有助于防治咽部及口腔疾病。③艾灸：用艾条温和灸 10~15 分钟，可缓解牙痛、目赤肿痛、腰痛等。

偏历 LI6

偏，偏离；历，行经。大肠经从这里分出络脉，偏行肺经。

【主治】耳聋、耳鸣、鼻出血、肠鸣腹痛。

【位置】精准定位：在前臂，腕背侧远端横纹上 3 寸，阳溪与曲池连线上。快速取穴：两手虎口垂直交叉，中指指端落于前臂背面的凹陷处。

【配伍】神经衰弱：偏历配太渊、侠白。

【一穴多用】①针刺：直刺 0.3~0.5 寸，局部酸胀。②按摩：用拇指按揉偏历 200 次，有助于防治耳鸣、耳聋、牙痛、腹痛、前臂痛等。③艾灸：用艾条温和灸 10~15 分钟，可缓解前臂冷痛。

温溜 LI7

温，温暖；溜，流通。本穴有温通经脉之功，善治肘臂寒痛。

【主治】寒热头痛、面赤面肿、口舌痛。

【位置】精准定位：在前臂，腕背侧远端横纹上 5 寸，阳溪与曲池连线上。快速取穴：先确定阳溪的位置，向上 7 横指处即是。

【配伍】鼻血：温溜配合谷。

【一穴多用】①针刺：直刺 1.0~1.5 寸，局部酸胀，可向手部放射。②按摩：用拇指按揉温溜 200 次，有助于防治鼻出血、牙痛、腹痛、前臂痛等。③艾灸：用艾条温和灸 10~15 分钟，可缓解前臂冷痛、腹痛。④刮痧：从上向下刮拭 3~5 分钟，可缓解咽喉肿痛、发热等。

下廉 LI8

下，下方；廉，边缘。穴在前臂背面近桡侧缘，上廉之下。

【主治】腹痛、腹胀、上肢不遂、手肘肩无力。

【位置】精准定位：在前臂，肘横纹下 4 寸，阳溪与曲池连线上。快速取穴：先找到上廉，向下 1 寸处。

【配伍】腹痛：下廉配上廉、足三里。

【一穴多用】①针刺：直刺 1.0~1.5 寸，局部酸胀，可向手臂及手指放射。②按摩：用拇指按揉下廉 200 次，有助于防治腹痛、腹胀、前臂痛等。③艾灸：用艾条温和灸 10~15 分钟，可缓解头痛、腹痛、风湿痹痛、乳痛等。④刮痧：从上向下刮拭 3~5 分钟，可缓解咽喉肿痛、发热等。

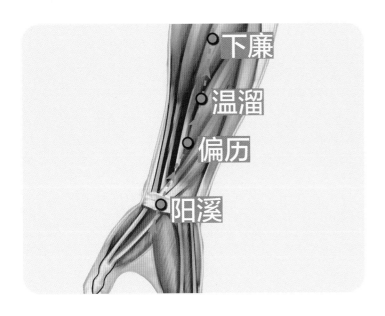

阳溪在腕区，偏历、温溜、下廉在前臂。

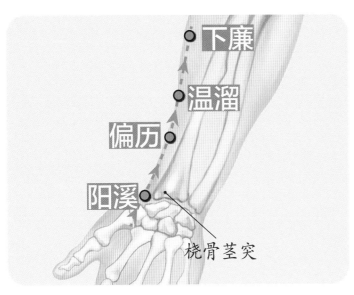

桡骨茎突

阳溪下为腕关节，刺激阳溪可缓解腕部疼痛、腕无力。

小贴士
针刺时不宜深刺，避免误入关节腔。

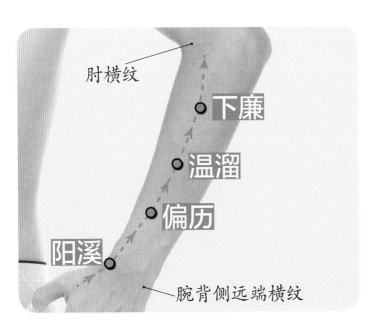

肘横纹

腕背侧远端横纹

牙痛时，可多揉偏历几次，每次至少 300 下，有助于缓解牙痛。

手太阴肺经

手阳明大肠经

足阳明胃经

足太阴脾经

手少阴心经

手太阳小肠经

足太阳膀胱经

足少阴肾经

手厥阴心包经

手少阳三焦经

足少阳胆经

足厥阴肝经

任脉

督脉

经外奇穴

上廉 LI9

上，上方；廉，边缘。穴在前臂背面近桡侧缘，下廉穴之上。

【主治】腹痛、腹胀、吐泻、肠鸣、上肢肿痛、上肢不遂。

【位置】精准定位：在前臂，肘横纹下3寸，阳溪与曲池连线上，曲池下4横指处即是。快速取穴：曲池、阳溪连线，曲池向下4横指处。

【配伍】腹胀、腹痛：上廉配下廉、足三里。

【一穴多用】①针刺：直刺1.0~1.5寸，局部酸胀，可向下放射至手部。②按摩：用拇指按揉或弹拨上廉200次，可缓解上肢痹痛、腹痛。

手三里 LI10

手，上肢；三，数词；里，古代有以里为寸之说。穴在上肢，因距手臂肘端三寸，故名手三里。

【主治】腹痛、手臂肿痛、上肢不遂。

【位置】精准定位：在前臂，肘横纹下2寸，阳溪与曲池连线上。快速取穴：曲池、阳溪连线，曲池下3横指处。

【配伍】泄泻：手三里配三阴交。

【一穴多用】①针刺：直刺1.0~2.0寸，局部酸胀沉重，可向手背部放射。②按摩：用拇指按揉手三里200次，可缓解上肢痹痛、腹痛、泄泻。③艾灸：用艾条温和灸10~15分钟，可缓解肠鸣、泄泻。④刮痧：从上向下刮拭3~5分钟，可缓解手臂不遂、牙痛、目痛。

曲池 LI11

曲，弯曲；池，水的围合之处、汇合之所。穴在肘臂屈曲时肘横纹端凹陷处，经气至此，有如水之入池。

【主治】咽喉肿痛、咳嗽、气喘、热病、吐泻、痢疾、便秘、头痛、手臂肿痛、上肢不遂、手肘肩无力。

【位置】精准定位：在肘区，尺泽与肱骨外上髁连线的中点处。快速取穴：找到尺泽和肱骨外上髁，其连线中点处。

【配伍】上肢痿痹：曲池配肩髃、外关。

【一穴多用】①针刺：直刺1.0~2.5寸，局部酸胀，可放射至肩部或手指。②按摩：用拇指按揉曲池200次，可缓解肩、臂、肘疼痛。③艾灸：用艾条温和灸10~15分钟，可缓解肘痛、上肢痹痛。④刮痧：从上向下刮拭3~5分钟，可缓解发热、咽喉肿痛、便秘、头痛等。

肘髎 LI12

肘，肘部；髎，骨隙。穴在肘部，靠近骨隙处。

【主治】肩臂肘疼痛、上肢麻木、拘挛。

【位置】精准定位：在肘区，肱骨外上髁上缘，髁上嵴的前缘。快速取穴：曲池向上1拇指同身寸处。

【配伍】网球肘：肘髎配手三里。

【一穴多用】①针刺：直刺0.5~0.8寸，局部酸胀，可向前臂放射。②按摩：用拇指按揉或弹拨肘髎200次，可缓解肩、臂、肘疼痛和麻木。

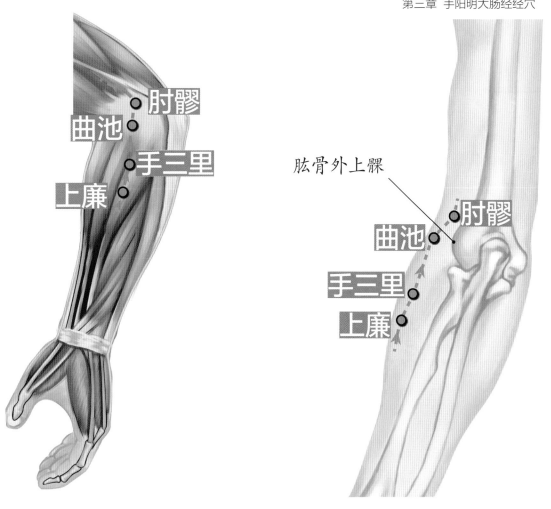

肱骨外上髁

肘髎

曲池

手三里

上廉

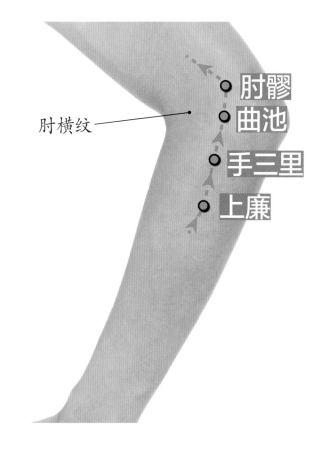

肘横纹

左侧竖排导航栏：
手太阴肺经　手阳明大肠经　足阳明胃经　足太阴脾经　手少阴心经　手太阳小肠经　足太阳膀胱经　足少阴肾经　手厥阴心包经　手少阳三焦经　足少阳胆经　足厥阴肝经　任脉　督脉　经外奇穴

手五里 LI13

手，上肢；五，数词；里，古代有以里为寸之说。穴在上肢，当天府下5寸，手三里上5寸处。

【主治】手臂肿痛、上肢不遂、疟疾、瘰疬。

【位置】精准定位：在臂部，肘横纹上3寸，曲池与肩髃连线上。快速取穴：曲池上4横指处。

【配伍】上肢不遂：手五里配曲池。

【一穴多用】①针刺：直刺0.5~1.0寸，局部酸胀，可放射至肩部、肘部。②按摩：用拇指按揉或弹拨手五里200次，可缓解防治肩、臂、肘疼痛。③艾灸：用艾条温和灸10~15分钟，可缓解肘痛、上肢痹痛、咳嗽、咯血、乏力等。④刺血：发热、身黄、嗜睡、瘰疬等，可在手五里用三棱针点刺放血1~2毫升。⑤刮痧：从上向下刮拭3~5分钟，可缓解上肢不举、麻木等。

臂臑 LI14

臂，通指上肢；臑，上臂肌肉隆起处。穴在上肢肌肉隆起处。

【主治】瘰疬、手臂肿痛、上肢不遂、肩周炎。

【位置】精准定位：在臂部，曲池上7寸，三角肌前缘处。快速取穴：屈肘，紧握拳，在三角肌下端偏内侧取穴。

【配伍】眼部疾病：臂臑配风池、睛明。

【一穴多用】①针刺：直刺0.5~1.0寸，或向上斜刺1.0~2.0寸，局部酸胀，可向整个肩部放射。②按摩：用拇指按揉臂臑200次，可缓解肩臂痛。

肩髃 LI15

肩，肩部；髃，隅角。穴在肩角部。

【主治】肩臂痛、手臂挛急、上肢不遂。

【位置】精准定位：在三角肌区，肩峰外侧缘前端与肱骨大结节两骨间凹陷中。快速取穴：正坐，屈肘抬臂，用食指按压肩尖下，肩前呈现凹陷处。

【配伍】肩颈部肌肉酸痛：肩髃配肩井。

【一穴多用】①针刺：直刺0.5~0.8寸。②按摩：用拇指按揉肩髃200次，可缓解肩臂痛。③艾灸：用艾条温和灸10~15分钟，可缓解肩臂痹痛、上肢不遂等。④拔罐：用火罐留罐5~10分钟，可缓解风热瘾疹、瘰疬、肩臂痛等。⑤刮痧：从上向下刮拭3~5分钟，可缓解风热瘾疹。

巨骨 LI16

巨，大；骨，骨骼。古称锁骨为巨骨。穴近锁骨肩峰端。

【主治】肩臂痛、手臂挛急、半身不遂。

【位置】精准定位：在肩胛区，锁骨肩峰端与肩胛冈之间凹陷中。快速取穴：沿着锁骨向外摸至肩峰端，再找背部肩胛冈，二者之间凹陷处。

【配伍】肩痛：巨骨配肩髃。

【一穴多用】①针刺：直刺0.5~1.0寸。不可深刺，以免刺入胸腔。②按摩：用拇指按揉巨骨200次，可缓解肩臂痛。

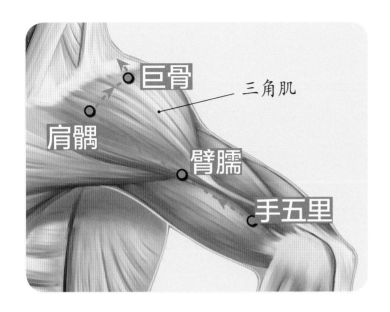

手五里和臂臑在臂部，肩髃在三角肌区，巨骨在肩胛区。

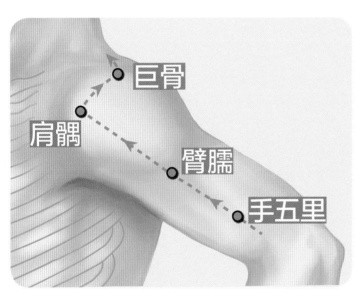

肩髃有疏经活络、疏散风热的功效，刺激该穴可缓解肩周疼痛、胸闷等。

小贴士
肩髃处布有臂外侧皮神经，针刺时避免深刺。

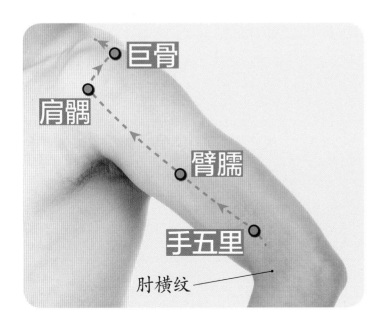

巨骨有通络止痛、滑利关节的功效，针刺巨骨可缓解肩背疼痛。但是此处布有锁骨上皮神经，不可深刺，防止伤及神经。

天鼎 LI17

天，天空；鼎，古器物名。头形似鼎，穴在耳下颈部。

【主治】咳嗽、气喘、咽喉肿痛、瘰疬、瘿瘤、梅核气。

【位置】精准定位：在颈部，横平环状软骨，胸锁乳突肌后缘。快速取穴：扶突与锁骨上窝中央连线中点处。

【配伍】咽喉肿痛：天鼎配少商。

【一穴多用】①针刺：直刺0.3~0.5寸。②按摩：用拇指按揉天鼎200次，有助于防治肩臂痛、颈痛。③艾灸：用艾条温和灸10~15分钟，可缓解肩周炎、颈痛等。④拔罐：用火罐留罐5~10分钟，可缓解瘰疬、咽喉肿痛。⑤刮痧：从上向下刮拭3~5分钟，可缓解咽喉肿痛、喉痹、瘿气。

扶突 LI18

扶，旁边；突，隆起，指喉结。穴在喉结旁。

【主治】咳嗽、气喘、咽喉肿痛、瘰疬、瘿瘤、梅核气、呃逆。

【位置】精准定位：在胸锁乳突肌区，横平喉结，胸锁乳突肌前、后缘中间。快速取穴：头微侧，手指置于平喉结的胸锁乳突肌肌腹中点，按压有酸胀感处。

【配伍】瘿气（甲状腺功能亢进）：扶突配合谷。

【一穴多用】①针刺：直刺0.5~0.8寸。②按摩：用拇指按揉扶突200次，可防治落枕、咳嗽。③艾灸：用艾条温和灸10~15分钟，可防治颈部疾病。④刮痧：从上向下刮拭3~5分钟，可缓解咽喉肿痛、呃逆。

口禾髎 LI19

口，口部；禾，谷物；髎，间隙。谷物从口入胃，穴在口旁骨隙中。

【主治】鼻塞流涕、鼻出血、口㖞。

【位置】精准定位：在面部，横平人中沟上1/3与下2/3交点，鼻孔外缘直下。快速取穴：鼻孔外缘直下，平鼻唇沟上1/3处。

【配伍】鼻塞：口禾髎配地仓、颊车。

【一穴多用】①针刺：直刺0.3~0.5寸。②按摩：用拇指或中指按揉口禾髎200次，有助于防治鼻部疾患。③艾灸：用艾条温和灸10~15分钟，可改善口眼㖞斜。④刮痧：从上向下刮拭3~5分钟，可缓解咽喉肿痛、发热等。

迎香 LI20

迎，迎接；香，香气。本穴在鼻旁，能治鼻病，改善嗅觉，进而迎来香气。

【主治】鼻塞、不闻香臭、鼻出血、鼻渊、胆道蛔虫。

【位置】精准定位：在面部，鼻翼外缘中点旁，鼻唇沟中。快速取穴：于鼻翼外缘中点的鼻唇沟中取穴。

【配伍】面神经麻痹：迎香配地仓。

【一穴多用】①针刺：向内上平刺0.5~1.0寸。②按摩：用拇指或中指按揉迎香，或向鼻根部搓揉200次，有助于防治鼻部疾患。③艾灸：用艾条温和灸10~15分钟，可改善口眼㖞斜、鼻塞等。

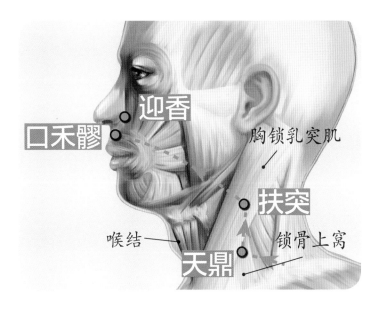

天鼎在颈部，扶突在胸锁乳突肌区，口禾髎和迎香在面部。

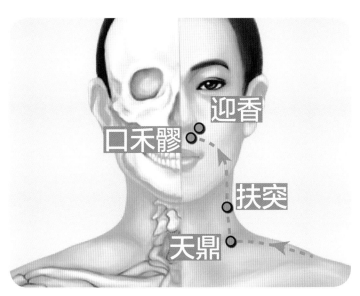

天鼎位于颈部，刺激该穴有利喉清咽、理气散结的作用。

小贴士

针刺时不可深刺超越胸锁乳突肌，不可损伤深部的颈总动、静脉。

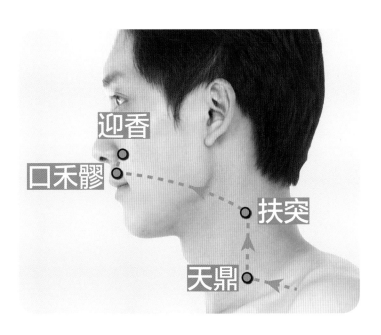

扶突有理气、化痰、止痒、促进体内代谢产物排出的功效。人体痰湿积聚、阻滞经脉时，对扶突进行刺激，可清利痰湿、疏通经络。采用针刺疗法时不可刺得过深，以免引起迷走神经反应。

第四章
足阳明胃经经穴

足阳明胃经在鼻旁与手阳明大肠经相衔接，联系的脏腑器官有鼻、目、上齿、口唇、喉咙和乳房，属胃，络脾，在足大趾与足太阴脾经相接。胃是气血生成的地方，而气血是人体最基本的保障，所以，胃经是人体的后天之本，想健康长寿，想通体康泰，就不要忘了打通胃经，让它时时保持通畅旺盛。

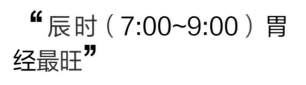

"辰时（7:00~9:00）胃经最旺"

胃经异常时易出现的疾病

 经络症
本经从头走足，如有不畅，容易引发高热、出汗、脖子肿、咽喉肿痛、牙痛、流鼻涕或流鼻血等病症。

脏腑症
胃经功能下降，会出现胃痛、胃胀、消化不良、呕吐、反胃、肠鸣腹胀，严重时则胃口全无、食欲不振。

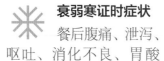 **亢进热证时症状**
体热、腹胀、打嗝、便秘、食欲增加、胃痉挛性疼痛、胃酸过多、唇干裂。

衰弱寒证时症状
餐后腹痛、泄泻、呕吐、消化不良、胃酸不足、忧郁、下肢倦怠。

保养胃经的最佳时间

辰时（7:00~9:00）胃经当令，在此时段吃早餐更容易消化吸收。早餐可安排温和养胃的食品，如稀粥、麦片等。饭后1小时循按胃经是一个不错的选择，这样可以启动人体的"发电系统"，调节人体的胃肠功能。

胃经循行路线

足阳明胃经起于鼻翼两侧（迎香），上行至鼻根部，旁行入目内眦会足太阳膀胱经（睛明），向下沿鼻外侧（承泣、四白）进入齿中，复出绕过口角左右相交于颏唇沟（承浆），向后沿下颌骨出大迎，沿下颌角（颊车）上行过耳前，经颧弓上行，沿前发际到额前。

胃经腧穴小结

胃经一侧穴位45个，左右共90个。首穴为承泣，末穴为厉兑。

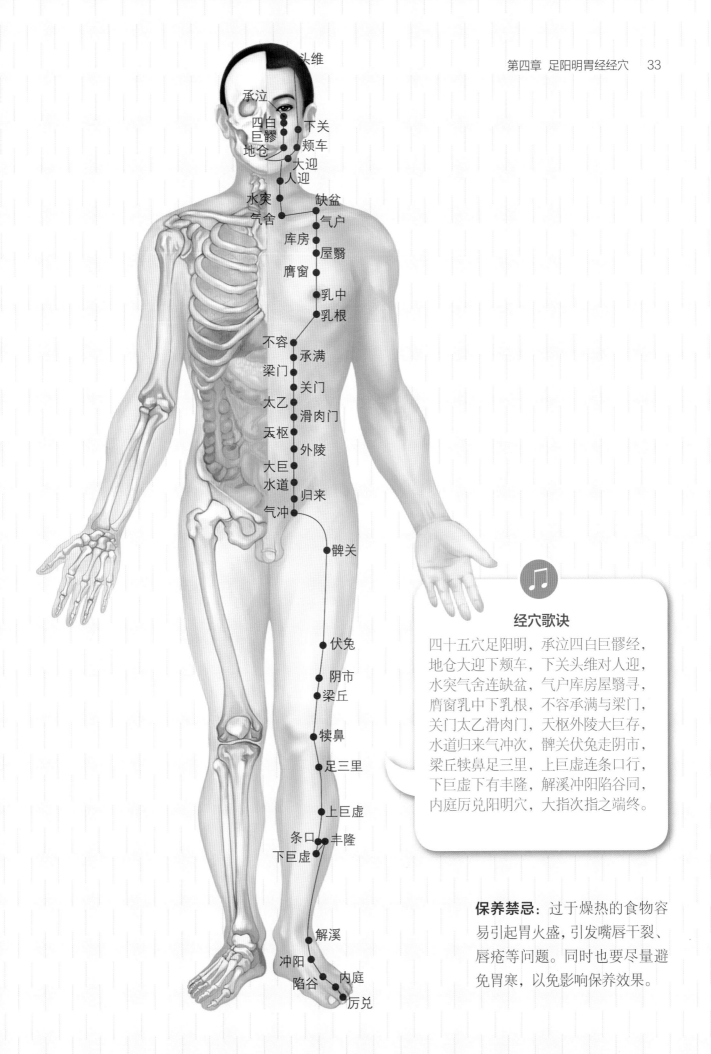

头维
承泣
四白
巨髎
地仓
下关
颊车
大迎
人迎
水突
缺盆
气舍
气户
库房
屋翳
膺窗
乳中
乳根
不容
承满
梁门
关门
太乙
滑肉门
天枢
外陵
大巨
水道
归来
气冲
髀关
伏兔
阴市
梁丘
犊鼻
足三里
上巨虚
条口
丰隆
下巨虚
解溪
冲阳
陷谷
内庭
厉兑

经穴歌诀

四十五穴足阳明，承泣四白巨髎经，
地仓大迎下颊车，下关头维对人迎，
水突气舍连缺盆，气户库房屋翳寻，
膺窗乳中下乳根，不容承满与梁门，
关门太乙滑肉门，天枢外陵大巨存，
水道归来气冲次，髀关伏兔走阴市，
梁丘犊鼻足三里，上巨虚连条口行，
下巨虚下有丰隆，解溪冲阳陷谷同，
内庭厉兑阳明穴，大指次指之端终。

保养禁忌：过于燥热的食物容易引起胃火盛，引发嘴唇干裂、唇疮等问题。同时也要尽量避免胃寒，以免影响保养效果。

左侧边栏：手太阴肺经　手阳明大肠经　足阳明胃经　足太阴脾经　手少阴心经　手太阳小肠经　足太阳膀胱经　足少阴肾经　手厥阴心包经　手少阳三焦经　足少阳胆经　足厥阴肝经　任脉　督脉　经外奇穴

承泣 ST1

承，承受；泣，泪水。穴在目下，犹如承受泪水的部位。

【主治】目赤肿痛、迎风流泪、口眼㖞斜。

【位置】精准定位：在面部，眼球与眶下缘之间，瞳孔直下。快速取穴：食指、中指伸直并拢，中指贴于鼻侧，食指指尖位于下眼眶边缘处。

【配伍】目赤肿痛：承泣配太阳。

【一穴多用】①针刺：直刺 0.5~0.8 寸，左手推动眼球向上固定，右手持针沿眶下缘缓慢刺入。针刺时不宜提插、捻转，不宜针刺过深，以防损伤眼球或者视神经。②按摩：用拇指或中指按揉承泣 200 次，有助于防治眼部疾患。

四白 ST2

四，四方；白，光明。穴在目下，能治眼病，改善视觉，明见四方。

【主治】目赤痛痒、迎风流泪、眼睑𥆧动、口眼㖞斜。

【位置】精准定位：在面部，眶下孔处。快速取穴：食指、中指伸直并拢，中指贴于两侧鼻翼，食指指尖所按处有一凹陷处。

【配伍】口眼㖞斜：四白配阳白、颊车。

【一穴多用】①针刺：直刺 0.5~0.8 寸，局部酸胀。②按摩：用拇指或中指按揉四白 200 次，有助于防治眼部疾患。

巨髎 ST3

巨，大也；髎，孔隙。指穴在上颌骨与颧骨交接之巨大孔隙中，泛指面部髎孔之巨大者。

【主治】口眼㖞斜、眼睑𥆧动、鼻出血。

【位置】精准定位：在面部，横平鼻翼下缘，瞳孔直下。快速取穴：直视前方，沿瞳孔垂直线向下，与鼻翼下缘水平线交点凹陷处即是。

【配伍】三叉神经痛：巨髎配四白。

【一穴多用】①针刺：直刺 0.3~0.6 寸，局部酸胀。②按摩：用拇指或中指按揉巨髎 200 次，有助于防治鼻部疾患。③艾灸：用艾条温和灸 10~15 分钟，可改善口眼㖞斜、鼻出血。

地仓 ST4

地，指土地所产之谷物；仓，仓廪、仓库。意为口腔犹如谷物仓库的组成部分。

【主治】口角㖞斜、流涎、眼睑𥆧动。

【位置】精准定位：在面部，口角旁开 0.4 寸（指寸）。快速取穴：轻闭口，举两手，用食指指甲垂直下压唇角外侧两旁。

【配伍】口㖞、流涎：地仓配颊车。

【一穴多用】①针刺：直刺 0.2 寸，或向颊车方向平刺 1.0~2.0 寸，局部胀痛。②按摩：用拇指或中指按揉地仓 200 次，有助于缓解面瘫。或用指尖掐揉，有助于缓解面肌痉挛。③艾灸：用艾条温和灸 10~15 分钟，可改善口眼㖞斜、牙痛、流涎。

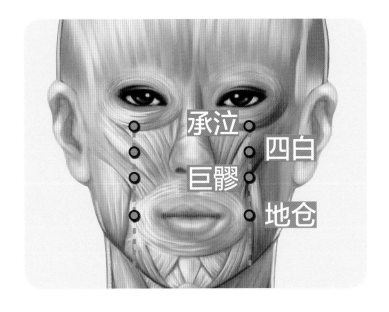

承泣、四白、巨髎、地仓四穴均在面部，从眶下缘到口角自上而下依次分布。

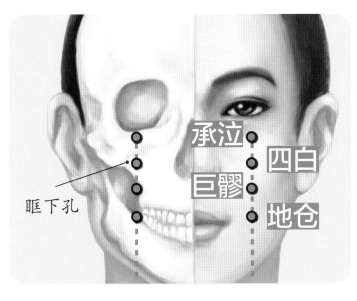

眶下孔

按揉承泣有助于促进眼部血液循环。对四白进行刺激，可以缓解眼疲劳、眼干涩等。

小贴士

承泣、四白不宜深刺和提、插、捻、转，以免刺伤血管而引起血肿。

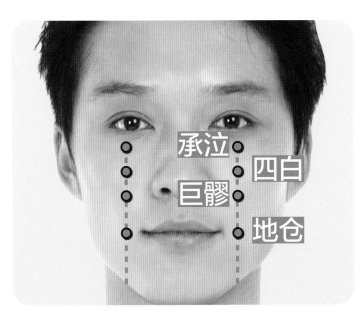

巨髎有清热息风、明目退翳的功效。按摩巨髎能够促进面部血液循环，具有一定的美容功效。可用拇指指腹推抹巨髎及其周围 30 秒，长期坚持有助于改善皮肤松弛、粉刺等症状。

大迎 ST5

大，大小之大；迎，迎接。穴在大迎脉（面动脉）旁。

【主治】口眼㖞斜、失音。

【位置】精准定位：在面部，下颌角前方，咬肌附着部的前缘凹陷中，面动脉搏动处。快速取穴：正坐，闭口咬牙，咬肌前下方有一凹陷，按之有搏动感处。

【配伍】牙痛：大迎配颊车、下关。

【一穴多用】①针刺：直刺 0.2~0.5 寸，局部酸胀。针刺时应避开面动脉。②按摩：用拇指按揉大迎 200 次，有助于缓解面瘫。③艾灸：用艾条温和灸 10~15 分钟，可改善口眼㖞斜、牙痛。

颊车 ST6

颊，面颊，此处指上颌骨；车，车轮，指下颌骨。颊车，即下颌关节可以转动之处。

【主治】口眼㖞斜、牙关紧闭、牙痛。

【位置】精准定位：在面部，下颌角前上方 1 横指（中指）。快速取穴：上下牙关咬紧时，隆起的咬肌高点，放松时按之凹陷处。

【配伍】牙痛：颊车配地仓、合谷。

【一穴多用】①针刺：直刺 0.5~0.8 寸，或向地仓方向平刺 1.0~2.0 寸，局部酸痛。②按摩：按揉颊车 200 次，有助于缓解面瘫、牙痛。③艾灸：用艾条温和灸 10~15 分钟，可缓解牙痛、痄腮。

下关 ST7

下，与上相对；关，机关、关节。穴在下颌关节颧弓下方，与上关互相对峙。

【主治】口眼㖞斜、面痛。

【位置】精准定位：在面部，颧弓下缘中央与下颌切迹之间凹陷中。快速取穴：闭口，食指、中指并拢，食指贴于耳垂旁，中指指腹处。

【配伍】耳疾：下关配翳风。

【一穴多用】①针刺：直刺 0.3~0.5 寸。周围酸胀或麻电感可放射至下颌。②按摩：按揉下关 200 次，可缓解牙关紧闭、牙痛、耳鸣。③艾灸：用艾条温和灸 10~15 分钟，可用于改善口眼㖞斜、牙痛。

头维 ST8

头，头部；维，隅角、维系、维护。谓穴居头之隅角，是维系头冠之处。

【主治】偏正头痛、目眩。

【位置】精准定位：在头部，额角发际直上 0.5 寸，头正中线旁开 4.5 寸。快速取穴：在额头上，距额角 1 横指处。

【配伍】头痛：头维配合谷。

【一穴多用】①针刺：向后平刺 0.5~1.0 寸，局部胀痛，可向全身周围放射。②按摩：用拇指或中指按揉头维 200 次，能缓解头痛、目痛。③艾灸：用艾条温和灸 10~15 分钟，可缓解迎风流泪、目视不明等。

手太阴肺经　手阳明大肠经　足阳明胃经　足太阴脾经　手少阴心经　手太阳小肠经　足太阳膀胱经　足少阴肾经　手厥阴心包经　手少阳三焦经　足少阳胆经　足厥阴肝经　任脉　督脉　经外奇穴

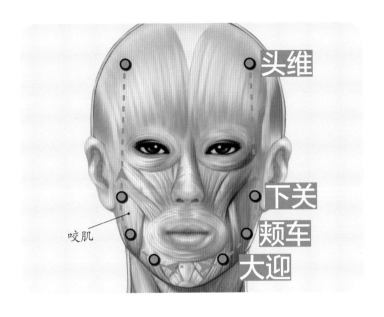

咬肌

头维

下关
颊车
大迎

大迎、颊车、下关在面部下颌角附近，头维在头部额角发际附近。

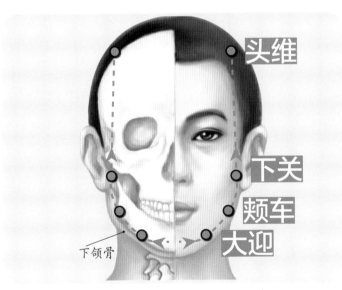

下颌骨

头维

下关
颊车
大迎

面部的三叉神经经过下关，而且下关与颞下颌关节、耳朵的位置非常近，可缓解三叉神经痛、牙痛、耳鸣等。

小贴士
针刺时不可刺入颞下颌关节中。

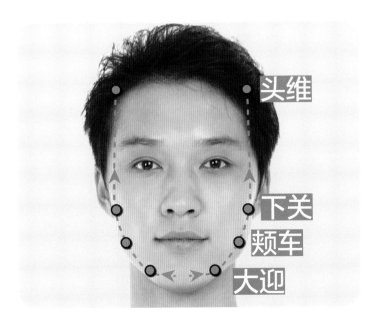

头维

下关
颊车
大迎

颊车处布有三叉神经，按摩时力度不宜过重，避免损伤神经，引起疼痛。

左侧边栏（从上到下）：手太阴肺经　手阳明大肠经　**足阳明胃经**　足太阴脾经　手少阴心经　手太阳小肠经　足太阳膀胱经　足少阴肾经　手厥阴心包经　手少阳三焦经　足少阳胆经　足厥阴肝经　任脉　督脉　经外奇穴

人迎 ST9

人，指人体与生命；迎，接受。谓喉结两旁之动脉，可迎受天地五脏之气以养人也。

【主治】胸满气逆、咽喉肿痛、瘰疬、高血压。

【位置】精准定位：在颈部，横平喉结，胸锁乳突肌前缘，颈总动脉搏动处。快速取穴：正坐，从喉结往外侧量2横指，可感胸锁乳突肌前缘动脉搏动处。

【配伍】高血压：人迎配大椎、太冲。

【一穴多用】①针刺：直刺0.2~0.4寸，局部酸胀，可向肩部放射。针刺时应避开颈总动脉。②按摩：用拇指从翳风向人迎轻推10次，只取单侧，对高血压有辅助治疗作用。

水突 ST10

水，水谷；突，穿过。穴在颈部，邻近通过食物的食管。

【主治】呼吸喘鸣、咽喉肿痛。

【位置】精准定位：在颈部，横平环状软骨，胸锁乳突肌前缘。快速取穴：找到人迎、气舍，二者连线中点处。

【配伍】咽喉肿痛：水突配天鼎、人迎。

【一穴多用】①针刺：直刺0.3~0.4寸，局部酸胀，不宜深刺，以免伤及颈总动脉和颈外动脉分支。②按摩：用拇指按揉水突200次，有助于防治肺部及咽喉疾病。③艾灸：用艾条温和灸10~15分钟，可缓解咳嗽、气喘、咽喉肿痛。④刮痧：从上向下刮拭3~5分钟，能缓解咽喉肿痛、呃逆。

气舍 ST11

气，空气，指肺胃之气；舍，宅舍。穴在气管旁，犹如气之宅舍。

【主治】呼吸喘鸣、咽喉肿痛。

【位置】精准定位：在胸锁乳突肌区，锁骨上小窝，锁骨胸骨端上缘，胸锁乳突肌胸骨头与锁骨头中间的凹陷中。快速取穴：头转向对侧，锁骨内侧端上缘两筋之间的凹陷处。

【配伍】咽喉肿痛：气舍配廉泉、天突。

【一穴多用】①针刺：直刺0.3~0.5寸，局部酸胀，不可深刺。②按摩：用拇指或中指按揉气舍200次，有助于防治肺部疾病。③艾灸：用艾条温和灸10~15分钟，可缓解咳嗽、气喘、瘿瘤。

缺盆 ST12

缺，空缺与空虚，与残缺之意有别；盆，阔口容器。古代解剖名，如无盖之盆，指穴位于缺盆处也。

【主治】呼吸喘鸣、咽喉肿痛。

【位置】精准定位：在颈外侧区，锁骨上大窝，锁骨上缘凹陷中，前正中线旁开4寸。快速取穴：正坐，乳中线直上锁骨上方有一凹陷，凹陷中点按压有酸胀感处。

【配伍】胸痛：缺盆配库房、膺窗。

【一穴多用】①针刺：直刺0.3~0.5寸，局部酸胀，可向上臂放射。孕妇禁针。②按摩：用拇指或中指按揉缺盆200次，有助于防治肺部疾病。③艾灸：用艾条温和灸10~15分钟，可缓解咳嗽、气喘、瘿瘤、水肿。④刮痧：从上向下刮拭3~5分钟，可缓解咳嗽、胸闷。

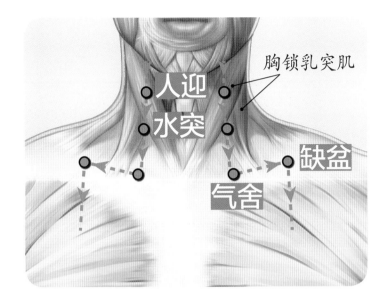

人迎、水突、气舍在颈部胸锁乳突肌区，缺盆在锁骨上缘处。

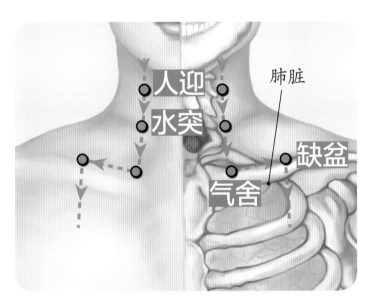

气舍、缺盆两穴深部为肺脏，所以刺激这两个穴位，皆有缓解肺部疾病功效。

小贴士

针刺时不可深刺，以免损伤肺脏。

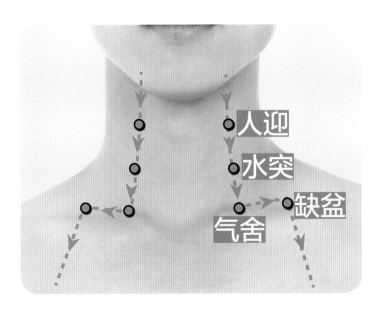

人迎位于颈总动脉脉搏处，颈总动脉又分为颈内动脉与颈外动脉，如果同时重压两侧此处的话，易导致心脏骤停，所以不可同时刺激两侧的人迎，用小鱼际轻推单侧人迎即可。

气户 ST13

气，空气，指肺胃之气；户，门户。穴在胸上部，故喻为气的门户。

【主治】呼吸喘鸣、咽喉肿痛。

【位置】精准定位：在胸部，锁骨下缘，前正中线旁开4寸。快速取穴：正坐或仰卧，乳中线与锁骨下缘相交的凹陷中，按压有酸胀感处。

【配伍】咽喉肿痛：气户配天鼎、人迎。

【一穴多用】①针刺：直刺0.5~0.8寸，局部酸胀。②按摩：用拇指按揉气户200次，有助于防治胸肺部疾病。

库房 ST14

库，府库；房，房室。呼吸之气存于肺如储存库；从上至下，犹如从门户进入房室。

【主治】胸满气逆、呼吸喘鸣、胸胁胀痛、咳嗽、气喘。

【位置】精准定位：在胸部，第1肋间隙，前正中线旁开4寸。快速取穴：正坐或仰卧，从乳头沿垂直线向上推3个肋间隙，按压有酸胀感处。

【配伍】胸胁胀痛：库房配气户、乳中。

【一穴多用】①针刺：平刺0.5~0.8寸，局部酸胀。②按摩：用拇指按揉库房200次，有助于防治胸肺部疾病。③艾灸：用艾条温和灸10~15分钟，可用于辅助治疗气喘、咯血。④拔罐：用火罐留罐5~10分钟，可缓解胸闷气喘。⑤刮痧：从中间向两侧刮拭3~5分钟，可清肺热、利胸水。

屋翳 ST15

屋，深室；翳，隐蔽。穴在胸中部，呼吸之气至此如达深室隐蔽。

【主治】胸满气逆、呼吸喘鸣、胸胁胀痛、咳嗽、气喘。

【位置】精准定位：在胸部，第2肋间隙，前正中线旁开4寸。快速取穴：正坐或仰卧，从乳头沿垂直线向上推2个肋间隙，按压有酸胀感处。

【配伍】乳腺增生：屋翳配足三里。

【一穴多用】①针刺：平刺0.5~0.8寸，局部酸胀。②按摩：用拇指按揉屋翳200次，有助于防治胸肺部疾病。③艾灸：用艾条温和灸10~15分钟，有止咳化痰的功效。④刮痧：从中间向两侧刮拭3~5分钟，能清肺热、消水肿、改善乳痛。

膺窗 ST16

膺，胸膺；窗，窗户。穴在胸膺部，犹如胸室之窗。

【主治】胸满气逆、呼吸喘鸣、咳嗽、气喘、乳痈。

【位置】精准定位：在胸部，第3肋间隙，前正中线旁开4寸。快速取穴：正坐或仰卧，从乳头沿垂直线向上推1个肋间隙，按压有酸胀感处。

【配伍】乳痈：膺窗配屋翳。

【一穴多用】①针刺：平刺0.5~0.8寸。②按摩：用拇指按揉膺窗200次，有助于防治胸肺部疾病。

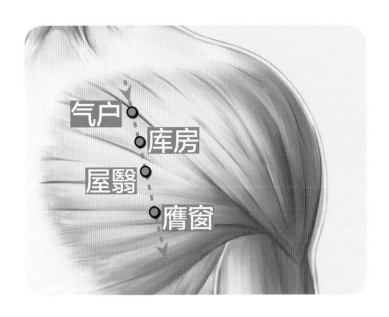

气户在胸部锁骨下缘；库房、屋翳、膺窗分别在胸部第1、2、3肋间隙。

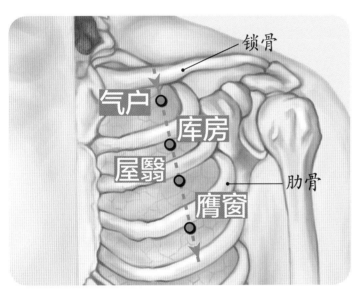

库房、屋翳、膺窗三穴深部为胸腔，刺激这几个穴位均有缓解胸痛、胸闷的效果。

小贴士

针刺时不可深刺，以免误入胸腔，伤及内脏。

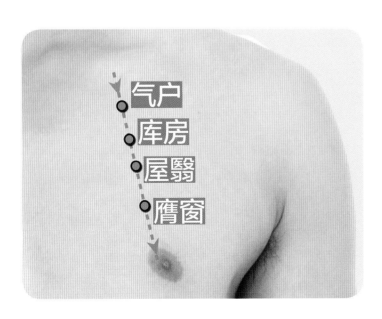

气户位于锁骨下缘，深层为锁骨下动脉、胸腔，针刺时不可超越锁骨下肌，以免损伤锁骨下动脉；不可深刺，防止误入胸腔。

手太阴肺经　手阳明大肠经　足阳明胃经　足太阴脾经　手少阴心经　手太阳小肠经　足太阳膀胱经　足少阴肾经　手厥阴心包经　手少阳三焦经　足少阳胆经　足厥阴肝经　任脉　督脉　经外奇穴

乳中 ST17

乳，乳头；中，正中。穴在乳头正中。

【位置】精准定位：在胸部，乳头中央。快速取穴：在胸部，第4肋间隙，乳头中央，距前正中线4寸处。

【提示】此穴主要用来定位，不用于穴位治疗。

乳根 ST18

乳，乳房；根，根部。穴在乳房根部。

【主治】胸痛、胸闷、咳喘、乳汁不足、乳痈、噎嗝。

【位置】精准定位：在胸部，第5肋间隙，前正中线旁开4寸。快速取穴：正坐或仰卧，从乳中直向下推1个肋间隙，按压有酸胀感处。

【配伍】产后乳少：乳根配乳中。

【一穴多用】①针刺：向外斜刺或向上斜刺0.5~0.8寸，局部酸胀，可扩散至乳房。②按摩：从乳根向乳中推揉，有助于改善产后少乳。③艾灸：用艾条温和灸10~15分钟，可缓解反胃、霍乱转筋。④刮痧：从中间向两侧刮拭3~5分钟，能清肺热，缓解乳痈、咳嗽。

不容 ST19

不，不可；容，容纳。穴在上腹部，意指胃纳水谷达到的最高处，不可再纳。

【主治】腹胀、胃痛、呕吐、食欲不振。

【位置】精准定位：在上腹部，脐中上6寸，前正中线旁开2寸。快速取穴：仰卧，从肚脐向上2个4横指，再水平旁开3横指，按压有酸胀感处。

【配伍】胃病：不容配中脘。

【一穴多用】①针刺：斜刺0.5~1.0寸，局部酸胀。②按摩：用拇指或掌根按揉不容200次，可缓解呕吐、腹胀。③艾灸：用艾条温和灸10~15分钟，能缓解腹痛、食欲不振。④拔罐：用火罐留罐5~10分钟，可缓解腹痛。⑤刮痧：从上向下刮拭3~5分钟，能降逆止呕，改善食欲不振。

承满 ST20

承，承受；满，充满。穴在上腹部，意指胃纳水谷至此充满。

【主治】胃痛、呕吐、腹胀、肠鸣、食欲不振。

【位置】精准定位：在上腹部，脐中上5寸，前正中线旁开2寸。快速取穴：不容垂直向下1横指，按压有酸胀感处即是。

【配伍】胃痛：承满配足三里。

【一穴多用】①针刺：直刺0.5~0.8寸，上腹部沉重发胀。②按摩：按揉承满200次，可缓解腹胀、消化不良。③艾灸：用艾条温和灸10~15分钟，能缓解腹痛、胁下痛。④拔罐：用火罐留罐5~10分钟，可缓解腹痛。⑤刮痧：从上向下刮拭3~5分钟，可改善食欲不振、缓解呕吐。

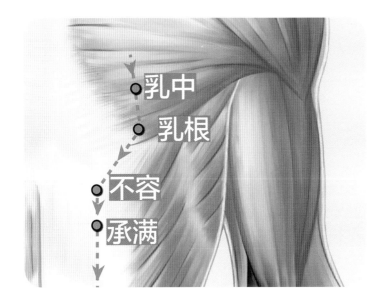

乳中在乳头中央，乳根在乳房边缘，不容、承满在上腹部。

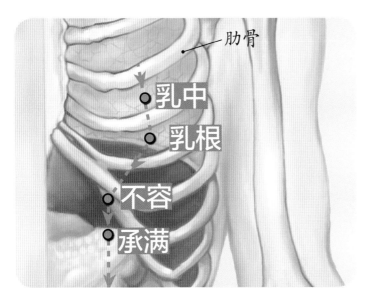

乳根位于胸部，深部为胸腔，刺激该穴可缓解胸痛、腹痛、胸前区疼痛等。

小贴士
针刺时不可深刺，以免误入胸腔。

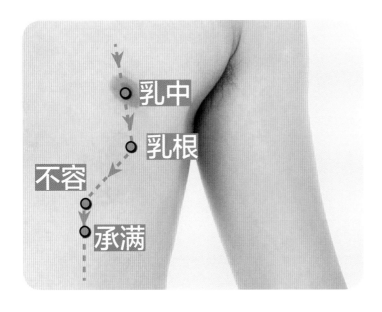

小暑节气前后易食欲不振，按揉不容、承满可缓解胃部不适。但应注意，这两个穴位离内脏较近，用指腹适度按揉即可，力度不宜过重。

左侧竖排导航：
手太阴肺经　手阳明大肠经　足阳明胃经　足太阴脾经　手少阴心经　手太阳小肠经　足太阳膀胱经　足少阴肾经　手厥阴心包经　手少阳三焦经　足少阳胆经　足厥阴肝经　任脉　督脉　经外奇穴

梁门 ST21

梁，指谷梁；门，门户。穴在上腹部，寓意饮食入胃之门户。

【主治】胃痛、呕吐、腹胀、肠鸣、食欲不振、便溏、呕血。

【位置】精准定位：在上腹部，脐中上 4 寸，前正中线旁开 2 寸。快速取穴：仰卧，取肚脐与剑胸结合连线的中点，再水平旁开 3 横指处。

【配伍】胃痛：梁门配公孙、内关。

【一穴多用】①按摩：用拇指或掌根按揉梁门 200 次，可缓解胃痛、便溏。②艾灸：用艾条温和灸 10~15 分钟，能缓解食欲不振、腹部胀痛。③拔罐：用火罐留罐 5~10 分钟，可缓解腹痛。

关门 ST22

关，关隘；门，门户。穴近胃脘下部，约当胃肠交界之关，有开有关，如同门户。

【主治】胃痛、呕吐、腹胀、肠鸣、食欲不振。

【位置】精准定位：在上腹部，脐中上 3 寸，前正中线旁开 2 寸。快速取穴：仰卧，从肚脐沿前正中线向上 4 横指，再水平旁开 3 横指处。

【配伍】肠鸣、泄泻：关门配水分。

【一穴多用】①按摩：用拇指或掌根按揉关门 200 次，可缓解胃痛、胃胀。②艾灸：用艾条温和灸 10~15 分钟，可缓解食欲不振、腹部胀痛、水肿、小便不利、小儿遗尿。③拔罐：用火罐留罐 5~10 分钟，可缓解腹痛。

太乙 ST23

太，甚大；乙，十天干之一。古以中央为太乙，脾土居中，寓腹中央为太乙。穴在胃脘下部，约当腹中央。

【主治】胃痛、呕吐、腹胀、肠鸣、食欲不振。

【位置】精准定位：在上腹部，脐中上 2 寸，前正中线旁开 2 寸。快速取穴：仰卧，从肚脐沿前正中线向上 3 横指，再水平旁开 3 横指处。

【配伍】胃痛：太乙配中脘。

【一穴多用】①针刺：直刺 1.0~1.5 寸，局部酸胀沉重。②按摩：用拇指或掌根按揉太乙 200 次，可缓解胃痛、胃胀。

滑肉门 ST24

滑，美好；肉，肌肉；门，门户。穴平脐上 1 寸，食物至此已分清泌浊，犹如精细食物通过之门户。

【主治】胃痛、呕吐、腹胀、肠鸣、食欲不振。

【位置】精准定位：在上腹部，脐中上 1 寸，前正中线旁开 2 寸。快速取穴：仰卧，从肚脐沿前正中线向上 1 横指，再水平旁开 3 横指处。

【配伍】胃痛：滑肉门配足三里。

【一穴多用】①针刺：直刺 1.0~1.5 寸，局部酸胀。②按摩：用拇指或掌根按揉滑肉门 200 次，可缓解腹痛、腹胀。

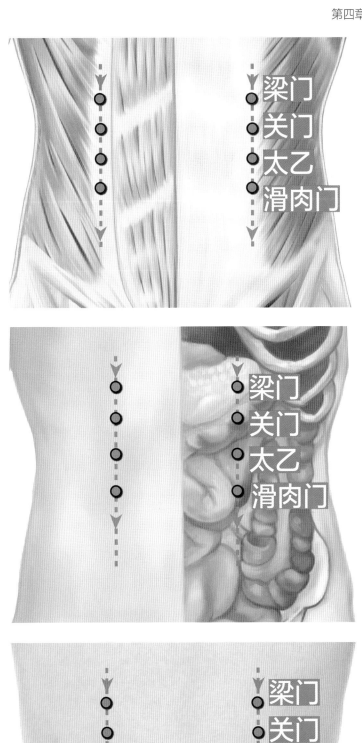

梁门
关门
太乙
滑肉门

梁门
关门
太乙
滑肉门

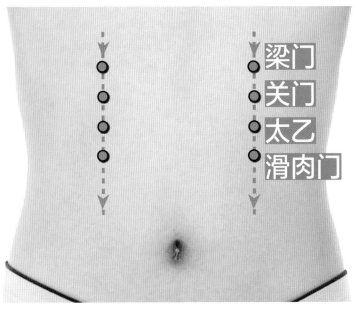

梁门
关门
太乙
滑肉门

左侧竖排文字：手太阴肺经　手阳明大肠经　足阳明胃经　足太阴脾经　手少阴心经　手太阳小肠经　足太阳膀胱经　足少阴肾经　手厥阴心包经　手少阳三焦经　足少阳胆经　足厥阴肝经　任脉　督脉　经外奇穴

天枢 ST25

天，天空；枢，枢纽。脐上为天，属阳；脐下为地，属阴。穴位平脐，犹如天地之枢纽。

【主治】口腔溃疡、月经不调、呕吐、纳呆、腹胀、肠鸣、赤白痢疾、便秘。

【位置】精准定位：在腹部，横平脐中，前正中线旁开 2 寸。快速取穴：仰卧，肚脐旁开 3 横指，按压有酸胀感处。

【配伍】消化不良、泄泻：天枢配足三里。

【一穴多用】①针刺：直刺 1.0~1.5 寸，局部酸胀，针感向同侧腹部放射。②按摩：用拇指按揉天枢 200 次，可缓解腹痛、便秘。③艾灸：用艾条温和灸 10~15 分钟，可缓解泄泻、痛经。

外陵 ST26

外，内外之外；陵，山陵。穴位局部隆起如山陵。

【主治】胃脘痛、腹痛、腹胀、疝气、痛经等。

【位置】精准定位：在下腹部，脐中下 1 寸，前正中线旁开 2 寸。快速取穴：仰卧，从肚脐沿前正中线向下 1 横指，再水平旁开 3 横指处。

【配伍】痛经：外陵配子宫、三阴交。

【一穴多用】①针刺：直刺 1.0~1.5 寸，局部酸胀。②按摩：用拇指或掌根按揉外陵 200 次，可缓解腹痛、便秘、泄泻。③艾灸：用艾条温和灸 10~15 分钟，可缓解腹痛、疝气、痛经。④拔罐：用火罐留罐 5~10 分钟，可缓解腹痛。

大巨 ST27

大，大小之大；巨，巨大。穴在腹壁最大隆起的部位。

【主治】便秘、腹痛、遗精、早泄、阳痿、疝气、小便不利。

【位置】精准定位：在下腹部，脐中下 2 寸，前正中线旁开 2 寸。快速取穴：仰卧，从肚脐沿前正中线向下 3 横指，再水平旁开 3 横指处。

【配伍】小便不利：大巨配中极、次髎。

【一穴多用】①针刺：直刺 1.0~1.5 寸，局部酸胀，针感向下放射。②按摩：用拇指或掌根按揉大巨 200 次，可缓解小腹痛、小便不利。

水道 ST28

水，水液；道，道路。穴位深部相当于小肠并靠近膀胱，属下焦，为水道之所出。

【主治】便秘、腹痛、小腹胀痛、痛经、小便不利。

【位置】精准定位：在下腹部，脐中下 3 寸，前正中线旁开 2 寸。快速取穴：仰卧，从肚脐沿前正中线向下 4 横指，再水平旁开 3 横指处。

【配伍】痛经：水道配三阴交、中极。

【一穴多用】①针刺：直刺 1.0~1.5 寸，局部酸胀，可向阴部放射。②按摩：用拇指或掌根按揉水道 200 次，可缓解小腹胀痛、小便不利。

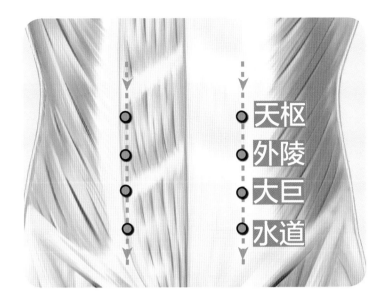

天枢在腹部横平脐中，外陵、大巨、水道分别在下腹部脐中下1、2、3寸，四穴均位于前正中线旁开2寸。

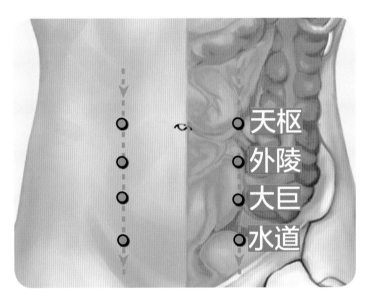

水道、大巨深部为腹腔，刺激穴位可缓解腹痛、小便不利等。

小贴士
针刺时不可深刺，以免误入腹腔，伤及内脏。

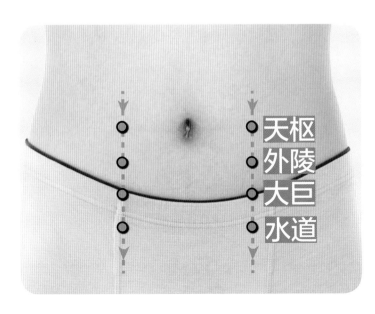

天枢有理气调肠、调经止痛的功效，刺激该穴可调治月经不调，但妇女经期及月经过多时不宜针刺，以免导致经血过多。

归来 ST29

归，归回；来，到来。本穴能治子宫脱垂、疝气等，有归复还纳之功。

【主治】腹痛、阴睾上缩入腹、疝气、闭经、白带。

【位置】精准定位：在下腹部，脐中下 4 寸，前正中线旁开 2 寸。快速取穴：仰卧，从耻骨联合上缘沿前正中线向上 1 横指，再水平旁开 3 横指处。

【配伍】月经不调：归来配三阴交。

【一穴多用】①针刺：直刺 0.8~1.0 寸，局部酸沉。②按摩：用拇指或掌根按揉归来 200 次，可缓解小腹痛、痛经。

气冲 ST30

气，指经气；冲，冲要。穴在经气流注之冲要。

【主治】阳痿、疝气、不孕、腹痛、月经不调。

【位置】精准定位：在腹股沟区，耻骨联合上缘，前正中线旁开 2 寸，动脉搏动处。快速取穴：仰卧，从耻骨联合上缘中点水平旁开 3 横指处。

【配伍】肠鸣腹痛：气冲配气海。

【一穴多用】①针刺：直刺 0.5~1.0 寸，局部肿胀。针刺不宜过深。②按摩：用拇指按揉气冲 200 次，可缓解小腹痛、痛经。

髀关 ST31

髀，指股部及下肢；关，机关。穴处乃下肢运动之机关也。

【主治】腰膝疼痛、下肢酸软麻木。

【位置】精准定位：在股前区，股直肌近端、缝匠肌与阔筋膜张肌 3 条肌肉之间凹陷中。快速取穴：大腿前髂前上棘与髌底外缘连线和会阴水平线交点处。

【配伍】下肢痿痹：髀关配伏兔。

【一穴多用】①针刺：直刺 1.5~2.0 寸，局部酸胀，可向股外侧扩散。②按摩：用拇指按揉髀关 200 次，可缓解腰腿痛。③艾灸：用艾条温和灸 10~15 分钟，可改善下肢寒痹。

伏兔 ST32

伏，俯伏；兔，兽名。指穴位于股前方肌肉丰厚之处，形如兔伏，故名伏兔。

【主治】腰膝疼痛、下肢酸软麻木。

【位置】精准定位：在股前区，髌底上 6 寸，髂前上棘与髌底外侧端的连线上。快速取穴：耻骨联合上缘与髌骨外缘连线上，髌骨上缘上 6 寸即是。

【配伍】膝腿疼痛：伏兔配髀关、犊鼻。

【一穴多用】①针刺：直刺 1.5~2.0 寸，局部酸胀，可向下放射至膝部。②按摩：用拇指按揉伏兔 200 次，可缓解腰腿痛。③艾灸：用艾条温和灸 10~15 分钟，可缓解下肢痿软无力、脚气、疝气、谵语。④拔罐：用火罐留罐 5~10 分钟，可缓解腰腿酸痛。

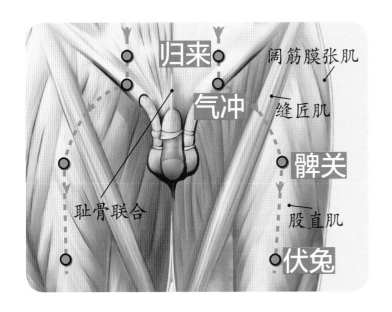

归来在下腹部，气冲在腹股沟区，髀关和伏兔在股前区。

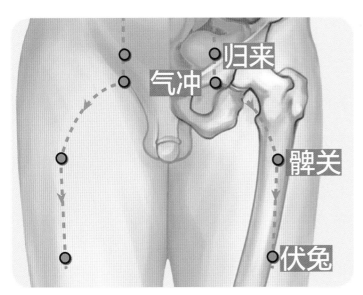

气冲深部有股神经、股动脉、股静脉，刺激可缓解下肢麻痹、腰腹痛等。

小贴士

针刺时不宜深刺，避开股动脉、股静脉，避免刺入腹腔或髋关节腔。

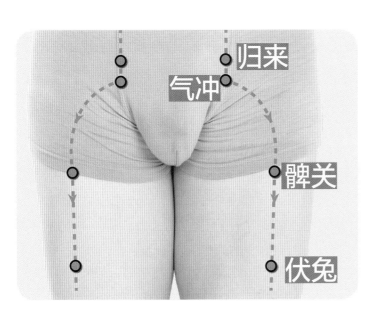

髀关在缝匠肌和阔筋膜张肌之间，布有股外侧神经、股神经肌支，刺激可缓解腰腿痛、少腹痛等。但需注意，针刺时举针幅度不宜过大，避免针刺入股直肌、缝匠肌，避免损伤神经和血管。

阴市 ST33

阴，阴阳之阴，指寒邪；市，集市，聚散之意。穴能疏散膝部寒气。

【主治】腿膝冷痛、麻痹，下肢不遂。

【位置】精准定位：在股前区，髌底上 3 寸，股直肌肌腱外侧缘。快速取穴：下肢伸直，髌底外侧直
　　　　上 4 横指，按压有痛感处。

【配伍】下肢不遂：阴市配足三里。

【一穴多用】①针刺：直刺 1.0~1.5 寸，局部酸胀，可放射至膝关节周围。②按摩：用拇指按揉阴市
200 次，可缓解腰腿痛。

梁丘 ST34

梁，山梁；丘，丘陵。形如山梁丘陵，穴当其处。

【主治】胃脘痛、肠鸣、泄泻、膝脚腰痛。

【位置】精准定位：在股前区，髌底上 2 寸，股外侧肌与股直肌肌腱之间。快速取穴：坐位，下肢
　　　　用力蹬直，髌骨外上缘的上方凹陷正中处。

【配伍】胃痛：梁丘配足三里、中脘。

【一穴多用】①针刺：直刺 1.0~1.5 寸，局部酸胀，可放射至膝关节。②按摩：用拇指或中指掐揉
梁丘 200 次，可缓解腹痛。③艾灸：用艾条温和灸 10~15 分钟，可缓解下肢寒痹、胃寒、乳痈。④
拔罐：用火罐留罐 5~10 分钟，可缓解腰腿酸痛、胃痛。

犊鼻 ST35

犊，小牛；鼻，口鼻。膝盖形如牛鼻，穴在膝眼中，故名。

【主治】膝部痛、腰痛、冷痹不仁。

【位置】精准定位：在膝前区，髌韧带外侧凹陷中。快速取穴：坐位，下肢用力蹬直，膝盖外下方
　　　　凹陷处。

【配伍】膝痛：犊鼻配阳陵泉、足三里。

【一穴多用】①针刺：向膝关节后内斜刺 1.0~1.5 寸，膝关节酸胀沉重。②按摩：用拇指掐揉犊鼻
200 次，可缓解膝关节痛。

足三里 ST36

足，下肢；三，数词；里，古代有以里为寸之说。穴在下肢，位于犊鼻下三寸。

【主治】胃痛、呕吐、腹胀、肠鸣、消化不良、泄泻、便秘、痢疾、疳积、不寐、遗尿、产后腰痛、
　　　　下肢不遂、高血压、头晕。

【位置】精准定位：在小腿外侧，犊鼻下 3 寸，犊鼻与解溪连线上。快速取穴：站位弯腰，同侧手
　　　　虎口围住髌骨上外缘，余 4 指向下，中指指尖处。

【配伍】胃痛：足三里配中脘、梁丘。

【一穴多用】①针刺：直刺 0.5~1.5 寸，针感向下肢放射。②按摩：按揉足三里 200 次，可用于日
常保健，调理虚证。③艾灸：用艾条温和灸 10~15 分钟，可补气培元，缓解脾胃病、下肢痹痛。

股直肌 股外侧肌

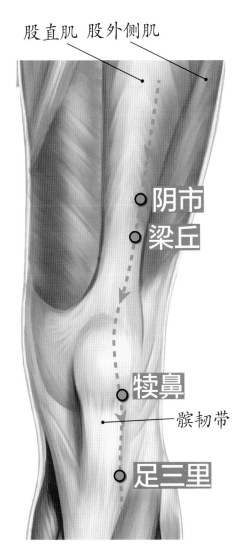

阴市

梁丘

犊鼻

髌韧带

足三里

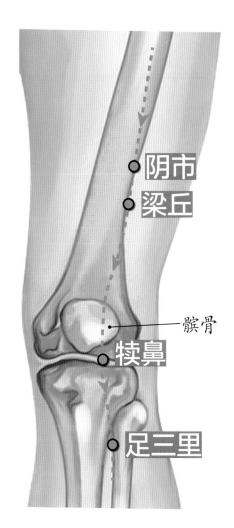

阴市

梁丘

髌骨

犊鼻

足三里

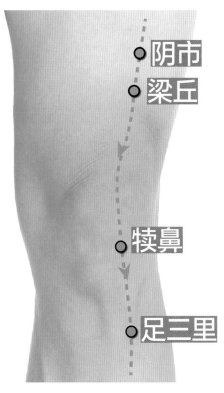

阴市

梁丘

犊鼻

足三里

左侧边栏：

上巨虚 ST37

上，上方；巨，巨大；虚，中空。胫骨和腓骨之间形成的较大空隙，即中空，穴在此空隙上方。

【主治】泄泻、便秘、腹胀、肠鸣、肠痛。

【位置】精准定位：在小腿外侧，犊鼻下6寸，犊鼻与解溪连线上。快速取穴：足三里向下4横指凹陷处。

【配伍】急性胃肠炎：上巨虚配关元。

【一穴多用】①针刺：直刺1.0~2.0寸，局部酸胀。②按摩：用拇指按揉上巨虚200次，可缓解腹痛、泄泻。③艾灸：用艾条温和灸10~15分钟，可缓解寒湿泄泻。④刮痧：从上向下刮拭3~5分钟，可缓解肠痛、痢疾。

条口 ST38

条，长条；口，空隙。穴在腓骨和胫骨之间的长条隙之中。

【主治】肩背痛。

【位置】精准定位：在小腿外侧，犊鼻下8寸，犊鼻与解溪连线中点处。快速取穴：犊鼻、解溪连线的中点。

【配伍】肩臂痛：条口配肩髃、肩髎。

【一穴多用】①针刺：直刺1.0~1.5寸，深刺可透过承山，局部酸胀沉重。②按摩：用拇指按揉条口200次，有助于缓解下肢痿痹。

下巨虚 ST39

下，下方；巨，巨大；虚，中空。胫骨和腓骨之间形成的较大空隙，即中空，穴在此空隙下方。

【主治】肠鸣、腹痛。

【位置】精准定位：在小腿外侧，犊鼻下9寸，犊鼻与解溪连线上。快速取穴：先找到条口，向下1横指凹陷处。

【配伍】便秘：下巨虚配上巨虚、天枢。

【一穴多用】①针刺：直刺1.0~1.5寸，局部酸胀，可向下放射至足背。②按摩：用拇指按揉下巨虚200次，可缓解小腹痛。③艾灸：用艾条温和灸10~15分钟，可缓解泄泻、睾丸痛。④刮痧：从上向下刮拭3~5分钟，可缓解痢疾、乳痈、胃热。

丰隆 ST40

丰，丰满；隆，隆盛。胃经谷气隆盛，至此处丰满溢出于大络。

【主治】痰涎、胃痛、便秘、癫狂、善笑、痫证、多寐、脏躁、梅核气、咳逆、哮喘。

【位置】精准定位：在小腿外侧，外踝尖上8寸，胫骨前肌的外缘。快速取穴：条口向外1横指，按压有沉重感处。

【配伍】咳嗽、痰多：丰隆配肺俞、尺泽。

【一穴多用】①针刺：直刺1.0~1.5寸，针感可沿足阳明胃经至足踝。②按摩：用拇指按揉丰隆200次，可缓解各种痰证。③艾灸：用艾条温和灸10~15分钟，可缓解咳嗽。④拔罐：用火罐留罐5~10分钟，可缓解下肢疼痛。

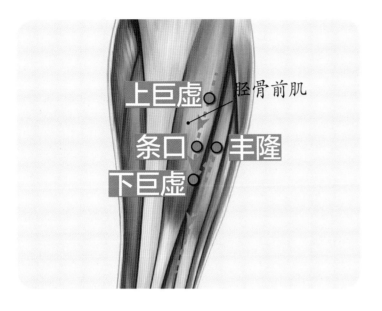

上巨虚、条口、下巨虚位于小腿外侧，犊鼻与解溪连线上；丰隆位于小腿外侧，胫骨前肌的外缘。

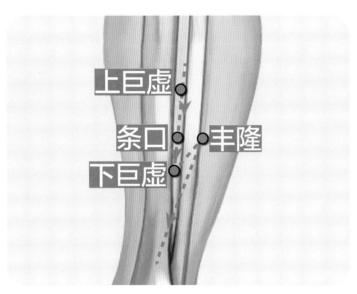

丰隆处布有胫神经及胫动脉、胫静脉，刺激该穴有和胃气、化痰湿、清神志的功效。

小贴士

针刺时不可深刺，以免损伤深部胫神经。

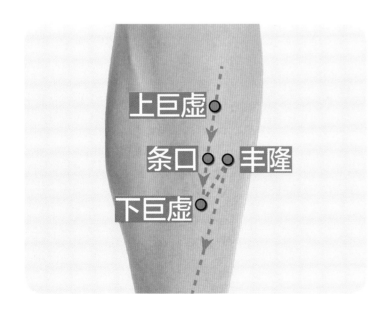

上巨虚、条口、下巨虚是足阳明胃经的腧穴，刺激可调肠和胃。三伏正值长夏季节，中医认为长夏属土，最宜养脾胃，可以按揉上巨虚、条口、下巨虚，让脾胃更健康。

手太阴肺经
手阳明大肠经
足阳明胃经
足太阴脾经
手少阴心经
手太阳小肠经
足太阳膀胱经
足少阴肾经
手厥阴心包经
手少阳三焦经
足少阳胆经
足厥阴肝经
任脉
督脉
经外奇穴

解溪 ST41

解，分解；溪，沟溪，指体表较小凹陷。穴在踝关节前骨节分解凹陷中。

【主治】踝关节及其周围软组织疾患。

【位置】精准定位：在踝区，踝关节前面中央凹陷中，姆长伸肌腱与趾长伸肌腱之间。快速取穴：足背与小腿交界处的横纹中央凹陷处，足背两条肌腱之间。

【配伍】腹胀：解溪配商丘、血海。

【一穴多用】①针刺：直刺0.3~0.5寸，局部有酸胀感，可放射至整个踝关节。②按摩：用拇指按揉解溪200次，有助于缓解足背疼痛。③艾灸：用艾条温和灸10~15分钟，可缓解头痛、腹胀。④刮痧：从上向下刮拭3~5分钟，可缓解便秘、眩晕。

冲阳 ST42

冲，冲要；阳，阴阳之阳。穴在冲阳脉（足背动脉）所在之处。

【主治】善惊、狂疾。

【位置】精准定位：在足背，第2跖骨基底部与中间楔状骨关节处，可触及足背动脉。快速取穴：足背最高处，两条肌腱之间，按之有动脉搏动感处。

【配伍】消化不良：冲阳配太白。

【一穴多用】①针刺：直刺0.2~0.3寸，局部有酸痛感。针刺时应避开足背动脉。②按摩：用拇指按揉冲阳200次，可缓解足背疼痛。③艾灸：用艾条温和灸10~15分钟，可缓解头痛、口眼喎斜。④刮痧：从踝部向足尖方向刮拭3~5分钟，可用于辅助治疗善惊、足背红肿。

陷谷 ST43

陷，凹陷；谷，山谷，指体表凹陷。穴在第2、3跖骨间隙凹陷中。

【主治】足背肿痛。

【位置】精准定位：在足背，第2、3跖骨间，第2跖趾关节近端凹陷中。快速取穴：足背第2、3跖骨结合部前方凹陷处，按压有酸胀感处即是。

【配伍】肢体酸痛：陷谷配束骨。

【一穴多用】①针刺：直刺0.2~0.3寸。②按摩：用拇指按揉陷谷200次，可缓解足背疼痛、肠鸣、腹痛。③艾灸：用艾条温和灸10~15分钟，可缓解水肿、头面肿痛。④刺血：头面肿痛、目肿，可在陷谷用三棱针点刺放血1~2毫升。⑤刮痧：从踝部向足尖方向刮拭3~5分钟，可用于辅助治疗热病无汗、腹胀、疟疾。

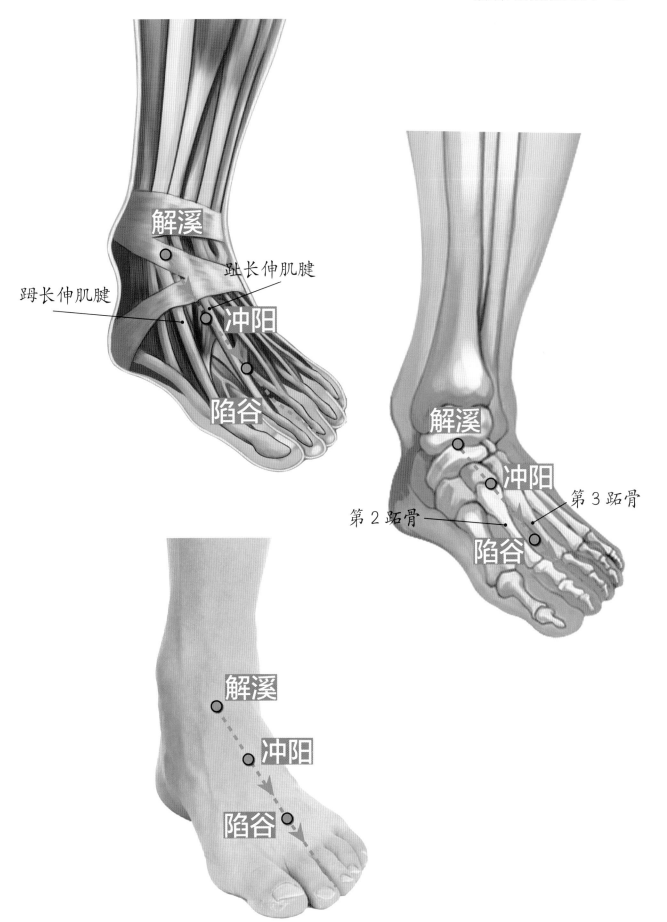

解溪

趾长伸肌腱

蹈长伸肌腱

冲阳

陷谷

解溪

冲阳

第 3 跖骨

第 2 跖骨

陷谷

解溪

冲阳

陷谷

手太阴肺经　手阳明大肠经　足阳明胃经　足太阴脾经　手少阴心经　手太阳小肠经　足太阳膀胱经　足少阴肾经　手厥阴心包经　手少阳三焦经　足少阳胆经　足厥阴肝经　任脉　督脉　经外奇穴

内庭 ST44

内，里边；庭，庭院。本穴在厉兑之里，犹如门内的庭院。

【主治】腹痛、腹胀、泄泻、牙痛、头面痛、咽喉肿痛、鼻出血、足背肿痛、跖趾关节痛。

【位置】精准定位：在足背，第2、3趾间，趾蹼缘后方赤白肉际处。快速取穴：足背第2、3趾之间，皮肤颜色深浅交界处。

【配伍】牙龈肿痛：内庭配合谷。

【一穴多用】①针刺：直刺或者斜刺0.2~0.4寸，局部酸胀。②按摩：用拇指按揉内庭200次，可缓解牙痛、腹痛。③艾灸：用艾条温和灸10~15分钟，可缓解牙痛、鼻出血、咽喉肿痛。④刮痧：从踝部向足尖方向刮拭3~5分钟，可缓解目赤肿痛、痢疾、失眠等。

厉兑 ST45

厉，指胃；兑，代表门。本穴在趾端，犹如胃经之门户。

【主治】牙痛、口㖞、咽喉肿痛。

【位置】精准定位：在足趾，第2趾末节外侧，趾甲根角侧旁开0.1寸（指寸）。快速取穴：足背第2趾趾甲外侧缘与趾甲下缘各作一切线，交点处即是。

【配伍】多梦：厉兑配内关、神门。

【一穴多用】①针刺：浅刺0.1~0.2寸，局部胀痛。②按摩：用拇指指尖用力掐揉厉兑200次，可用于辅助治疗癫狂、梦魇。③刺血：在厉兑用三棱针点刺放血1~2毫升，可用于辅助治疗梦魇、失眠、疮疡。④刮痧：从跖趾关节向足尖方向刮拭3~5分钟，可用于辅助治疗多梦、热病无汗。

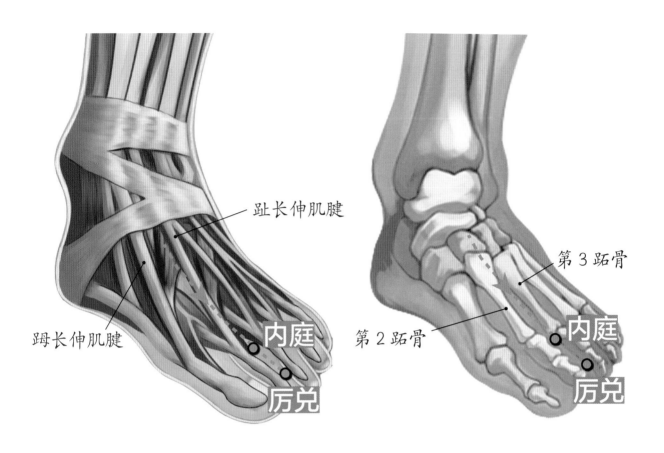

趾长伸肌腱

蹬长伸肌腱

内庭

厉兑

第 3 跖骨

第 2 跖骨

内庭

厉兑

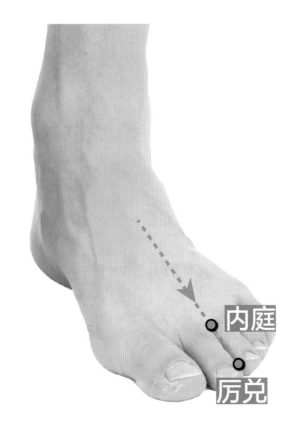

内庭

厉兑

第五章
足太阴脾经经穴

　　足太阴脾经在足大趾与足阳明胃经相衔接，联系的脏腑器官有咽、舌，属脾，络胃，注心中，在胸部与手少阴心经相接。络脉从本经分出，走向足阳明经，进入腹腔，联络肠胃。脾气旺盛的人，面色红润，肌肉丰满，精力充沛。另外，脾主统血，它是值得所有人用一生关注的统血大经，对于女性来说，更是无上的健康"守护神"。

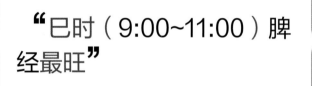

{ "巳时（9:00~11:00）脾经最旺" }

脾经异常时易出现的疾病

 经络症
　　脾经不畅，大脚趾内侧、脚内缘、小腿、膝盖或者大腿内侧、腹股沟等经络循行部位出现冷、酸、胀、麻、疼痛等不适感。

脏腑症
　　脾经功能下降，则症见全身乏力或者全身疼痛、胃痛、腹胀、大便溏稀、心胸烦闷、心窝下急痛。脾气绝则肌肉松软、萎缩。

亢进热证时症状
　　胁下胀痛、呕吐、足膝关节疼痛、足大趾活动困难、失眠。

衰弱寒证时症状
　　消化不良、胃胀气、上腹部疼痛、呕吐、肢倦乏力麻木、腿部静脉曲张、嗜睡、皮肤易损伤。

保养脾经的最佳时间

巳时（9:00~11:00）脾经最旺，轮脾经值班，此时可以拍打刺激脾经，有利于保养脾脏，且不要食用燥热及辛辣刺激性食物，以免伤胃败脾。脾的功能好，则消化吸收好，血液质量好，嘴唇是红润的。唇白标志血气不足，唇暗、唇紫标志寒入脾经。

脾经循行路线

足太阳脾经从足大趾末端开始，沿大趾内侧赤白肉际（脚背与脚掌的分界线），经过大趾本节后第一跖趾关节后面，上行至内踝的前面，交于足厥阴经的前面，经膝股部内侧前缘，进入腹部，属于脾脏，联络胃，通过横膈上行，夹咽部两旁，连于舌根，分散于舌下。

脾经腧穴小结

脾经一侧穴位 21 个，左右共 42 个。首穴为隐白，末穴为大包。

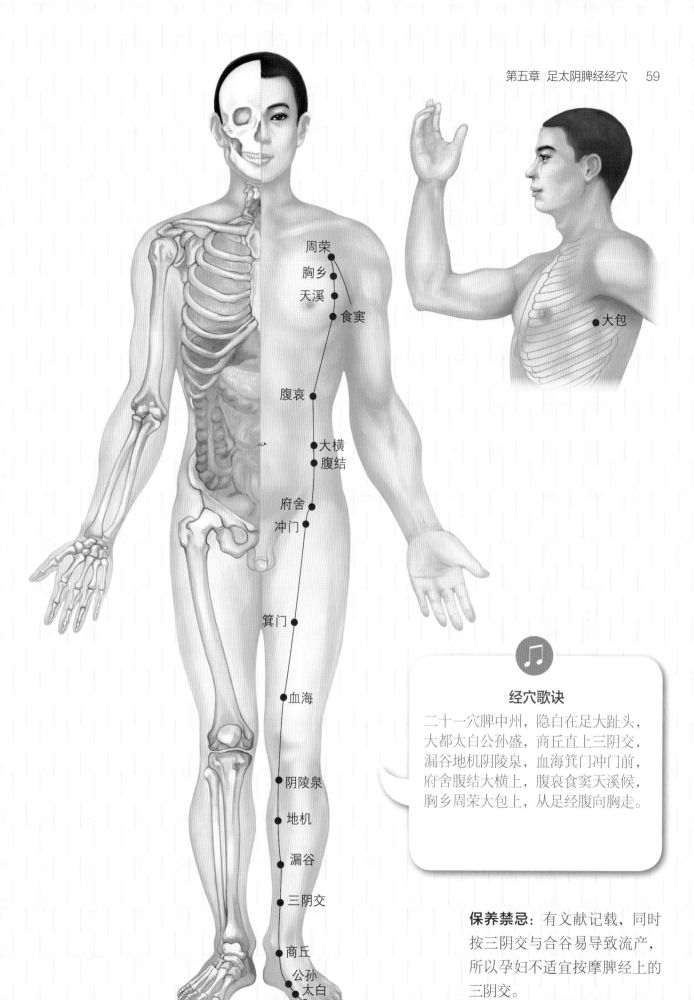

周荣

胸乡

天溪

食窦

大包

腹哀

大横

腹结

府舍

冲门

箕门

血海

阴陵泉

地机

漏谷

三阴交

商丘

公孙

太白

大都　隐白

♪

经穴歌诀

二十一穴脾中州，隐白在足大趾头，
大都太白公孙盛，商丘直上三阴交，
漏谷地机阴陵泉，血海箕门冲门前，
府舍腹结大横上，腹哀食窦天溪候，
胸乡周荣大包上，从足经腹向胸走。

保养禁忌： 有文献记载，同时
按三阴交与合谷易导致流产，
所以孕妇不适宜按摩脾经上的
三阴交。

左侧竖排导航栏：
手太阴肺经 手阳明大肠经 足阳明胃经 **足太阴脾经** 手少阴心经 手太阳小肠经 足太阳膀胱经 足少阴肾经 手厥阴心包经 手少阳三焦经 足少阳胆经 足厥阴肝经 任脉 督脉 经外奇穴

隐白 SP1

隐，隐蔽；白，白色。穴在隐蔽之处，其处色白。

【主治】月经过多、崩漏、腹胀、暴泻、多梦。

【位置】精准定位：在足趾，大趾末节内侧，趾甲根角侧后方 0.1 寸（指寸）。快速取穴：足大趾趾甲内侧缘与下缘各作一切线的交点处。

【配伍】吐血：隐白配脾俞、上脘。

【一穴多用】①针刺：浅刺 0.1~0.2 寸，局部胀痛。②按摩：用拇指掐揉隐白 200 次，可用于辅助治疗癫狂、梦魇。③艾灸：用艾条温和灸 10~15 分钟，可缓解昏呕吐、流涎、下肢寒痹等。

大都 SP2

大，大小之大；都，都会。穴在大趾，为经气聚散之处。

【主治】腹胀、腹痛、胃疼。

【位置】精准定位：在足趾，第 1 跖趾关节远端赤白肉际凹陷中。快速取穴：足大趾与足掌所构成的关节，前下方掌背交界线凹陷处。

【配伍】腹胀：大都配阳谷、鱼际。

【一穴多用】①针刺：直刺 0.2~0.3 寸，局部酸胀。②按摩：用拇指指尖用力掐揉大都 200 次，可用于辅助治疗癫狂、梦魇。③艾灸：用艾条温和灸 10~15 分钟，可缓解胃痛、泄泻，孕产妇禁灸。

太白 SP3

太，甚大；白，白色。穴在大趾白肉上；此处之白肉更为开阔。

【主治】胃痛、腹胀、腹痛、肠鸣、呕吐、泄泻。

【位置】精准定位：在跖区，第 1 跖趾关节近端赤白肉际凹陷中。快速取穴：足大趾与足掌所构成的关节，后下方掌背交界线凹陷处。

【配伍】胃痛：太白配中脘、足三里。

【一穴多用】①针刺：直刺 0.5~1.0 寸，局部酸胀。②按摩：用拇指指尖用力掐揉太白 200 次，可缓解胃痛、腹胀。③艾灸：用艾条温和灸 10~15 分钟，可缓解寒湿泄泻、完谷不化。

公孙 SP4

公，有通的意思；孙，孙络，在此特指络脉。脾经之络脉是从此通向胃经的。

【主治】呕吐、腹痛、胃脘痛、肠鸣、泄泻、痢疾。

【位置】精准定位：在跖区，第 1 跖骨底的前下缘赤白肉际处。快速取穴：足大趾与足掌所构成的关节内侧，弓形骨后端下缘凹陷处。

【配伍】呕吐、眩晕：公孙配膻中。

【一穴多用】①针刺：直刺 0.5~1.0 寸，深刺可透涌泉，局部酸胀，可放射至整个足底。②按摩：用拇指指尖用力按揉公孙 200 次，可缓解腹痛。③艾灸：用艾条温和灸 10~15 分钟，可缓解胃痛、呕吐、水肿。

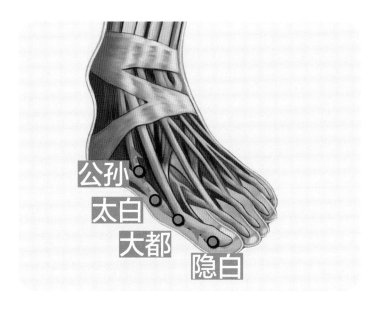

隐白、大都在足趾，太白、公孙在跖区。

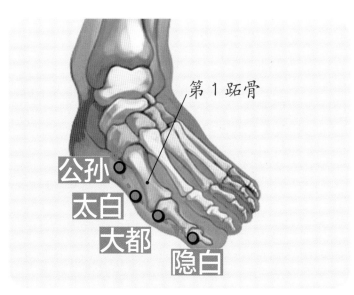

大都是足太阴脾经荥穴，刺激可缓解腹胀、腹痛。

小贴士
针刺时不可深刺，以免误入关节腔。

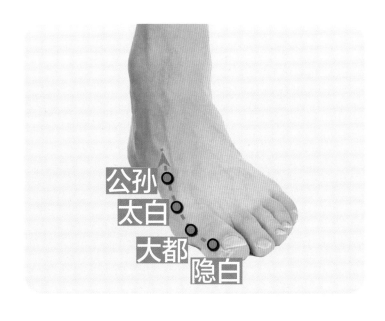

公孙有"第一温阳大穴"之称，有健脾胃、调冲任的功效。腹胀、腹痛、心痛、胃痛、胸痛等症状，都可通过按摩公孙来缓解。按摩时用拇指指腹向内按压，以有酸痛感为宜。

手太阴肺经

手阳明大肠经

足阳明胃经

足太阴脾经

手少阴心经

手太阳小肠经

足太阳膀胱经

足少阴肾经

手厥阴心包经

手少阳三焦经

足少阳胆经

足厥阴肝经

任脉

督脉

经外奇穴

62　标准经络穴位技法图谱

商丘 SP5

商，五音之一，属金；丘，丘陵。此为足太阴脾经经穴，属金，在丘陵样内踝的下方。

【主治】两足无力、足踝痛。

【位置】精准定位：在踝区，内踝前下方，舟骨粗隆与内踝尖连线中点凹陷中。快速取穴：内踝尖前下方凹陷处。

【配伍】腹胀、肠鸣：商丘配气海。

【一穴多用】①针刺：直刺 0.3~0.5 寸，局部酸胀。②按摩：用拇指指尖用力掐揉商丘 200 次，可缓解踝部疼痛。③艾灸：用艾条温和灸 10~15 分钟，可缓解肠鸣、泄泻、便秘。

三阴交 SP6

三阴，指足之三阴经而言；交，指交会与交接。为足太阴、足少阴、足厥阴三条阴经气血之交会处。

【主治】脾胃虚弱、肠鸣、腹胀、腹痛、泄泻、胃痛、呕吐、呃逆、月经不调、遗尿、遗精。

【位置】精准定位：在小腿内侧，内踝尖上 3 寸，胫骨内侧缘后际。快速取穴：正坐或仰卧，胫骨内侧面后缘，内踝尖向上 4 横指处。

【配伍】月经不调：三阴交配中极。

【一穴多用】①针刺：直刺 1.0~1.5 寸，局部酸胀。孕妇禁针。②按摩：用拇指按揉三阴交 200 次，可缓解腹痛、泄泻、月经不调。③艾灸：用艾条温和灸 10~15 分钟，可缓解痛经、疝气、水肿等。④拔罐：用火罐留罐 5~10 分钟，可缓解下肢疼痛。

漏谷 SP7

漏，凹陷；谷，山谷。穴居胫骨后内侧缘山谷样凹陷中。

【主治】肠鸣、腹胀、腹痛、水肿、小便不利。

【位置】精准定位：在小腿内侧，内踝尖上 6 寸，胫骨内侧缘后际。快速取穴：正坐或仰卧，三阴交直上 4 横指，胫骨内侧面后缘处。

【配伍】小便不利：漏谷配水泉、太溪。

【一穴多用】①针刺：直刺 0.5~0.8 寸，局部酸胀，可扩散至小腿内侧。深刺时须防刺伤胫后动、静脉。②按摩：用拇指按揉漏谷 200 次，可缓解腹痛、腹胀。

地机 SP8

地，土地，指下肢；机，机要。穴在下肢，肌肉最为丰富，是小腿运动的机要部位。

【主治】腹胀、腹痛、月经不调。

【位置】精准定位：在小腿内侧，阴陵泉下 3 寸，胫骨内侧缘后际。快速取穴：阴陵泉直下 4 横指处。

【配伍】糖尿病：地机配三阴交、公孙。

【一穴多用】①针刺：直刺 0.5~0.8 寸，局部酸胀，可放射至小腿部。②按摩：用拇指按揉地机 200 次，可缓解腹痛、泄泻。③艾灸：用艾条温和灸 10~15 分钟，可改善痛经、水肿、小便不利等。④拔罐：用火罐留罐 5~10 分钟，可缓解下肢疼痛。

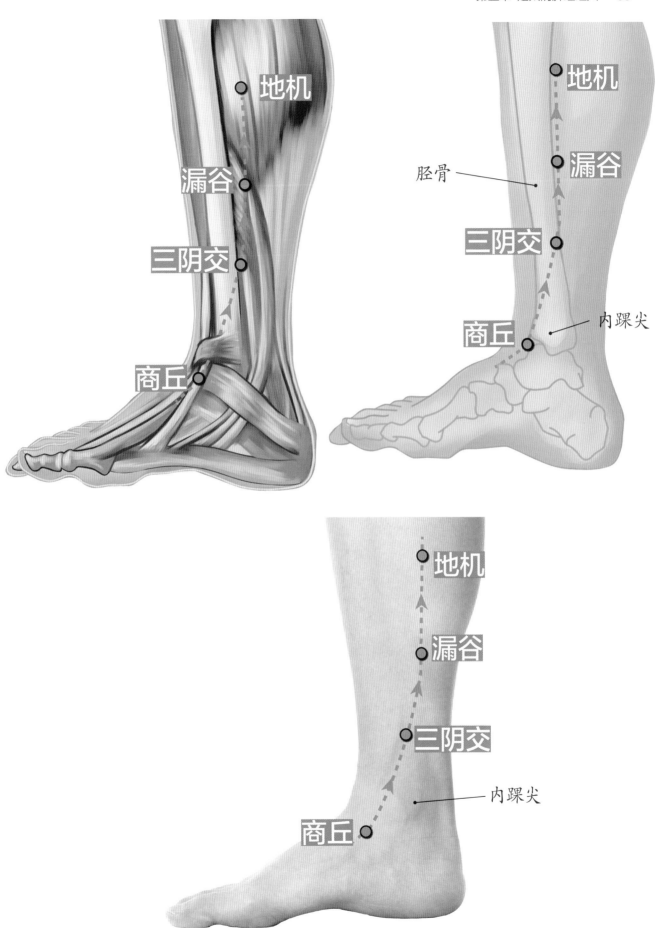

地机

漏谷

三阴交

商丘

胫骨

地机

漏谷

三阴交

商丘

内踝尖

地机

漏谷

三阴交

内踝尖

商丘

阴陵泉 SP9

阴，阴阳之阴；陵，山陵；泉，泉水。内为阴，穴在胫骨内上髁下缘凹陷中，如山陵下之水泉。

【主治】 腹痛、腹胀、水肿、小便不利或失禁、遗尿。

【位置】 精准定位：在小腿内侧，胫骨内侧髁下缘与胫骨内侧缘之间的凹陷中。快速取穴：食指沿小腿内侧骨内缘向上推，抵膝关节下，胫骨向内上弯曲凹陷处。

【配伍】 小便不利：阴陵泉配膀胱俞。

【一穴多用】 ①针刺：直刺 0.3~0.5 寸，局部酸胀，可向下放射。②按摩：用拇指按揉阴陵泉 200 次，可缓解各种脾胃病。③艾灸：用艾条温和灸 10~15 分钟，可缓解痛经、水肿、小便不利等。④拔罐：用火罐留罐 5~10 分钟，可缓解下肢疼痛、膝痛。⑤刮痧：从上向下刮拭 3~5 分钟，可用于辅助治疗暴泄。

血海 SP10

血，气血的血；海，海洋。本穴善治各种"血"症，犹如聚溢血重归于海。

【主治】 腹胀、月经不调、荨麻疹、皮肤瘙痒。

【位置】 精准定位：在股前区，髌底内侧端上 2 寸，股内侧肌隆起处。快速取穴：屈膝 90°，手掌伏于膝盖骨上，拇指与四指成 45°，拇指指尖处。

【配伍】 荨麻疹：血海配曲池、合谷。

【一穴多用】 ①针刺：直刺 0.5~0.8 寸，局部酸胀，可向髌部放射。②按摩：用拇指按揉血海 200 次，可缓解痛经、崩漏。③艾灸：用艾条温和灸 10~15 分钟，可缓解膝痛、湿疹等。④拔罐：用火罐留罐 5~10 分钟，可缓解湿疹。⑤刮痧：从上向下刮拭 3~5 分钟，可缓解荨麻疹。

箕门 SP11

箕，簸箕；门，门户。两腿张开席地而坐，形如箕。穴在大腿内侧，左右对称，似箕之门户。

【主治】 小便不利、遗尿。

【位置】 精准定位：在股前区，髌底内侧端与冲门的连线上 1/3 与下 2/3 交点，长收肌和缝匠肌交角的动脉搏动处。快速取穴：坐位绷腿，大腿内侧有一鱼状肌肉隆起，鱼尾凹陷处。

【配伍】 小便不利：箕门配膀胱俞。

【一穴多用】 ①针刺：直刺 0.3~1.0 寸，局部酸胀，向上可放射到大腿内侧，向下可到踝部。②按摩：用拇指按揉箕门 200 次，可缓解腹股沟痛。

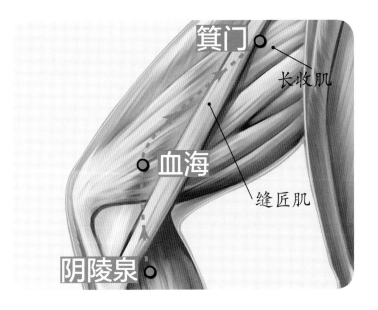

阴陵泉在小腿内侧，血海、箕门在股前区。

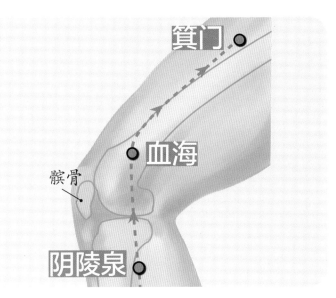

血海处布有隐神经膝支，深层为膝关节，刺激该穴可缓解膝部、小腿疼痛。

小贴士

针刺时不宜深刺，以免误刺入膝关节腔。

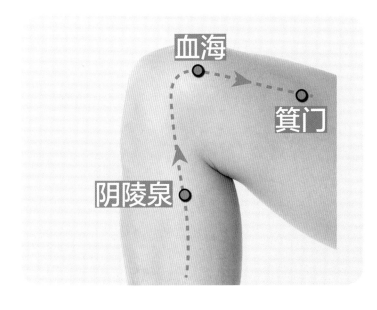

箕门有健脾渗湿、通利下焦的功效，刺激可缓解两股生疮、小便不利等。箕门处布有股神经浅皮支、隐神经，针刺时要注意不可刺得过深，以免损伤神经和血管。

左侧竖排导航：手太阴肺经　手阳明大肠经　足阳明胃经　**足太阴脾经**　手少阴心经　手太阳小肠经　足太阳膀胱经　足少阴肾经　手厥阴心包经　手少阳三焦经　足少阳胆经　足厥阴肝经　任脉　督脉　经外奇穴

冲门 SP12

冲，冲要；门，门户。穴在气街部，为经气通过的重要门户。

【主治】腹痛、腹胀、小便不利。

【位置】精准定位：在腹股沟区，腹股沟斜纹中，髂外动脉搏动处的外侧。快速取穴：腹股沟外侧可摸到动脉搏动，搏动外侧按压有酸胀感处。

【配伍】疝气：冲门配大敦。

【一穴多用】①按摩：用拇指按压冲门片刻，突然松开，反复5~10次，可缓解下肢寒痛、麻木。②艾灸：用艾条温和灸10~15分钟，可缓解疝气、胎气上冲。

府舍 SP13

府，指脏腑；舍，宅舍。穴位深处是腹腔，为脏腑的宅舍。

【主治】腹痛、霍乱吐泻、疝气、腹满积聚。

【位置】精准定位：在下腹部，脐中下4.3寸，前正中线旁开4寸。快速取穴：从肚脐沿前正中线向下4.3寸，再水平旁开5横指处。

【配伍】腹痛：府舍配气海。

【一穴多用】①针刺：直刺0.5~0.7寸。②按摩：用拇指按揉府舍200次，可缓解腹股沟痛。③艾灸：用艾条温和灸10~15分钟，可缓解腹胀、腹痛。④拔罐：用火罐留罐5~10分钟，可缓解便秘、便血。

腹结 SP14

腹，腹部；结，结聚。本穴善治腹部结聚不通之症。

【主治】腹痛、泄泻、疝气。

【位置】精准定位：在下腹部，脐中下1.3寸，前正中线旁开4寸。快速取穴：在肚脐中央下1.3寸，再水平旁开5横指处。

【配伍】腹痛：腹结配气海、天枢。

【一穴多用】①按摩：用拇指按揉腹结200次，可缓解腹痛。②艾灸：用艾条温和灸10~15分钟，可缓解中寒泄泻。③拔罐：用火罐留罐5~10分钟，可缓解腹痛、便秘。④刮痧：从中间向两侧刮拭3~5分钟，可缓解咳嗽。

大横 SP15

大，大小之大；横，横竖之横。穴位在内应横行于大肠。

【主治】腹胀、腹痛、痢疾、泄泻、便秘。

【位置】精准定位：在腹部，脐中旁开4寸。快速取穴：由乳头向下作与前正中线的平行线，再由脐中央作一水平线，二者交点处。

【配伍】腹痛：大横配天枢、足三里。

【一穴多用】①按摩：用拇指按揉大横200次，可缓解腹痛。②艾灸：用艾条温和灸10~15分钟，可缓解腹部冷痛或脾胃虚寒。③拔罐：可用火罐留罐5~10分钟，可缓解便秘。

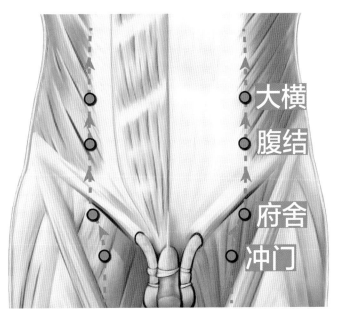

大横
腹结

府舍
冲门

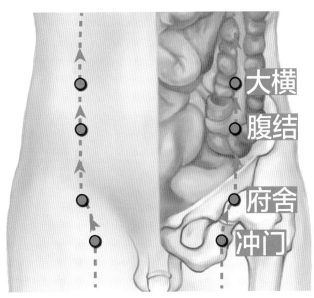

大横
腹结

府舍
冲门

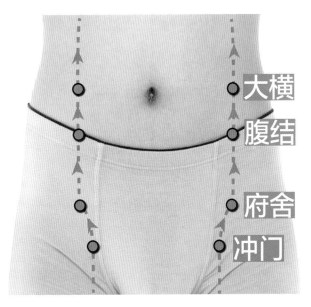

大横
腹结

府舍
冲门

左侧竖排导航：手太阴肺经　手阳明大肠经　足阳明胃经　**足太阴脾经**　手少阴心经　手太阳小肠经　足太阳膀胱经　足少阴肾经　手厥阴心包经　手少阳三焦经　足少阳胆经　足厥阴肝经　任脉　督脉　经外奇穴

腹哀 SP16

腹，腹部；哀，伤痛。本穴善治腹部各种伤痛。

【主治】腹痛、消化不良、便秘、痢疾。

【位置】精准定位：在上腹部，脐中上3寸，前正中线旁开4寸。快速取穴：仰卧，先找到大横，再沿乳中线向上4横指。

【配伍】肠鸣：腹哀配气海。

【一穴多用】①针刺：直刺1.0~1.5寸，局部酸胀。②按摩：用拇指按揉腹哀200次，可缓解腹胀、消化不良。

食窦 SP17

食，食物；窦，孔窦。穴在乳头外下方，深部有储藏乳汁的孔窦。本穴为补益之孔穴。

【主治】胸胁胀痛、胸背痛。

【位置】精准定位：在胸部，第5肋间隙，前正中线旁开6寸。快速取穴：仰卧，乳头旁开3横指，再向下1个肋间隙处。

【配伍】胸肋胀痛：食窦配膻中。

【一穴多用】①针刺：向外斜刺或平刺0.5~0.8寸，局部酸胀。勿深刺，以防气胸。②按摩：用拇指按揉食窦200次，可缓解胸胁胀痛。③艾灸：用艾条温和灸10~15分钟，可缓解呕吐。④拔罐：用火罐留罐5~10分钟，可缓解胸胁痛、反胃。

天溪 SP18

天，天空；溪，沟溪。穴当肋间如沟溪处。

【主治】胸部疼痛、咳嗽、胸胁胀痛。

【位置】精准定位：在胸部，第4肋间隙，前正中线旁开6寸。快速取穴：仰卧，乳头旁开3横指处，乳头所在肋间隙。

【配伍】胸胁胀痛：天溪配中脘。

【一穴多用】①针刺：斜刺或平刺0.5~0.8寸，局部酸胀。②按摩：用拇指按揉天溪200次，可缓解胸胁胀痛。③艾灸：用艾条温和灸10~15分钟，可缓解呕吐、咳嗽等。

胸乡 SP19

胸，胸部；乡，指部位。穴在胸部，能治胸部疾病。

【主治】胸部疼痛、咳嗽、胸胁胀痛。

【位置】精准定位：在胸部，第3肋间隙，前正中线旁开6寸。快速取穴：仰卧，乳头旁开3横指，再向上1个肋间隙。

【配伍】胸胁胀痛：胸乡配膻中。

【一穴多用】①针刺：向外斜刺或向外平刺0.5~0.8寸，局部酸胀。勿深刺，以防气胸。②按摩：用拇指按揉胸乡200次，可缓解胸胁胀痛。③艾灸：用艾条温和灸10~15分钟，可缓解胸胁胀痛等。④拔罐：用火罐留罐5~10分钟，可缓解胸胁痛。

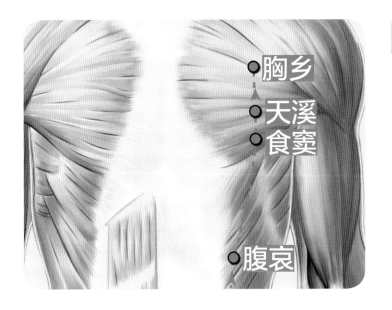

腹哀在上腹部，食窦、天溪、胸乡在胸部。

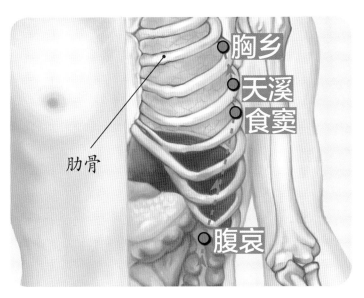

肋骨

食窦、天溪两穴处布有肋神经皮支和肌支，深层为胸腔，刺激这两个穴可缓解胸痛、胸闷、心悸等。

小贴士

针刺时不可深刺，避免超越肋骨浅面，防止误刺入胸腔。

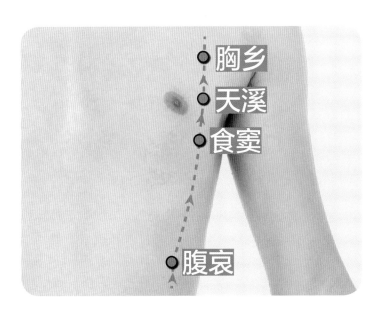

腹哀深部为腹腔，可健脾和胃、理气调肠，善治腹部各种伤痛。但需要注意，针刺时不宜深刺，避免误入腹腔，伤及内脏。

周荣 SP20

周，周身；荣，荣养。本穴可调和营气，荣养周身。

【主治】胸胁胀痛、胁肋痛、咳嗽。

【位置】精准定位：在胸部，第2肋间隙，前正中线旁开6寸。快速取穴：仰卧，乳头旁开3横指，再向上2个肋间隙。

【配伍】胸胁胀满：周荣配膻中。

【一穴多用】①针刺：向外斜刺或向外平刺0.5~0.8寸，局部酸胀。②按摩：用拇指按揉周荣200次，可缓解胸胁胀痛。③艾灸：用艾条温和灸10~15分钟，可缓解胸胁胀痛、咳嗽等。④拔罐：用火罐留罐5~10分钟，可缓解胸胁胀痛、咳嗽。⑤刮痧：从中间向两侧刮拭3~5分钟，可缓解气喘。

大包 SP21

大，大小之大；包，包容。穴属脾之大络。脾土居中，与各脏腑有着最广泛的联系。

【主治】胸胁胀痛、气喘。

【位置】精准定位：在胸外侧区，第6肋间隙，在腋中线上。快速取穴：正坐侧身或仰卧，沿腋中线自上而下摸到第6肋间隙处。

【配伍】四肢无力：大包配足三里。

【一穴多用】①针刺：针尖斜刺或向后平刺0.5~0.8寸。②按摩：用拇指按揉大包200次，可缓解胸胁胀痛。③艾灸：用艾条温和灸10~15分钟，可缓解全身乏力酸痛。④拔罐：用火罐留罐5~10分钟，可缓解胸胁胀痛。⑤刮痧：从中间向两侧刮拭3~5分钟，可缓解全身疼痛。

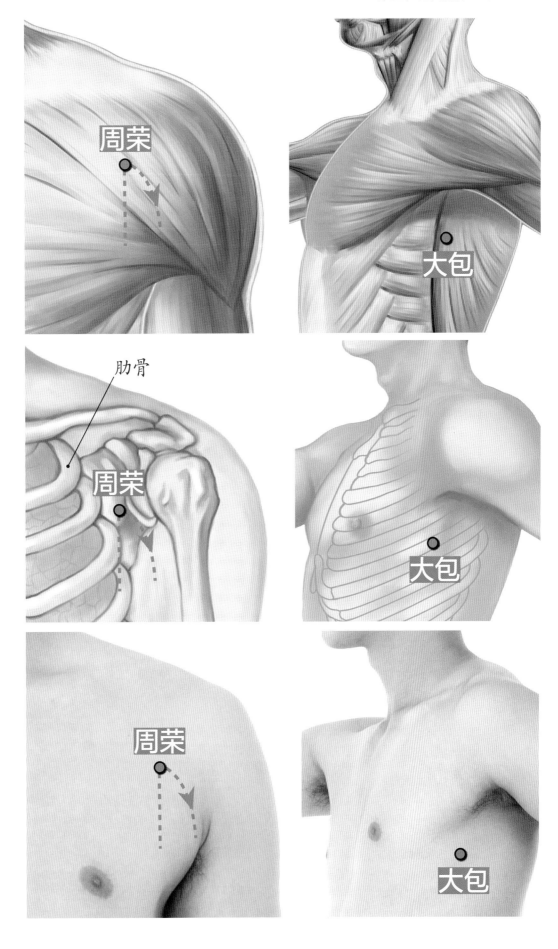

肋骨

周荣

大包

第六章
手少阴心经经穴

　　手少阴心经在心中与足太阴脾经的支脉相衔接，联系的脏腑器官有心系、咽、目系，属心，络小肠，在手小指与手太阳小肠经相接。心经，顾名思义属于心，它如果出现问题的话，人就会感到心烦意乱、胁痛等，故称心为"君主之官"。对于心脏疾病，刺激心经有很好的调理作用。

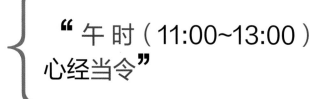

> "午时（11:00~13:00）
> 心经当令"

心经异常时易出现的疾病

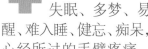 **经络症**
　　失眠、多梦、易醒、难入睡、健忘、痴呆，心经所过的手臂疼痛、麻木、厥冷，血压不稳。

脏腑症
　　心烦、心悸、胸闷、心痛。心气绝则头发不泽、消瘦、面色晦暗。

亢进热证时症状
　　心悸、兴奋、口干；处在压力状态下，伴有压迫感、忧郁、内侧肩麻木、小手指痛。

衰弱寒证时症状
　　胸口沉闷、呼吸困难、面色苍白、肩与前臂疼痛、四肢沉重、晕眩。

保养心经的最佳时间
午时（11:00~13:00）是心经当令的时间，此时心经最旺，不宜做剧烈运动。人在午时睡片刻，对于养心大有好处，可使下午至晚上精力充沛。中午可以静卧闭目养神或小睡一会儿，即使睡不着，只是闭目养神，对身体也很有好处。

心经循行路线
手少阴心经起于极泉，止于少冲。从心中开始，出来属于心脏的系带（心系），向下通过膈肌，联络小肠。

心经腧穴小结
本条经穴一侧穴位 9 个，左右共 18 个。首穴为极泉，末穴为少冲。

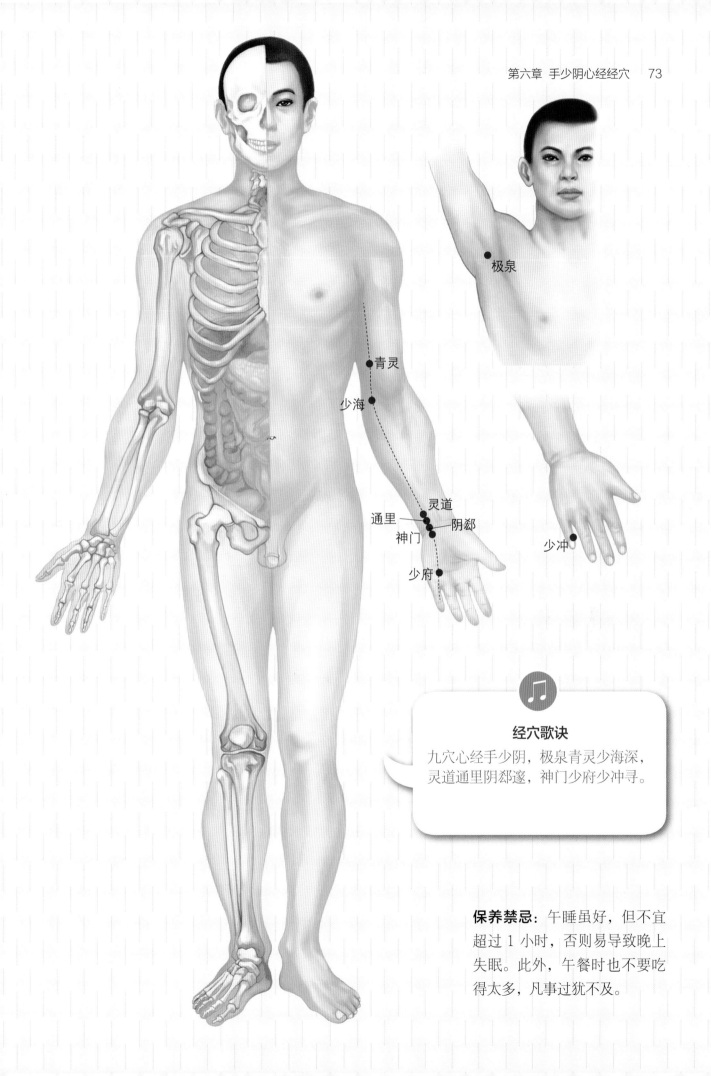

极泉

青灵

少海

灵道

通里 阴郄

神门

少府

少冲

🎵

经穴歌诀

九穴心经手少阴，极泉青灵少海深，
灵道通里阴郄邃，神门少府少冲寻。

保养禁忌： 午睡虽好，但不宜
超过 1 小时，否则易导致晚上
失眠。此外，午餐时也不要吃
得太多，凡事过犹不及。

左侧栏：手太阴肺经　手阳明大肠经　足阳明胃经　足太阴脾经　**手少阴心经**　手太阳小肠经　足太阳膀胱经　足少阴肾经　手厥阴心包经　手少阳三焦经　足少阳胆经　足厥阴肝经　任脉　督脉　经外奇穴

极泉 HT1

极，高大之意；泉，水泉。穴在腋窝高处，局部凹陷如泉。

【主治】心痛、四肢不举。

【位置】精准定位：在腋区，腋窝中央，腋动脉搏动处。快速取穴：上臂外展，腋窝顶点可触摸到动脉搏动，按压有酸胀感处即是。

【配伍】肘臂冷痛：极泉配侠白。

【一穴多用】①针刺：直刺 0.5~0.8 寸。针刺时注意避开腋动脉。②按摩：用拇指按压极泉片刻，突然松开，反复 5~10 次，可缓解上肢冷痛、麻木。③艾灸：用艾条温和灸 10~15 分钟，可缓解上肢冷痛、心悸、气短。④刮痧：从腋窝向上肢刮拭 3~5 分钟，可缓解心烦、干呕。

青灵 HT2

青，生发之象；灵，神灵。心为君主之官，通灵，具有脉气生发之象。

【主治】头痛、肩臂痛。

【位置】精准定位：在臂前区，肘横纹上 3 寸，肱二头肌的内侧沟中。快速取穴：伸臂，确定少海与极泉位置，从少海沿二者连线向上 4 横指处。

【配伍】肩臂痛：青灵配肩髃、曲池。

【一穴多用】①针刺：直刺 0.5~0.8 寸，局部酸胀，针感向前臂、腋部放射。②按摩：用拇指按揉或弹拨青灵 200 次，能缓解上肢痹痛。③艾灸：用艾条温和灸 10~15 分钟，可缓解上肢痹痛、头痛。④刮痧：从上向下刮拭 3~5 分钟，可用于辅助治疗黄疸、胁痛。

少海 HT3

少，幼小；海，海洋。少，指手少阴经。此为心经合穴，脉气至此，犹如水流入海。

【主治】心痛、癫狂、善笑、痫证、肘臂挛痛、麻木。

【位置】精准定位：在肘前区，横平肘横纹，肱骨内上髁前缘。快速取穴：屈肘 90°，肘横纹内侧端凹陷处。

【配伍】手颤、肘臂疼痛：少海配后溪。

【一穴多用】①针刺：直刺 0.5~1.0 寸，局部酸胀，有麻电感向前臂放射。②按摩：用拇指按揉或弹拨少海 200 次，可缓解前臂麻木。③艾灸：用艾条温和灸 10~15 分钟，可缓解高尔夫球肘、心痛等。④刮痧：从上向下刮拭 3~5 分钟，可缓解心痛、健忘、手臂麻木、震颤。

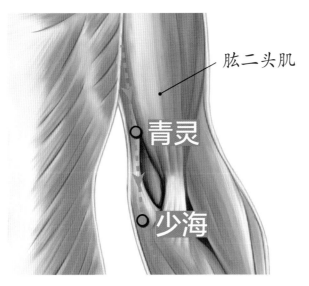

肱二头肌

青灵

少海

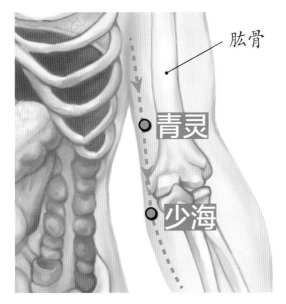

肱骨

青灵

少海

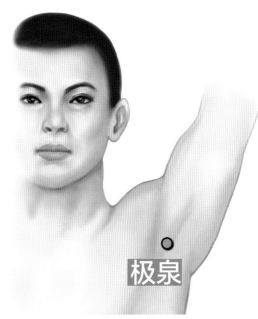

极泉

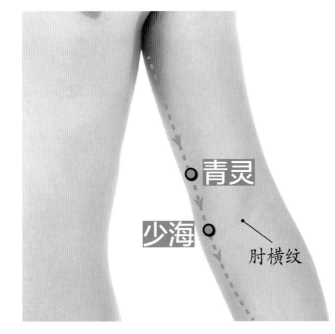

青灵

少海

肘横纹

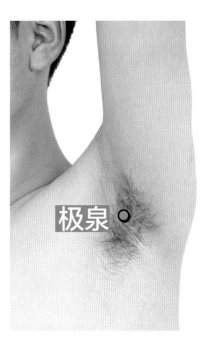

极泉

灵道 HT4

灵，神灵；道，通道。心主神灵，穴在尺侧腕屈肌腱桡侧端，犹如通向神灵之道。

【主治】心痛、手麻不仁。

【位置】精准定位：在前臂前区，腕掌侧远端横纹上 1.5 寸，尺侧腕屈肌腱的桡侧缘。快速取穴：找到神门，向上 2 横指处。

【配伍】心痛：灵道配心俞。

【一穴多用】①针刺：直刺 0.2~0.4 寸，局部酸胀，可向前臂及手指放射。②按摩：用拇指按揉或弹拨灵道 200 次，可缓解心痛、手麻。③艾灸：用艾条温和灸 10~15 分钟，可缓解心痛、前臂冷痛。④刮痧：从上向下刮拭 3~5 分钟，可缓解心痛、干呕、暴喑不能言。

通里 HT5

通，通往；里，内里。心经络脉由本穴别出，与小肠经互为表里而相通。

【主治】心痛、头痛、头昏、盗汗。

【位置】精准定位：在前臂前区，腕掌侧远端横纹上 1 寸，尺侧腕屈肌腱的桡侧缘。快速取穴：用力握拳，神门向上，从腕掌侧远端横纹向上 1 横指处。

【配伍】癫痫：通里配灵道、阴郄。

【一穴多用】①针刺：直刺 0.3~0.5 寸，局部酸胀。②按摩：用拇指按揉或弹拨通里 200 次，可缓解前臂麻木、心悸。③艾灸：用艾条温和灸 10~15 分钟，可缓解心痛、失眠、崩漏等。

阴郄 HT6

阴，阴阳之阴；郄，孔隙。此为手少阴经之郄穴。

【主治】心痛、盗汗、失语。

【位置】精准定位：在前臂前区，腕掌侧远端横纹上 0.5 寸，尺侧腕屈肌腱的桡侧缘。快速取穴：用力握拳，神门向上，从腕横纹向上半横指处。

【配伍】冠心病：阴郄配内关、心俞。

【一穴多用】①按摩：按揉或弹拨阴郄 200 次，可缓解前臂麻木、心悸。②艾灸：用艾条温和灸 10~15 分钟，可缓解心痛、吐血。③刮痧：从上向下刮拭 3~5 分钟，可缓解骨蒸潮热、盗汗、惊悸。

神门 HT7

神，心神；门，门户。心藏神。此为心经之门户。

【主治】心烦、失眠、头痛、头晕、心痛、心悸、目眩、手臂疼痛、麻木。

【位置】精准定位：在腕前区，腕掌侧远端横纹尺侧端，尺侧腕屈肌腱的桡侧缘。快速取穴：伸臂仰掌，腕掌侧横纹尺侧，肌腱的桡侧缘。

【配伍】健忘失眠：神门配支正。

【一穴多用】①按摩：用拇指按揉或弹拨神门 200 次，可缓解前臂麻木、失眠、健忘。②艾灸：用艾条温和灸 10~15 分钟，可缓解失眠、健忘。

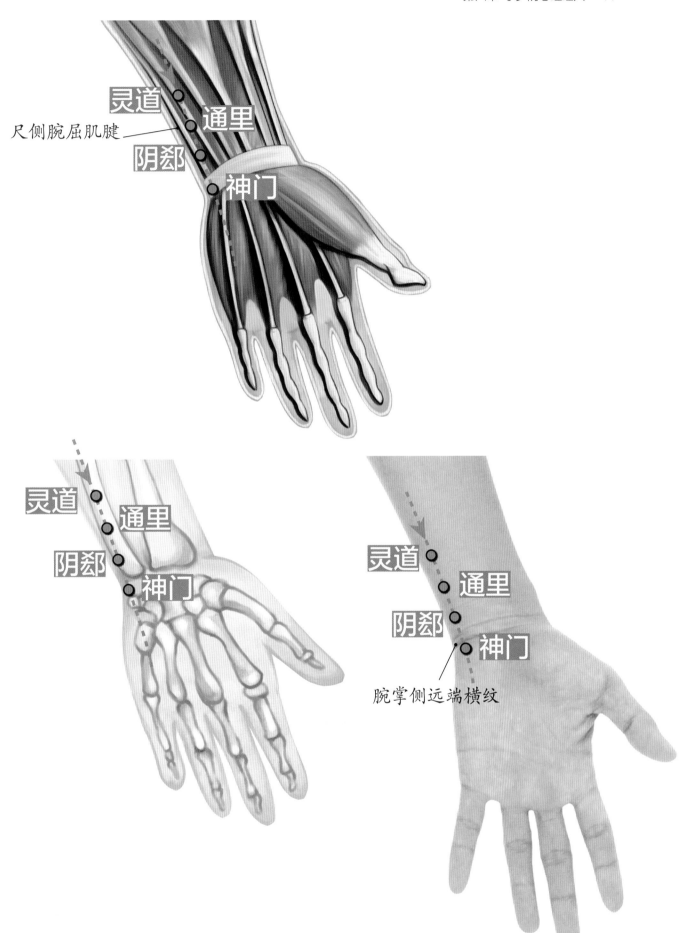

灵道
通里
尺侧腕屈肌腱
阴郄
神门

灵道
通里
阴郄
神门

灵道
通里
阴郄
神门
腕掌侧远端横纹

少府 HT8

少，幼小；府，处所。穴属手少阴心经，为脉气所溜之处。

【主治】心悸、胸痛、善笑、悲恐、善惊、掌中热、臂神经痛。

【位置】精准定位：在手掌，横平第 5 掌指关节近端，第 4、5 掌骨之间。快速取穴：半握拳，小指切压掌心第 1 横纹上，小指指尖所指处。

【配伍】心悸：少府配内关。

【一穴多用】①针刺：直刺 0.3~0.5 寸，局部胀痛。②按摩：用拇指按揉或弹拨少府 200 次，可缓解手掌麻木、失眠、健忘。③艾灸：用艾条温和灸 10~15 分钟，可缓解小便不利。④刮痧：从掌根向指尖刮拭 3~5 分钟，可缓解痈疡、阴痛、心烦。

少冲 HT9

少，幼小；冲，冲动。本穴是手少心阴经井穴，脉气由此涌出并沿经脉上行。

【主治】癫狂、热病、中风昏迷。

【位置】精准定位：在手指，小指末节桡侧，指甲根角侧上方 0.1 寸（指寸）。快速取穴：伸小指，沿指甲底部与指甲桡侧引线交点处。

【配伍】昏迷：少冲配太冲、中冲。

【一穴多用】①针刺：浅刺 0.1~0.2 寸，局部胀痛，或用三棱针点刺出血。②按摩：用拇指指尖掐按少冲 200 次，能缓解热病昏厥。③艾灸：用艾条温和灸 10~15 分钟，可用于辅助治疗癫狂。④刺血：手指麻木、心痛者，可用三棱针在少冲点刺放血 1~2 毫升。⑤刮痧：从手指近端向远端刮拭 3~5 分钟，可缓解身热、心痛等。

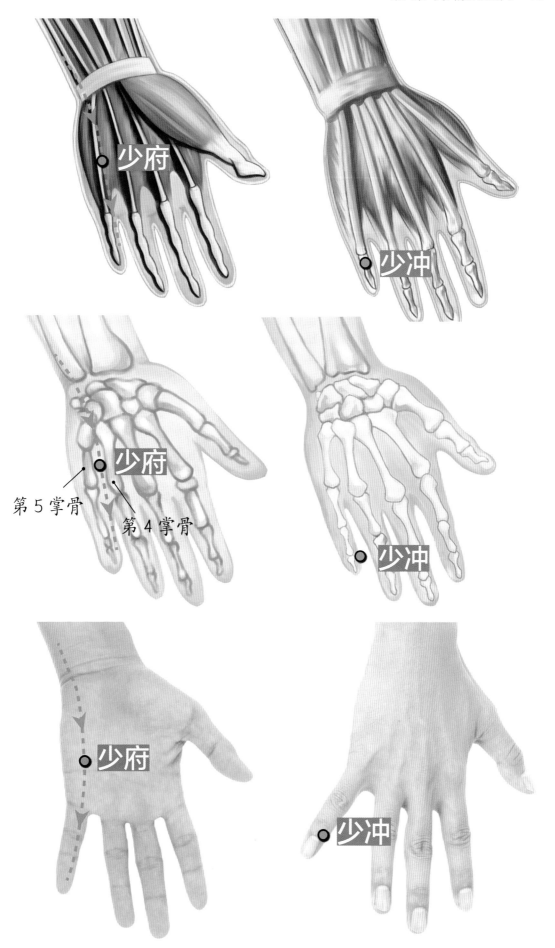

少府

少冲

少府

第 5 掌骨

第 4 掌骨

少冲

少府

少冲

第七章
手太阳小肠经经穴

　　手太阳小肠经在手小指与手少阴心经相衔接，联系的脏腑器官有咽、横膈、胃、心、小肠、耳、鼻、目内外眦，在目内眦与足太阳膀胱经相接。心与小肠相表里，小肠经是靠心经供应气血的，如果心脏有问题，小肠经就先有征兆，所以，手太阳小肠经是反映心脏能力的"镜子"。

{ " 未时（13:00~15:00）小肠经当令" }

心经异常时易出现的疾病

 经络症
耳聋、目黄、口疮、咽痛、下颌和颈部肿痛以及经脉所过部位的手肩疼痛。

脏腑症
绕脐而痛、心烦心闷、头顶痛坠、腰脊痛引、睾丸疝气、小便赤涩、尿闭、血尿、自汗不止。

 亢进热证时症状
颈、后脑、太阳穴至耳疼痛，肚脐与下腹部疼痛，便秘，后肩胛至臂外后廉疼痛。

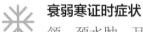 **衰弱寒证时症状**
颌、颈水肿，耳鸣，听力减退，呕吐，泄泻，手足冷痛，身体虚弱。

保养小肠经的最佳时间
未时（13:00~15:00）是小肠经当令，小肠经最旺，此时段是保养小肠的最佳时段。此时多喝水有利于小肠排毒降火。午餐最好在 13:00 之前吃完，这样才能在小肠精力最旺盛的时候把营养物质都吸收进入人体。午饭一定要吃好，饮食的营养价值要高、要精、要丰富。

小肠经循行路线
手太阳小肠经起于小指外侧端（少泽），沿着手背外侧至腕部，出于尺骨茎突部，直上沿着前臂外侧后缘，经尺骨鹰嘴与肱骨内上髁之间，沿上臂外侧后缘，出于肩关节，绕行肩胛部，交会于大椎，向下进入缺盆部，联络心脏，沿着食管，通过横膈，到达胃部，属于小肠。分支从面颊部分出，上行眼眶下，至目内眦。

小肠经腧穴小结
小肠经一侧穴位19个，左右共38个。上肢一侧8个，左右共16个；肩部、颈部和面部一侧 11 个，左右共 22 个。首穴为少泽，末穴为听宫。

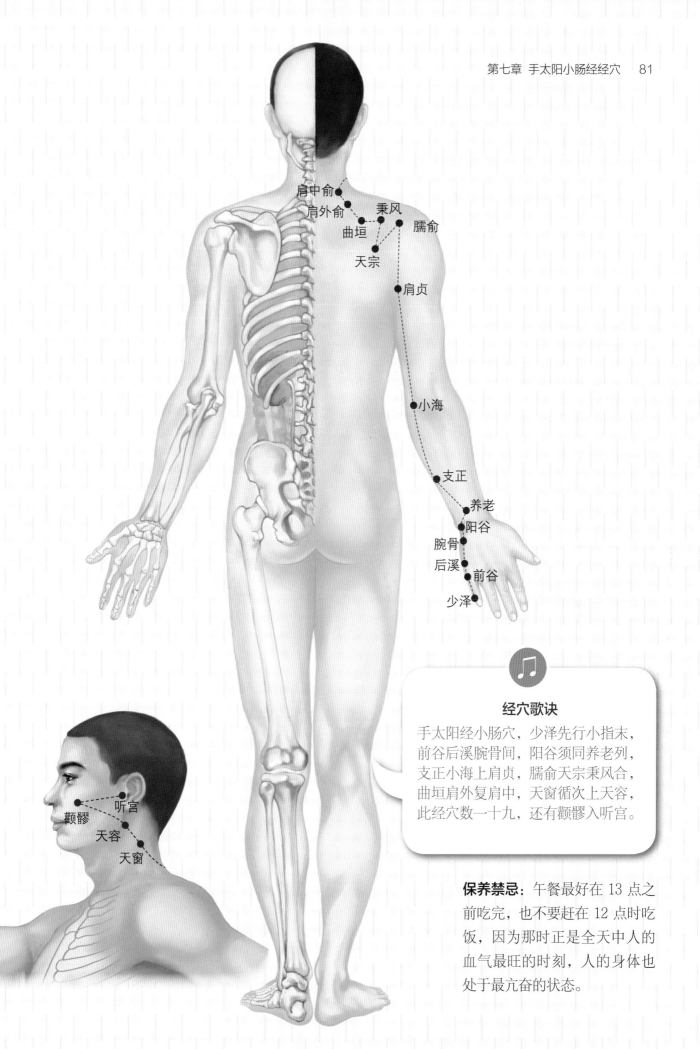

肩中俞
肩外俞
秉风
臑俞
曲垣
天宗
肩贞
小海
支正
养老
阳谷
腕骨
后溪
前谷
少泽

听宫
颧髎
天容
天窗

经穴歌诀

手太阳经小肠穴，少泽先行小指末，
前谷后溪腕骨间，阳谷须同养老列，
支正小海上肩贞，臑俞天宗秉风合，
曲垣肩外复肩中，天窗循次上天容，
此经穴数一十九，还有颧髎入听宫。

保养禁忌：午餐最好在 13 点之
前吃完，也不要赶在 12 点时吃
饭，因为那时正是全天中人的
血气最旺的时刻，人的身体也
处于最亢奋的状态。

左侧边栏（从上到下）：
手太阴肺经
手阳明大肠经
足阳明胃经
足太阴脾经
手少阴心经
手太阳小肠经
足太阳膀胱经
足少阴肾经
手厥阴心包经
手少阳三焦经
足少阳胆经
足厥阴肝经
任脉
督脉
经外奇穴

少泽 SI1

少，幼小；泽，沼泽。穴在小指上，脉气初生之处，如始于小泽。

【主治】中风昏迷、目生翳膜、产后缺乳。

【位置】精准定位：在手指，小指末节尺侧，指甲根角侧上方0.1寸（指寸）。快速取穴：伸小指，沿指甲底部与指尺侧引线交点处即是。

【配伍】热病、昏迷、休克：少泽配人中。

【一穴多用】①按摩：用拇指指尖掐按少泽200次，可缓解热病、中风昏迷。②艾灸：用艾条温和灸10~15分钟，可缓解心痛。

前谷 SI2

前，前后之前；谷，山谷。第5掌指关节前凹陷如谷，穴在其处。

【主治】头项急痛、颈项不得回顾、臂痛不得举。

【位置】精准定位：在手指，第5掌指关节尺侧远端赤白肉际凹陷中。快速取穴：握拳，小指掌指关节前有一皮肤皱襞突起的尖端处。

【配伍】耳鸣：前谷配耳门、翳风。

【一穴多用】①针刺：直刺0.2~0.3寸，局部胀痛。②按摩：用拇指指尖掐按前谷200次，有助于缓解热病、癫狂。③艾灸：用艾条温和灸10~15分钟，可缓解鼻塞、颈项强痛。④刺血：用三棱针在前谷点刺放血1~2毫升，可用于对产后缺乳、咽喉肿痛进行辅助治疗。

后溪 SI3

后，前后之后；溪，山洼流水之沟。第5掌指关节后凹陷如沟。指穴位于第5掌骨之后方。

【主治】头项急痛、颈项不得回顾、颈肩部疼痛、疟疾、黄疸。

【位置】精准定位：在手内侧，第5掌指关节尺侧近端赤白肉际凹陷中。快速取穴：握拳，小指掌指关节后有一皮肤皱襞突起，其尖端处。

【配伍】颈项强直、落枕：后溪配天柱。

【一穴多用】①针刺：直刺0.5~1.0寸，深刺可透合谷，局部酸胀或向整个手掌放射。②按摩：用拇指指尖掐按后溪200次，可缓解落枕。③艾灸：用艾条温和灸10~15分钟，可缓解鼻塞、颈项强痛。

腕骨 SI4

腕，腕部；骨，骨头。穴在腕部骨间。

【主治】黄疸、消渴。

【位置】精准定位：在腕区，第5掌骨底与三角骨之间的赤白肉际凹陷中。快速取穴：微握拳，掌心向下，由后溪向腕部推，摸到两骨结合凹陷处。

【配伍】脑中风后遗症：腕骨配合谷。

【一穴多用】①针刺：直刺0.3~0.5寸，局部酸胀，针感可扩散至手掌部。②按摩：用拇指指尖掐按腕骨200次，能缓解手腕痛。③艾灸：用艾条温和灸10~15分钟，可缓解颈项强痛。

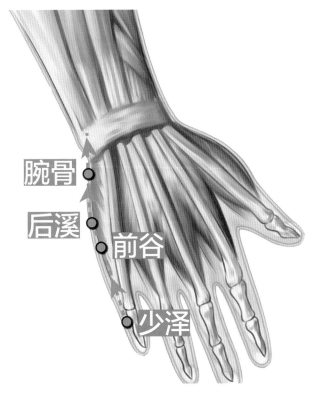

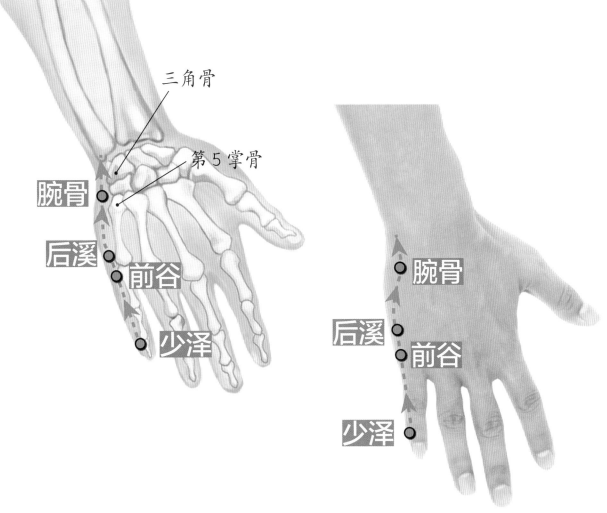

左侧边栏（竖排）：
手太阴肺经　手阳明大肠经　足阳明胃经　足太阴脾经　手少阴心经　**手太阳小肠经**　足太阳膀胱经　足少阴肾经　手厥阴心包经　手少阳三焦经　足少阳胆经　足厥阴肝经　任脉　督脉　经外奇穴

阳谷 SI5

阳，阴阳之阳；谷，山谷。外为阳，腕外骨隙形如山谷，穴当其处。

【主治】头痛，臂、腕外侧痛。

【位置】精准定位：在腕后区，尺骨茎突与三角骨之间的凹陷中。快速取穴：位于尺骨茎突远端凹陷中。

【配伍】腕关节痛：阳谷配阳溪、阳池。

【一穴多用】①针刺：直刺 0.3~0.5 寸，局部酸胀，可放射至整个腕关节。②按摩：用拇指指尖掐按阳谷 200 次，可缓解手腕痛。

养老 SI6

养，赡养；老，老人。本穴善治目花、耳聋、腰酸和肩痛等老年人常见病症。

【主治】目视不明、急性腰痛。

【位置】精准定位：在前臂后区，腕背横纹上 1 寸，尺骨头桡侧凹陷中。快速取穴：屈腕掌心向胸，沿小指侧隆起高骨往桡侧推，触及一骨缝处。

【配伍】目视不明：养老配太冲。

【一穴多用】①按摩：用拇指指尖掐按养老 200 次，可缓解急性腰扭伤。②艾灸：用艾条温和灸 10~15 分钟，可缓解耳鸣、耳聋、视物模糊等疾病。③拔罐：用火罐留罐 5~10 分钟，可缓解前臂疼痛。④刮痧：从上向下刮拭 3~5 分钟，可缓解耳鸣、耳聋。

支正 SI7

支，支别；正，正经。小肠之络脉由此别离正经，走向心经。

【主治】腰背酸痛、四肢无力。

【位置】精准定位：在前臂后区，腕背侧远端横纹上 5 寸，尺骨尺侧与尺侧腕屈肌之间。快速取穴：屈肘，确定阳谷与小海位置，取二者连线中点，向阳谷侧上 1 横指处即是。

【配伍】面颊黄褐斑：支正配血海。

【一穴多用】①针刺：直刺或斜刺 0.5~1.0 寸，局部肿胀，向下放射至手指。②按摩：用拇指指尖掐按支正 200 次，可缓解前臂疼痛。

小海 SI8

小，微小，指小肠经；海，海洋。此穴为小肠经合穴，气血至此犹如水流入海。

【主治】癫狂、痫证。

【位置】精准定位：在肘后区，尺骨鹰嘴与肱骨内上髁之间凹陷中。快速取穴：屈肘，肘尖最高点与肘部内侧高骨最高点间凹陷处。

【配伍】肘臂疼痛：小海配手三里。

【一穴多用】①按摩：用拇指指尖掐按小海 200 次，可缓解前臂疼痛、麻木。②艾灸：用艾条温和灸 10~15 分钟，可缓解疖疮、颊肿、高尔夫球肘等。

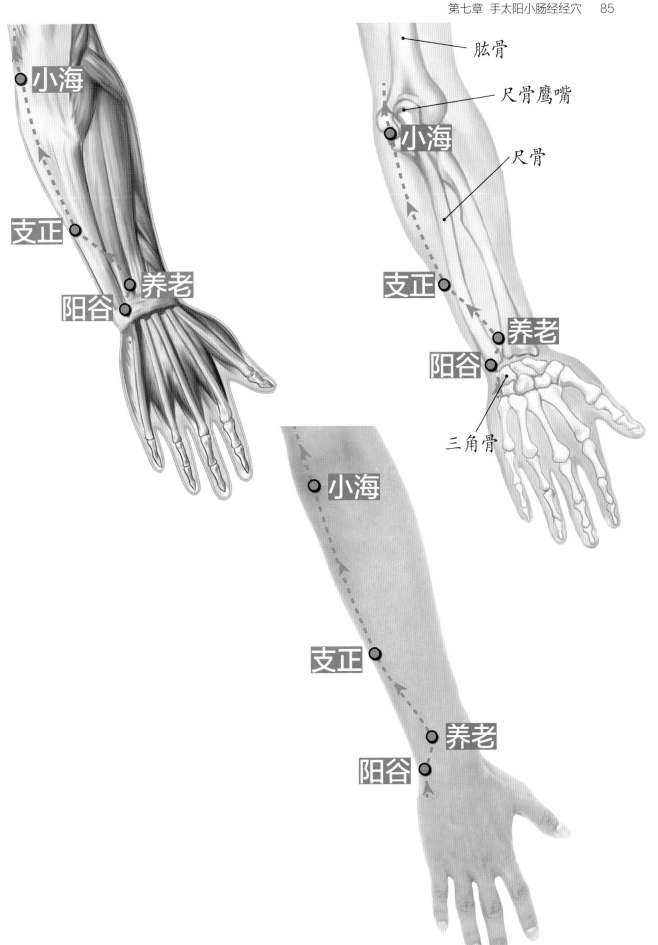

小海

支正

养老
阳谷

肱骨
尺骨鹰嘴
小海
尺骨
支正
养老
阳谷
三角骨

小海

支正

养老
阳谷

肩贞 SI9

肩，肩部，指穴所在之部位；贞，第一。此为小肠经入肩的第一穴。

【主治】肩胛痛、手臂麻痛。

【位置】精准定位：在肩胛区，肩关节后下方，腋后纹头直上1寸。快速取穴：正坐垂臂，从腋后纹头向上1横指处。

【配伍】肩周炎：肩贞配肩髃、肩髎。

【一穴多用】①针刺：直刺1.0~1.5寸，肩部及肩胛部酸胀，有时可有麻电感向肩及指端传导。②按摩：用拇指指尖掐按肩贞200次，可缓解肩周炎。③艾灸：用艾条温和灸10~15分钟，可缓解肩周炎、瘰疬等。④拔罐：用火罐留罐5~10分钟，可缓解肩周炎、颈项痛。⑤刮痧：从上向下刮拭3~5分钟，可缓解热病、耳鸣、耳聋。

臑俞 SI10

臑，上臂肌肉隆起处；俞，穴。穴在臑部，为经气输注之处。

【主治】肩臂酸痛无力、肩肿、颈项瘰疬。

【位置】精准定位：在肩胛区，腋后纹头直上，肩胛冈下缘凹陷中。快速取穴：手臂内收，腋后纹末端，肩贞向上推至肩胛冈下缘处。

【配伍】乳痈：臑俞配肩井。

【一穴多用】①针刺：直刺0.5~1.0寸。②按摩：用拇指指尖掐按臑俞200次，可缓解肩周炎。

天宗 SI11

天，天空，指上部；宗，指"本"，含中心之意。意为穴在肩胛冈中点下窝正中。

【主治】肩胛痛、乳痈。

【位置】精准定位：在肩胛区，肩胛冈中点与肩胛骨下角连线上1/3与下2/3交点凹陷中。快速取穴：以对侧手，由颈下过肩，手伸向肩胛骨处，中指指腹所在处。

【配伍】肩胛疼痛：天宗配秉风。

【一穴多用】①按摩：用拇指按揉天宗200次，可缓解肩背痛。②艾灸：用艾条温和灸10~15分钟，可缓解咳喘、肩胛痛。③拔罐：用火罐留罐5~10分钟，或在肩胛区连续走罐5分钟，可缓解肩背痛、肘臂外后侧痛。④刮痧：从上向下刮拭3~5分钟，可缓解乳痈。

秉风 SI12

秉，承受；风，风邪。穴在易受风邪之处。

【主治】肩胛痛，肩臂不举。

【位置】精准定位：在肩胛区，肩胛冈中点上方冈上窝中。快速取穴：手臂内收，天宗直上，肩胛冈上缘凹陷处。

【配伍】上肢不遂：秉风配天宗。

【一穴多用】①针刺：直刺0.3~0.5寸，局部酸胀。②按摩：用拇指按揉秉风200次，可缓解肩背痛。

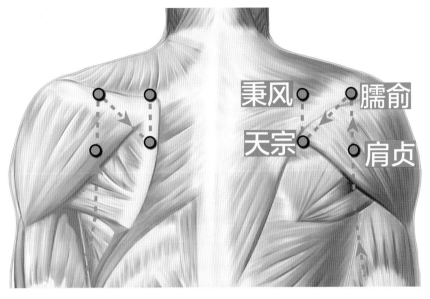

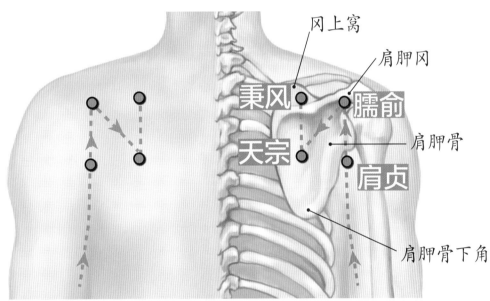

秉风

臑俞

天宗

肩贞

冈上窝

肩胛冈

肩胛骨

肩胛骨下角

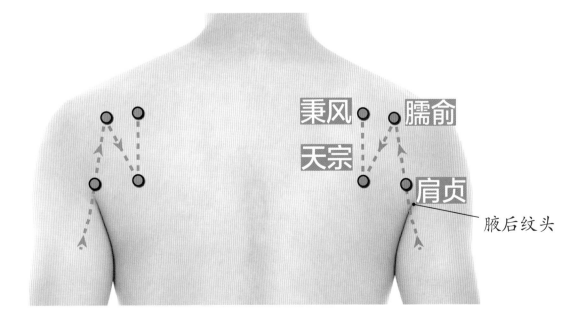

秉风

臑俞

天宗

肩贞

腋后纹头

曲垣 SI13

曲，弯曲；垣，矮墙。肩胛冈弯曲如墙，穴当其处。

【主治】肩胛拘挛疼痛、肩胛疼痛不举、上肢酸麻、咳嗽。

【位置】精准定位：在肩胛区，肩胛冈内侧端上缘凹陷中。快速取穴：后颈部最突起椎体往下数2个椎骨为第2胸椎棘突，与臑俞连线中点处即是。

【配伍】肩背痛：曲垣配天宗。

【一穴多用】①针刺：直刺0.3~0.5寸。②按摩：用拇指按揉曲垣200次，可缓解肩背痛。

- -

肩外俞 SI14

肩，肩部；外，外侧；俞，穴。穴在肩部，约当肩胛骨内侧缘之稍外方。

【主治】肩背痛、颈项僵硬、上肢冷痛。

【位置】精准定位：在脊柱区，第1胸椎棘突下，后正中线旁开3寸。快速取穴：后颈部最突起椎体往下数1个椎骨的棘突下，旁开4横指处。

【配伍】肩背痛：肩外俞配大椎。

【一穴多用】①针刺：向外斜刺0.3~0.5寸，局部酸胀。②按摩：用拇指按揉肩外俞200次，可缓解颈项强痛。③艾灸：用艾条温和灸10~15分钟，可缓解前臂冷痛。④拔罐：用火罐留罐5~10分钟，或上下连续走罐5分钟，可缓解颈项强痛。⑤刮痧：从上向下侧刮拭3~5分钟，可缓解颈项强痛。

- -

肩中俞 SI15

肩，肩部；中，中间；俞，穴。穴在肩部，约当肩胛骨内侧缘之里。

【主治】咳嗽、肩背痛、颈项僵硬。

【位置】精准定位：在脊柱区，第7颈椎棘突下，后正中线旁开2寸。快速取穴：低头，后颈部最突起椎体旁开2寸处。

【配伍】肩背痛：肩中俞配肩外俞。

【一穴多用】①针刺：斜刺0.3~0.5寸，局部酸胀。②按摩：用拇指按揉肩中俞200次，可缓解颈项强痛。③艾灸：用艾条温和灸10~15分钟，可缓解咳嗽、气喘。④拔罐：用火罐留罐5~10分钟，或上下走罐5分钟，可缓解颈项强痛、唾血。⑤刮痧：从上向下刮拭3~5分钟，可用于辅助治疗唾血、视物不明。

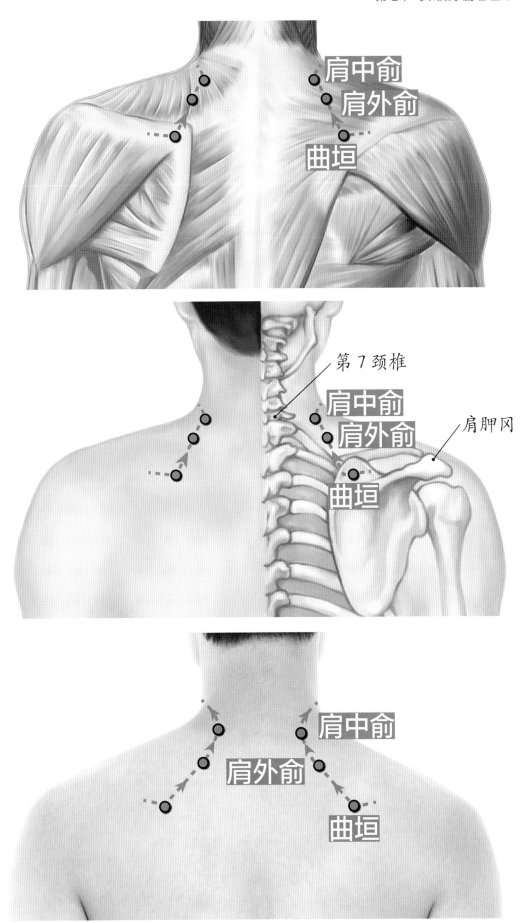

肩中俞

肩外俞

曲垣

第 7 颈椎

肩中俞

肩外俞

肩胛冈

曲垣

肩中俞

肩外俞

曲垣

手太阴肺经

手阳明大肠经

足阳明胃经

足太阴脾经

手少阴心经

手太阳小肠经

足太阳膀胱经

足少阴肾经

手厥阴心包经

手少阳三焦经

足少阳胆经

足厥阴肝经

任脉

督脉

经外奇穴

天窗 SI16

天，天空，指上部；窗，窗户。穴在头部，位于上，主治耳病，可通耳窍，如开天窗。

【主治】咽喉肿痛、暴喑不能言。

【位置】精准定位：在颈部，横平喉结，胸锁乳突肌的后缘。快速取穴：仰头，从耳下向喉咙中央
走行的绷紧的肌肉后缘与喉结相平处。

【配伍】颈项强痛：天窗配列缺。

【一穴多用】①针刺：直刺 0.3~0.5 寸。②按摩：用拇指按揉天窗 200 次，可缓解颈项强痛。
③艾灸：用艾条温和灸 10~15 分钟，可用于辅助治疗癫狂、谵语。

天容 SI17

天，天空，指上部；容，隆盛。穴在头部，位于上方，为经气隆盛之处。

【主治】咽喉肿痛、头项痛肿。

【位置】精准定位：在颈部，下颌角后方，胸锁乳突肌的前缘凹陷中。快速取穴：耳垂下方的下颌
角后方凹陷处。

【配伍】咽喉肿痛：天容配少商。

【一穴多用】①针刺：直刺 0.5~0.8 寸。②按摩：用拇指按揉天容 200 次，可缓解颈项强痛、呕吐。
③艾灸：用艾条温和灸 10~15 分钟，可缓解落枕。④拔罐：用火罐留罐 5~10 分钟，或上下走
罐 5 分钟，可缓解颈项强痛。⑤刮痧：从上向下刮拭 3~5 分钟，可缓解耳鸣、耳聋、咽喉肿痛等。

颧髎 SI18

颧，颧部；髎，骨隙。穴在颧部骨隙中。

【主治】面痛、眼睑𥆧动、口㖞、牙龈肿痛。

【位置】精准定位：在面部，颧骨下缘，目外眦直下凹陷中。快速取穴：面部，颧骨最高点下缘凹陷处。

【配伍】口㖞：颧髎配地仓、颊车。

【一穴多用】①针刺：直刺 0.2~0.3 寸，局部酸胀，可放射至半侧颜面部。②按摩：用拇指按揉颧
髎 200 次，可缓解面肿。③艾灸：用艾条温和灸 10~15 分钟，可缓解口眼㖞斜、牙痛、目黄。

听宫 SI19

听，听闻；宫，宫里。听宫，指耳窍。穴在耳部，可治耳病，有通耳窍之功。

【主治】耳鸣、耳聋、中耳炎。

【位置】精准定位：在面部，耳屏正中与下颌骨髁突之间的凹陷中。快速取穴：微张口，耳屏与下
颌骨髁突之间凹陷处。

【配伍】耳鸣、耳聋：听宫配翳风、中渚。

【一穴多用】①针刺：张口直刺 0.5~1.0 寸，局部酸胀，可放射至耳部及半个面部。②按摩：用拇
指按揉听宫 200 次，可缓解耳鸣、耳聋。③艾灸：用艾条温和灸 10~15 分钟，可缓解耳鸣、耳聋。

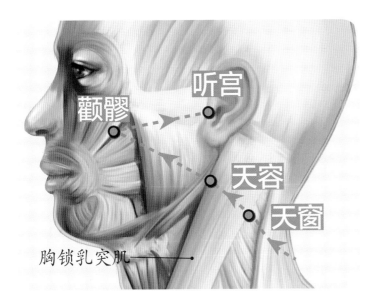

天窗在胸锁乳突肌的后缘，天容在胸锁乳突肌的前缘凹陷中，颧髎、听宫在面部。

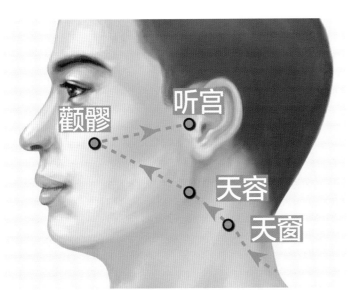

颧髎有祛风镇惊、清热消肿的功效，刺激此穴可缓解面痛、口眼㖞斜。

小贴士
针刺时不宜用粗针，避免出血。

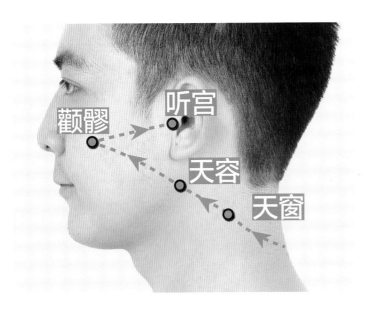

听宫是手太阳小肠经的末穴，也是小肠经和足少阳胆经的交会穴，刺激它不仅可以调节小肠经气血，还可以刺激胆经的经气。

第八章
足太阳膀胱经经穴

　　足太阳膀胱经在内眼角与手太阳小肠经相衔接，联系的脏腑器官有目、脑，属膀胱，络肾，在足小趾与足少阴肾经相接。膀胱经从头走到足，是人体当中穴位最多的一条经络，也是通达全身的通道。不论是眼部疾病，还是腿部疾病，亦或是后背脊椎问题，都可以找膀胱经上的大穴来解决。

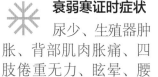

" **申时（15:00~17:00）膀胱经当令** "

膀胱经异常时易出现的疾病

 经络症
　　膀胱经虚寒则容易怕风怕冷、流鼻涕、打喷嚏，经脉循行部位，如项、背、腰、小腿疼痛及运动障碍。

脏腑症
　　小便不利、遗尿、尿浊、尿血；膀胱气绝则遗尿，目反直视（翻白眼）。

亢进热证时症状
　　泌尿生殖器疾病、后背肌肉强直酸痛、脊椎部酸痛、下肢痉挛疼痛、前头与后头痛。

衰弱寒证时症状
　　尿少、生殖器肿胀、背部肌肉胀痛、四肢倦重无力、眩晕、腰背无力。

保养膀胱经的最佳时间
申时（15:00~17:00）膀胱经当令，膀胱经最旺。膀胱负责贮藏水液和津液，水液排出体外，津液循环在体内，此时段宜适量饮水。

膀胱经循行路线
足太阳膀胱经起于内眼角的睛明，上行于额部，交会于头顶。由头顶分出两条：一条支脉即从头顶到颞颥部；一条主干即从头顶入内络于脑，复出项部，分开下行。背部另一支脉从肩胛内侧分别下行，通过肩胛经过髋关节部，沿大腿外侧后边下行，会合于窝中（委中），由此向下通过腓肠肌部，出外踝后方，沿第5跖骨粗隆到小趾的外侧，下接足少阴肾经。

膀胱经腧穴小结
本条经穴一侧穴位67个，左右共134个。首穴为睛明，末穴为至阴。

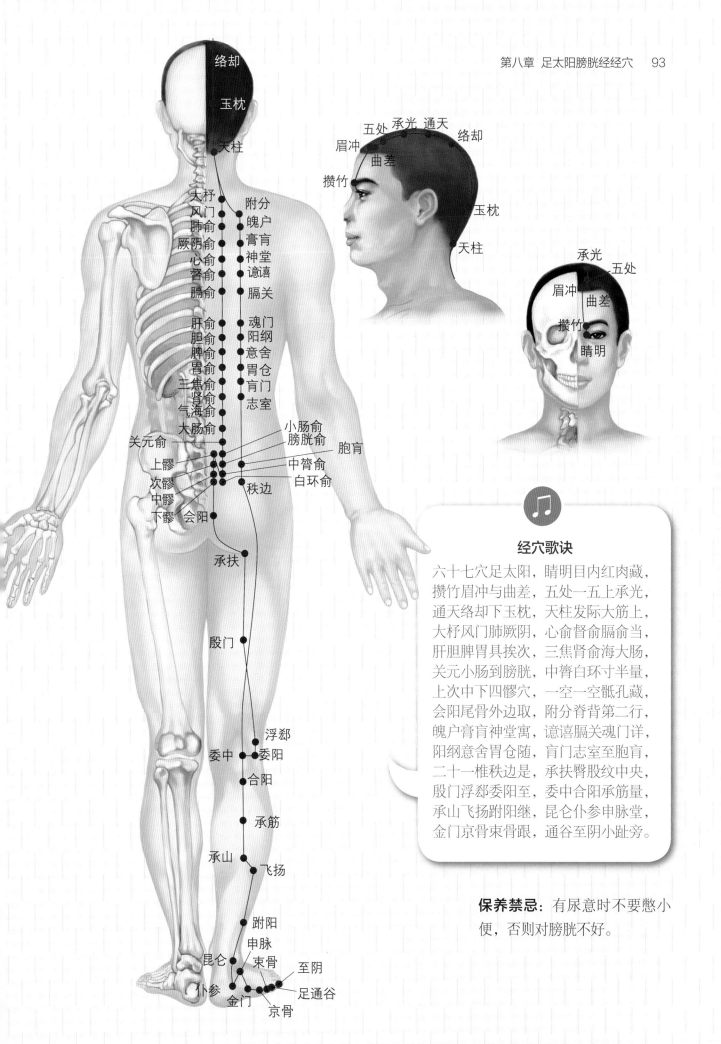

络却
玉枕
天柱

大杼　　附分
风门　　魄户
肺俞　　膏肓
厥阴俞　神堂
心俞　　谚谑
督俞　　膈关
膈俞
肝俞　　魂门
胆俞　　阳纲
脾俞　　意舍
胃俞　　胃仓
三焦俞　肓门
肾俞　　志室
气海俞
大肠俞　　小肠俞
关元俞　　膀胱俞　胞肓
上髎　　　中膂俞
次髎　　　白环俞
中髎　　秩边
下髎　会阳

承扶

殷门

浮郄
委中　委阳
　　　合阳

　　　承筋

承山　飞扬

　　　跗阳
　　　申脉
昆仑　束骨　　至阴
　　　　　　足通谷
仆参　金门　京骨

五处　承光 通天
眉冲　　　　　络却
　　曲差
攒竹

玉枕

天柱

承光
　　　五处
眉冲
　　曲差
攒竹
　　睛明

🎵

经穴歌诀

六十七穴足太阳，睛明目内红肉藏，
攒竹眉冲与曲差，五处一五上承光，
通天络却下玉枕，天柱发际大筋上，
大杼风门肺厥阴，心俞督俞膈俞当，
肝胆脾胃具挨次，三焦肾俞海大肠，
关元小肠到膀胱，中膂白环寸半量，
上次中下四髎穴，一空一空骶孔藏，
会阳尾骨外边取，附分脊背第二行，
魄户膏肓神堂寓，谚谑膈关魂门详，
阳纲意舍胃仓随，肓门志室至胞肓，
二十一椎秩边是，承扶臀股纹中央，
殷门浮郄委阳至，委中合阳承筋量，
承山飞扬跗阳继，昆仑仆参申脉堂，
金门京骨束骨跟，通谷至阴小趾旁。

保养禁忌：有尿意时不要憋小
便，否则对膀胱不好。

睛明 BL1

睛，眼睛；明，明亮。穴在眼区，有明目之功。

【主治】目赤肿痛、迎风流泪、内眦痒痛、白内障、目视不明、近视、夜盲、色盲、急性腰扭伤、坐骨神经痛。

【位置】精准定位：在面部，目内眦内上方眶内侧壁凹陷中。快速取穴：正坐合眼，手指置于内侧眼角稍上方，按压有一凹陷处。

【配伍】目视不明：睛明配光明。

【一穴多用】①针刺：嘱患者闭目，医生用左手轻推眼球向外侧固定，右手持针缓慢刺入，紧靠眼眶直刺 0.1~0.2 寸。②按摩：用拇指或中指按揉睛明 200 次，可缓解眼部疾患。

攒竹 BL2

攒，簇聚；竹，竹子。穴在眉头，眉毛丛生，犹如竹子簇聚。

【主治】头痛、眉棱骨痛、口眼㖞斜、目赤肿痛、迎风流泪、近视、目视不明、腰背肌扭伤、膈肌痉挛。

【位置】精准定位：在面部，眉头凹陷中，额切迹处。快速取穴：皱眉，眉毛内侧端有一凹陷处。

【配伍】呃逆：攒竹配内关。

【一穴多用】①针刺：直刺 0.1~0.3 寸或向鱼腰平刺 0.5~0.8 寸。②按摩：用拇指指尖掐揉攒竹 200 次，可缓解呃逆。③艾灸：用艾条温和灸 10~15 分钟，可缓解眼部疾患。

眉冲 BL3

眉，眉毛；冲，直上。穴在前发际，眉毛的直上方。

【主治】眩晕、头痛、鼻塞、目视不明。

【位置】精准定位：在头部，额切际直上入发际 0.5 寸。快速取穴：手指自攒竹向上推，入发际半横指处按压有痛感处。

【配伍】头痛：眉冲配太阳。

【一穴多用】①针刺：平刺 0.3~0.5 寸，局部酸痛。②按摩：用拇指指尖掐揉眉冲 200 次，可缓解眩晕、头痛。③刮痧：从下向上刮拭 3~5 分钟，可缓解鼻塞、眩晕。

曲差 BL4

曲，弯曲；差，不齐。本脉自眉冲曲而向外，至本穴又曲而向后，表面参差不齐。

【主治】头痛、鼻塞、鼻出血。

【位置】精准定位：在头部，前发际正中直上 0.5 寸，旁开 1.5 寸。快速取穴：前发际正中直上半横指，旁开正中线 2 横指处。

【配伍】头痛、鼻塞：曲差配合谷。

【一穴多用】①针刺：平刺 0.3~0.5 寸，局部酸痛。②按摩：用拇指指尖掐揉曲差 200 次，可缓解眩晕、头痛。③刮痧：从下向上刮拭 3~5 分钟，可缓解头痛、身热无汗、鼻塞、咳喘。

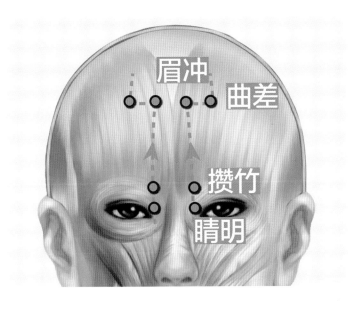

睛明在目内眦内上方眶内侧壁凹陷中，攒竹在眉头凹陷中，眉冲和曲差在前发际附近。

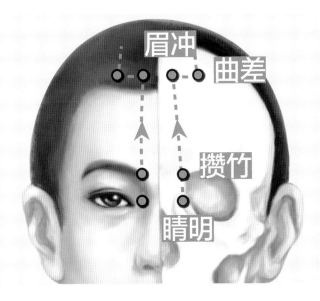

攒竹在眶上缘处，刺激该穴可缓解头痛、目赤肿痛等。

小贴士

针刺时注意行针走向，防止伤及内眦动、静脉和眼球，针后要注意压迫止血。

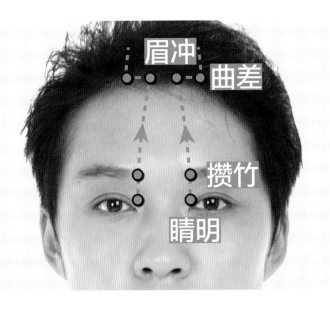

睛明是生活中较常用的穴位。当发现眼睛有视力不佳，眼前如有薄雾、眼睛酸涩等不适症状时，经常按摩睛明，可有所改善。按摩睛明还可以缓解迎风流泪的现象，按摩时用拇指指尖轻掐穴位即可。

五处 BL5

五，第五；处，处所。此为足太阳之脉第五穴所在之处。

【**主治**】小儿惊风、头痛、目眩、目视不明。

【**位置**】精准定位：在头部，前发际正中直上1寸，旁开1.5寸。快速取穴：前发际正中直上1横指，再旁开2横指处。

【**配伍**】头痛、目眩：五处配合谷。

【**一穴多用**】①针刺：平刺0.3~0.5寸，局部酸痛。②按摩：用拇指或中指按揉五处200次，可缓解头痛。③艾灸：用艾条温和灸10~15分钟，可缓解目眩、目视不明。④刮痧：从前向后刮拭3~5分钟，可用于辅助治疗癫痫、小儿惊风等。

承光 BL6

承，承受；光，光明。穴在头顶部，容易承受光线。

【**主治**】头痛、目痛、目眩、目视不明等。

【**位置**】精准定位：在头部，前发际正中直上2.5寸，旁开1.5寸。快速取穴：前发际正中直上3横指，再旁开2横指处即是。

【**配伍**】头痛：承光配百会。

【**一穴多用**】①针刺：平刺0.3~0.5寸，局部酸痛。②按摩：用拇指或中指按揉承光200次，可缓解头痛、目眩。③艾灸：用艾条温和灸10~15分钟，可缓解呕吐。④刮痧：从前向后刮拭3~5分钟，可缓解鼻塞、目视不明等。

通天 BL7

通，通达；天，天空，指上部。穴在头部，上通巅顶。

【**主治**】头痛、头重。

【**位置**】精准定位：在头部，前发际正中直上4寸，旁开1.5寸。快速取穴：承光直上2横指处即是。

【**配伍**】鼻疾：通天配迎香、合谷。

【**一穴多用**】①针刺：平刺0.3~0.5寸，局部酸痛。②按摩：用拇指或中指按揉通天200次，可缓解头痛、头重、眩晕。③艾灸：用艾条温和灸10~15分钟，可缓解瘿气面肿、口眼㖞斜。④刮痧：从前向后刮拭3~5分钟，可缓解鼻塞、鼻渊、鼻疮等。

络却 BL8

络，联络；却，返回。膀胱经脉气由此入里联络于脑，然后又返回体表。

【**主治**】口㖞、眩晕、癫狂、痫证、鼻塞、目视不明、项肿、瘿瘤。

【**位置**】精准定位：在头部，前发际正中直上5.5寸，旁开1.5寸。快速取穴：承光直上4横指处即是。

【**配伍**】头晕：络却配风池。

【**一穴多用**】①针刺：平刺0.3~0.5寸，局部酸痛。②按摩：用拇指或中指按揉络却200次，可缓解头晕、目视不明。

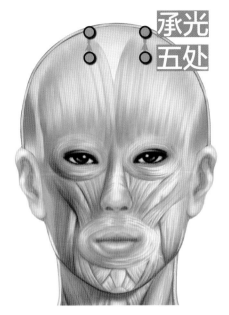
承光
五处

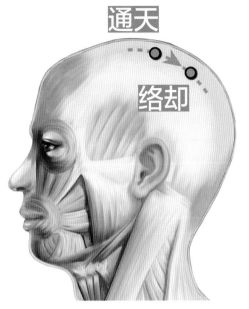
通天
络却

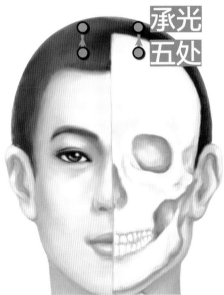
承光
五处

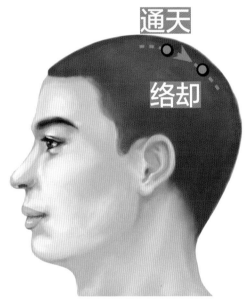
通天
络却

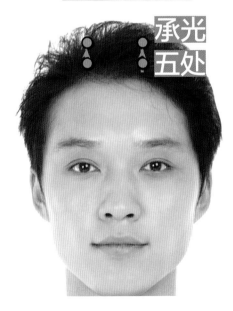
承光
五处

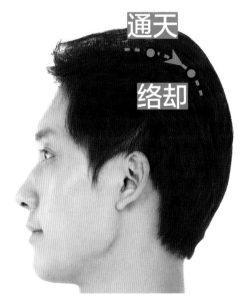
通天
络却

玉枕 BL9

玉，玉石；枕，枕头。古称枕骨为"玉枕骨"，穴在其上。

【主治】头痛。

【位置】精准定位：在头部，横平枕外隆凸上缘，后发际正中旁开1.3寸。快速取穴：沿后发际正中向上轻推，枕骨旁开2横指，在骨性隆起的外上缘一凹陷处。

【配伍】头项痛：玉枕配大椎。

【一穴多用】①针刺：平刺0.3~0.5寸，局部酸痛。②按摩：用拇指或中指按揉玉枕200次，可缓解头痛、目痛、鼻塞等。

天柱 BL10

天，天空；柱，支柱。颈椎古称"柱骨"，穴在其旁。

【主治】头痛、颈项僵硬、肩背痛。

【位置】精准定位：在颈后区，横平第2颈椎棘突上际，斜方肌外缘凹陷中。快速取穴：正坐，触摸颈后两条大筋，在其外侧，后发际边缘可触及一凹陷处。

【配伍】头痛项强：天柱配大椎。

【一穴多用】①针刺：平刺0.5~0.8寸，局部酸痛，可放射至后头部。不可向上方深刺，以免损伤延髓。②按摩：用拇指或中指按揉天柱200次，可缓解后头痛。③艾灸：用艾条温和灸10~15分钟，可缓解鼻塞、肩背痛。

大杼 BL11

大，大小之大；杼，即梭。第1胸椎较大，棘突如梭，穴在其旁。

【主治】颈项僵硬、肩背痛、喘息、胸胁支满。

【位置】精准定位：在脊柱区，第1胸椎棘突下，后正中线旁开1.5寸。快速取穴：低头屈颈，颈背交界处椎骨高突向下推1个椎体，下缘旁开2横指处。

【配伍】肩背痛：大杼配肩外俞。

【一穴多用】①针刺：向内斜刺0.5~0.8寸，局部酸胀，可向肩部放射。②按摩：用拇指按揉大杼200次，可缓解肩背痛。③艾灸：用艾条温和灸10~15分钟，可缓解咳嗽、痰多。

风门 BL12

风，风邪；门，门户。穴居易为风邪侵入之处，并善治风邪之症，故被认为是风邪出入之门户。

【主治】伤风咳嗽、发热、头痛。

【位置】精准定位：在脊柱区，第2胸椎棘突下，后正中线旁开1.5寸。快速取穴：低头屈颈，颈背交界处椎骨高突向下推2个椎体，下缘旁开2横指处。

【配伍】咳嗽、气喘：风门配肺俞。

【一穴多用】①针刺：向内斜刺0.5~0.8寸，局部酸胀，放射至肋间及肩部。②按摩：用拇指按揉风门200次，可缓解肩背痛。③艾灸：用艾条温和灸10~15分钟，可缓解咳嗽、头痛、鼻塞。

手太阴肺经　手阳明大肠经　足阳明胃经　足太阴脾经　手少阴心经　手太阳小肠经　足太阳膀胱经　足少阴肾经　手厥阴心包经　手少阳三焦经　足少阳胆经　足厥阴肝经　任脉　督脉　经外奇穴

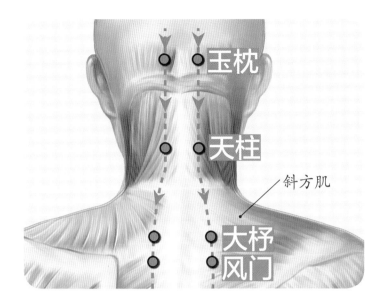

玉枕在头部，天柱在颈后区，大杼、风门在脊柱区。

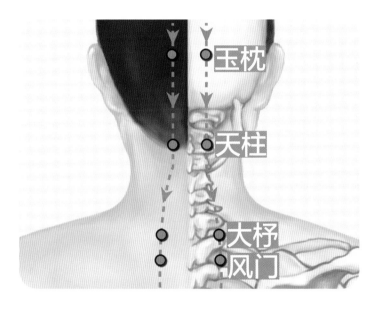

天柱处布有第3枕神经后支、枕大神经，刺激该穴可缓解头痛、颈项僵硬等。

小贴士
针刺时不可深刺，防止损伤延髓。

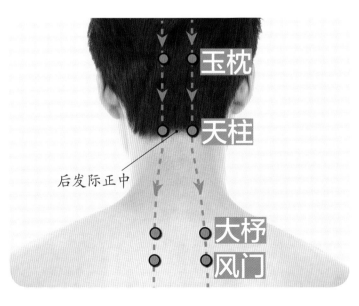

大杼是解胸中之热的穴位，刺激它具有强筋骨、清邪热的功效。冬季是感冒的高发季节，按摩大杼有止咳通络的作用，能够有效缓解因感冒引起的咳嗽、发热、肩背痛。

手太阴肺经　手阳明大肠经　足阳明胃经　足太阴脾经　手少阴心经　手太阳小肠经　足太阳膀胱经　足少阴肾经　手厥阴心包经　手少阳三焦经　足少阳胆经　足厥阴肝经　任脉　督脉　经外奇穴

肺俞 BL13

肺，肺脏；俞，输注。本穴是肺气转输于后背体表的部位。

【主治】咳嗽上气、胸满喘逆、脊背疼痛。

【位置】精准定位：在脊柱区，第3胸椎棘突下，后正中线旁开1.5寸。快速取穴：低头屈颈，颈背交界处椎骨高突向下推3个椎体，下缘旁开2横指处。

【配伍】感冒：肺俞配足三里、外关。

【一穴多用】①针刺：向内斜刺0.5~0.8寸，局部酸胀。②按摩：用拇指按揉肺俞200次，有助于防治肺部疾患。③艾灸：用艾条温和灸10~15分钟，可缓解咳嗽、气喘、胸满。

厥阴俞 BL14

厥阴，两阴交会之意，在此指心包络；俞，输注。本穴是心包络之气转输于后背体表的部位。

【主治】心痛、心悸、胸闷。

【位置】精准定位：在脊柱区，第4胸椎棘突下，后正中线旁开1.5寸。快速取穴：低头屈颈，颈背交界处椎骨高突向下推4个椎体，下缘旁开2横指处。

【配伍】心痛、心悸：厥阴俞配内关。

【一穴多用】①针刺：向内斜刺0.5~0.8寸，局部酸胀。②按摩：用拇指按揉厥阴俞200次，可缓解心痛、心悸。

心俞 BL15

心，心脏；俞，输注。本穴是心气转输于后背体表的部位。

【主治】胸引背痛、心痛、心悸、癫狂、痫证、失眠、健忘、呕吐不食、噎膈、肩背痛、梦遗、盗汗。

【位置】精准定位：在脊柱区，第5胸椎棘突下，后正中线旁开1.5寸。快速取穴：肩胛骨下角水平连线与脊柱相交处，上推2个椎体，正中线旁开2横指处。

【配伍】心痛、心悸：心俞配内关。

【一穴多用】①针刺：向内斜刺0.5~0.8寸，局部酸胀，沿季肋到达前胸。②按摩：用拇指按揉心俞200次，可缓解心痛、心悸。③艾灸：用艾条温和灸10~15分钟，可缓解咳嗽、咯血、心痛。④刮痧：从中间向外侧刮拭3~5分钟，可用于辅助治疗癫狂、梦遗、惊悸、健忘等。

督俞 BL16

督，督脉；俞，输注。本穴是督脉之气转输于后背体表的部位。

【主治】心痛、腹痛、腹胀、肠鸣、呃逆。

【位置】精准定位：在脊柱区，第6胸椎棘突下，后正中线旁开1.5寸。快速取穴：肩胛骨下角水平连线与脊柱相交椎体处，往上推1个椎体，正中线旁开2横指处。

【配伍】心痛、胸闷：督俞配内关。

【一穴多用】①针刺：向内斜刺0.5~0.8寸，局部酸胀，可放射至肋间。②按摩：用拇指按揉督俞200次，可缓解心痛、腹胀、腹痛。

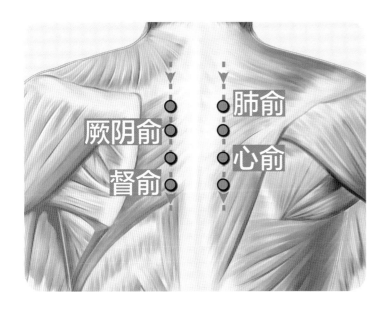

肺俞、厥阴俞、心俞、督俞都在脊柱区，分别位于第3、4、5、6胸椎棘突下，后正中线旁开1.5寸处。

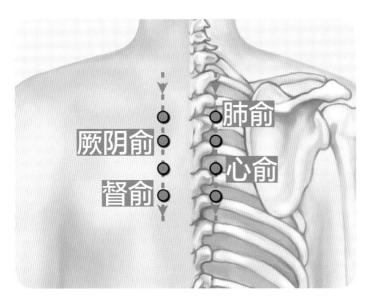

肺俞、厥阴俞、心俞、督俞分别是肺气、心包络之气、心气以及督脉之气转输于后背体表的部位，刺激可缓解相对应的病症。

小贴士

针刺时不可深刺，以免伤及深部内脏。

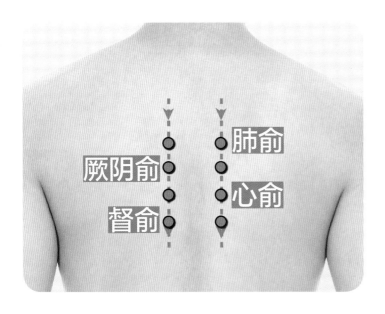

肺俞是治疗肺脏疾病的要穴，用手掌反复摩擦肺俞，可以理气平喘。

左侧竖排导航：
手太阴肺经　手阳明大肠经　足阳明胃经　足太阴脾经　手少阴心经　手太阳小肠经　足太阳膀胱经　足少阴肾经　手厥阴心包经　手少阳三焦经　足少阳胆经　足厥阴肝经　任脉　督脉　经外奇穴

膈俞 BL17

膈，横膈；俞，输注。本穴是膈气转输于后背体表的部位。

【主治】咯血、衄血、便血、心痛、心悸、胸痛、胸闷、呕吐、呃逆、盗汗、荨麻疹。

【位置】精准定位：在脊柱区，第7胸椎棘突下，后正中线旁开1.5寸。快速取穴：肩胛骨下角水平连线与脊柱相交椎体处，正中线旁开2横指处。

【配伍】呕吐、呃逆：膈俞配内关。

【一穴多用】①针刺：向内斜刺0.5~0.8寸，局部酸胀，可放射至肋间。②按摩：用拇指按揉膈俞200次，有助于缓解各种血证。

肝俞 BL18

肝，肝脏；俞，输注。本穴是肝气转输于后背体表的部位。

【主治】脘腹胀满、胸胁支满、黄疸、吞酸、吐食、目视不明、咯血、吐血、颈项强痛、腰背痛、寒疝、月经不调、闭经、痛经、头痛、眩晕。

【位置】精准定位：在脊柱区，第9胸椎棘突下，后正中线旁开1.5寸。快速取穴：肩胛骨下角水平连线与脊柱相交处，下推2个椎体，正中线旁开2横指处。

【配伍】目昏：肝俞配光明。

【一穴多用】①针刺：向内斜刺0.5~0.8寸，局部酸胀，可放射至肋间。②按摩：用拇指按揉肝俞200次，可缓解咳嗽、口苦。

胆俞 BL19

胆，胆腑；俞，输注。本穴是胆腑之气转输于后背体表的部位。

【主治】黄疸、肺痨。

【位置】精准定位：在脊柱区，第10胸椎棘突下，后正中线旁开1.5寸。快速取穴：肩胛骨下角水平连线与脊柱相交处，下推3个椎体，正中线旁开2横指处。

【配伍】胆道疾病：胆俞配太冲。

【一穴多用】①针刺：向内斜刺0.5~0.8寸，局部酸胀，可放射至肋间。②按摩：用拇指按揉胆俞200次，可缓解胸满、口苦。③艾灸：用艾条温和灸10~15分钟，可缓解呕吐、胁痛。

脾俞 BL20

脾，脾脏；俞，输注。本穴是脾气转输于后背体表的部位。

【主治】腹胀、呕吐、泄泻、痢疾、胃痛、吐血、便血、尿血、消渴。

【位置】精准定位：在脊柱区，第11胸椎棘突下，后正中线旁开1.5寸。快速取穴：肚脐水平线与脊柱相交椎体处，往上推3个椎体，正中线旁开2横指处。

【配伍】呕吐：脾俞配中脘、足三里。

【一穴多用】①针刺：向内斜刺0.5~0.8寸，局部酸胀，可放射至腰间。②按摩：用拇指按揉脾俞200次，有助于缓解各种脾胃病。

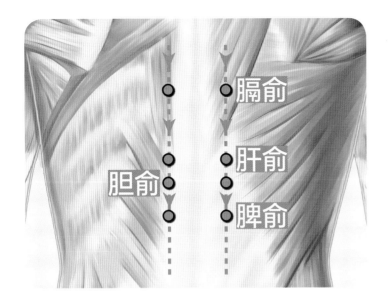

膈俞、肝俞、胆俞、脾俞都在脊柱区，分别位于第 7、9、10、11 胸椎棘突下，后正中线旁开 1.5 寸处。

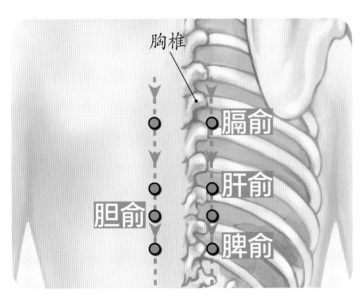

膈俞、肝俞、胆俞、脾俞都属于背俞穴，距离脏腑较近，刺激可缓解相应脏腑不适。

小贴士
采用针刺疗法时不可深刺，以免刺伤内脏。

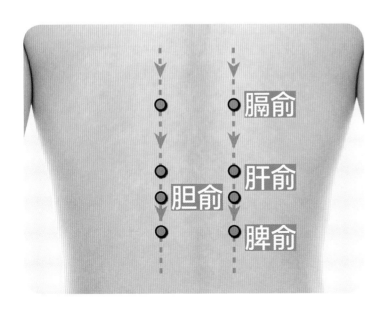

冬季寒冷，血液在体内流动相对较慢，有时会形成血瘀，刺激膈俞可缓解血瘀相关疾病，有活血化瘀、宽胸利膈的作用。经常用按摩槌敲打刺激膈俞，对肠胃也有很好的调理作用。

胃俞 BL21

胃，胃腑；俞，输注。本穴是胃气转输于后背体表的部位。

【主治】胃脘痛、反胃、呕吐、肠鸣、泄泻、痢疾、小儿疳积。

【位置】精准定位：在脊柱区，第12胸椎棘突下，后正中线旁开1.5寸。快速取穴：肚脐水平线与脊柱相交椎体处，往上推2个椎体，正中线旁开2横指处。

【配伍】胃痛：胃俞配中脘、梁丘。

【一穴多用】①针刺：直刺0.5~1.0寸，局部酸胀，可放射至腰腹部。②按摩：用拇指按揉胃俞200次，可缓解各种脾胃病。③艾灸：用艾条温和灸10~15分钟，可缓解胃寒证。

三焦俞 BL22

三焦，三焦腑；俞，输注。本穴是三焦之气转输于后背体表的部位。

【主治】水肿、小便不利、遗尿、腹水、肠鸣、泄泻。

【位置】精准定位：在脊柱区，第1腰椎棘突下，后正中线旁开1.5寸。快速取穴：肚脐水平线与脊柱相交椎体处，往上推1个椎体，正中线旁开2横指处即是。

【配伍】肠鸣、腹胀：三焦俞配气海。

【一穴多用】①针刺：直刺0.8~1.0寸，局部酸胀，可放射至腰部及腹部。②按摩：按揉三焦俞200次，可缓解腹胀、腹痛。③艾灸：用艾条温和灸10~15分钟，可缓解小便不利、水肿等。

肾俞 BL23

肾，肾脏；俞，输注。本穴是肾气转输于后背体表的部位。

【主治】遗精、阳痿、月经不调、白带、不孕、遗尿、小便不利、水肿、腰膝酸痛、耳鸣、耳聋。

【位置】精准定位：在脊柱区，第2腰椎棘突下，后正中线旁开1.5寸。快速取穴：肚脐水平线与脊柱相交椎体处，正中线旁开2横指处。

【配伍】月经不调：肾俞配三阴交。

【一穴多用】①针刺：直刺0.5~1.0寸，局部酸胀，有麻电感向臀部及下肢放射。②按摩：用拇指按揉肾俞200次，可缓解遗精、阳痿、月经不调。③艾灸：用艾条温和灸10~15分钟，可缓解腰膝酸软、水肿、月经不调等。

气海俞 BL24

气海，元气之海；俞，输注。本穴前应气海，是元气转输于后背体表的部位。

【主治】痛经、痔疮、腰痛、遗精、阳痿、腰肌劳损。

【位置】精准定位：在脊柱区，第3腰椎棘突下，后正中线旁开1.5寸。快速取穴：肚脐水平线与脊柱相交椎体处，往下推1个椎体，正中线旁开2横指处。

【配伍】遗精：气海俞配三阴交。

【一穴多用】①针刺：直刺0.5~1.0寸。②按摩：用拇指按气海俞200次，可缓解痛经、腰痛、遗精、阳痿等。③艾灸：用艾条温和灸10~15分钟，可缓解腰膝酸软、水肿、月经不调、痔疮等。

手太阴肺经　手阳明大肠经　足阳明胃经　足太阴脾经　手少阴心经　手太阳小肠经　足太阳膀胱经　足少阴肾经　手厥阴心包经　手少阳三焦经　足少阳胆经　足厥阴肝经　任脉　督脉　经外奇穴

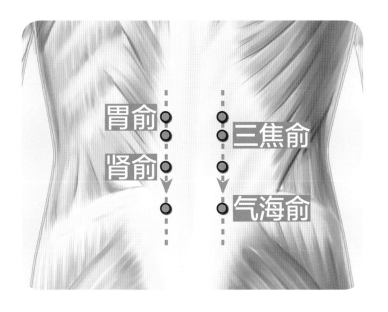

胃俞、三焦俞、肾俞、气海俞都在脊柱区，胃俞在第12胸椎棘突下，三焦俞、肾俞、气海俞分别位于第1、2、3腰椎棘突下，都位于后正中线旁开1.5寸处。

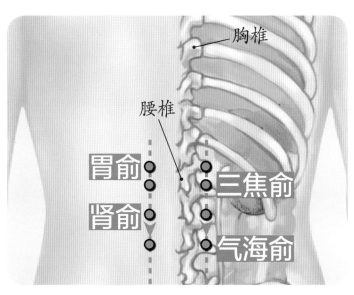

胃俞、三焦俞、肾俞、气海俞分别是胃气、三焦之气、肾气以及元气转输于后背体表的部位，刺激可缓解相应脏腑不适。

小贴士
针刺时不可深刺，以免伤及深部内脏。

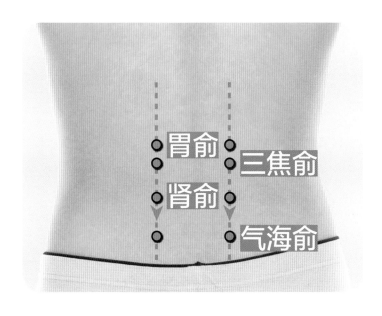

胃俞是治疗胃疾的重要穴位，双手握拳，将拳背第2、3掌指关节放于脾俞、胃俞上，适当用力按揉3~5分钟，有和胃降逆、健脾助运的功效。

大肠俞 BL25

大肠，大肠腑；俞，输注。本穴是大肠之气转输于后背体表的部位。

【主治】腹痛、腹胀、泄泻、肠鸣、便秘、痢疾、腰脊强痛。

【位置】精准定位：在脊柱区，第4腰椎棘突下，后正中线旁开1.5寸。快速取穴：两侧髂嵴高点连线与脊柱交点，旁开2横指处。

【配伍】便秘：大肠俞配气海、支沟。

【一穴多用】①针刺：直刺0.5~1.0寸，局部酸胀，可有麻电感向臀部及下肢放射。②按摩：用拇指按揉大肠俞200次，可缓解腹痛、肠鸣、泄泻、便秘等。

关元俞 BL26

关，关藏；元，元气；俞，输注。本穴前应关元，是关藏的元阴元阳之气转输于后背体表的部位。

【主治】腹胀、泄泻、便秘、小便不利、遗尿、腰痛、糖尿病。

【位置】精准定位：在脊柱区，第5腰椎棘突下，后正中线旁开1.5寸。快速取穴：两侧髂嵴高点连线与脊柱交点，往下推1个椎体，旁开2横指处。

【配伍】腹胀：关元俞配气海。

【一穴多用】①针刺：直刺0.5~1.0寸。②按摩：用拇指按揉关元俞200次，可缓解腹痛、肠鸣、泄泻、便秘等。③艾灸：用艾条温和灸10~15分钟，可缓解泄泻、妇人瘕聚等。

小肠俞 BL27

小肠，小肠腑；俞，输注。本穴是小肠之气转输于后背体表的部位。

【主治】痢疾、泄泻、疝气、痔疮。

【位置】精准定位：在骶区，横平第1骶后孔，骶正中嵴旁开1.5寸。快速取穴：两侧髂嵴高点连线与脊柱交点，往下推2个椎体，旁开2横指处。

【配伍】腹胀、痢疾、便秘：小肠俞配天枢、足三里、上巨虚、关元。

【一穴多用】①针刺：直刺0.5~1.0寸，局部酸胀，可有麻电感向臀部及下肢放射。②按摩：用拇指按揉小肠俞200次，可缓解腹痛、泄泻、便秘等。③艾灸：用艾条温和灸10~15分钟，可缓解遗精、遗尿等。

膀胱俞 BL28

膀胱，膀胱腑；俞，输注。本穴是膀胱之气转输于后背体表的部位。

【主治】小便赤涩、癃闭、遗尿、遗精。

【位置】精准定位：在骶区，横平第2骶后孔，骶正中嵴旁开1.5寸。快速取穴：两侧髂嵴高点连线与脊柱交点，往下推3个椎体，旁开2横指处。

【配伍】小便不利：膀胱俞配肾俞。

【一穴多用】①针刺：直刺0.5~1.0寸，局部酸胀，可有麻电感向臀部及下肢放射。②按摩：用拇指按揉膀胱俞200次，可缓解遗精、遗尿、泄泻、便秘等。

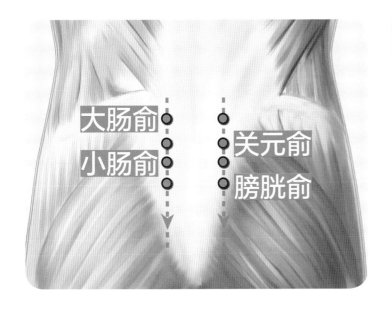

大肠俞、关元俞在脊柱区，分别位于第4、5腰椎棘突下，后正中线旁开1.5寸处；小肠俞、膀胱俞在骶区，分别位于横平第1、2骶后孔，骶正中嵴旁开1.5寸处。

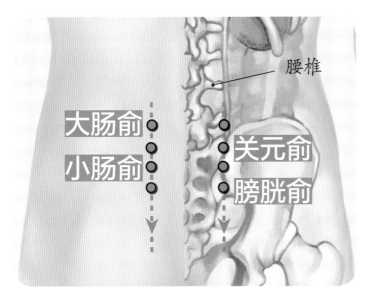

大肠俞、膀胱俞分别是大肠之气、膀胱之气转输于后背体表的部位，刺激可缓解相应脏腑不适。

小贴士
针刺时不宜深刺，避免伤及神经。

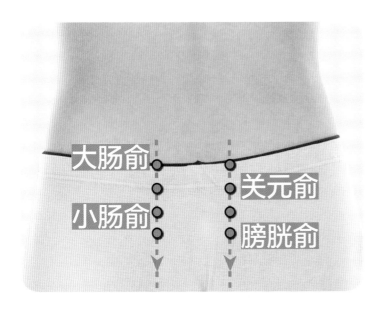

大肠俞是治疗大肠腑病和腰部疾患的重要穴位，刺激大肠俞能理气降逆、调和肠胃。平时可用拇指指腹向下按压大肠俞或者艾灸大肠俞来保养肠胃。

中膂俞 BL29

中，中间；膂，挟脊肌肉；俞，输注。本穴位约居人体的中部，是挟脊肌肉之气转输于后背体表的部位。

【主治】腰脊强痛、消渴、疝气、痢疾。

【位置】精准定位：在骶区，横平第3骶后孔，骶正中嵴旁开1.5寸。快速取穴：两侧髂嵴高点连线与脊柱交点，往下推4个椎体，旁开2横指处。

【配伍】疝气：中膂俞配大敦。

【一穴多用】①针刺：直刺0.8~1.0寸，局部酸胀，可有麻电感向臀部及下肢放射。②按摩：用拇指按揉中膂俞200次，可缓解腹痛、腰脊强痛等。

白环俞 BL30

白，白色；环，物名；俞，穴。本穴可治妇女白带病。

【主治】带下、月经不调、疝气、遗精、腰腿痛。

【位置】精准定位：在骶区，横平第4骶后孔，骶正中嵴旁开1.5寸。快速取穴：两侧髂嵴高点连线与脊柱交点，往下推5个椎体，旁开2横指处。

【配伍】遗精、月经不调：白环俞配三阴交、肾俞。

【一穴多用】①针刺：直刺0.8~1.2寸，局部酸胀，可有麻电感向臀部放射。②按摩：用拇指按揉白环俞200次，可缓解腰腿痛。

上髎 BL31

髎，骨隙。本穴位当骶后孔。

【主治】月经不调、带下、遗精、阳痿、二便不利、腰骶痛、腰膝酸软。

【位置】精准定位：在骶区，正对第1骶后孔中。快速取穴：四指分别按于骶骨第1至第4骶椎棘突上，向外移1横指，食指位置。

【配伍】小便不利：上髎配三阴交、中极。

【一穴多用】①针刺：直刺0.5~1.2寸，局部酸胀。②按摩：用拇指按揉上髎200次，可缓解月经不调、遗精、阳痿等。③艾灸：用艾条温和灸10~15分钟，可缓解月经不调、阴挺、阳痿、少腹虚寒、大小便不利等。

次髎 BL32

髎，骨隙。本穴位当骶后孔。

【主治】月经不调、带下、遗精、阳痿、二便不利、腰骶痛、腰膝酸软。

【位置】精准定位：在骶区，正对第2骶后孔中。快速取穴：同上髎的取穴方法，此时中指所指的位置即为次髎。

【配伍】痛经、月经不调：次髎配关元、三阴交。

【一穴多用】①针刺：直刺0.5~1.2寸，局部酸胀。②按摩：用拇指按揉次髎200次，可缓解月经不调、痛经。③艾灸：用艾条温和灸10~15分钟，可缓解月经不调、痛经、少腹冷痛等。④刮痧：从中间向外侧刮拭3~5分钟，可缓解小便赤淋、赤白痢。

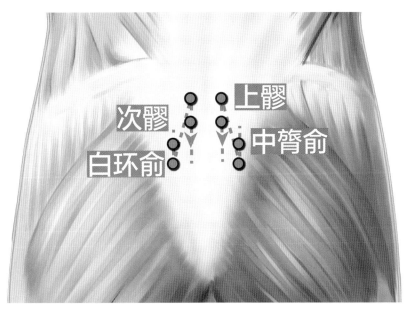

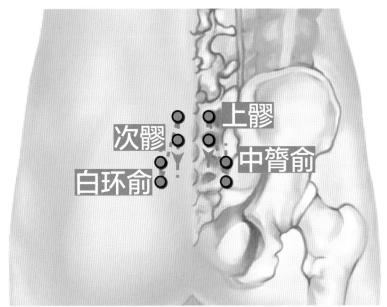

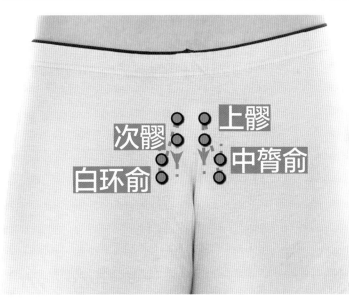

手太阴肺经　手阳明大肠经　足阳明胃经　足太阴脾经　手少阴心经　手太阳小肠经　足太阳膀胱经　足少阴肾经　手厥阴心包经　手少阳三焦经　足少阳胆经　足厥阴肝经　任脉　督脉　经外奇穴

中髎 BL33

髎，骨隙。本穴位当骶后孔。

【主治】月经不调、带下、遗精、阳痿、二便不利、腰骶痛、腰膝酸软。

【位置】精准定位：在骶区，正对第3骶后孔中。快速取穴：同上髎的取穴方法，此时无名指所指的位置即为中髎。

【配伍】便秘：中髎配足三里。

【一穴多用】①针刺：直刺0.5~1.0寸，局部酸胀，可有麻电感向外阴及下肢放射。②按摩：用拇指按揉中髎200次，可缓解月经不调、赤白带下。③艾灸：用艾条温和灸10~15分钟，可缓解月经不调、痛经、少腹冷痛、小便不利等。④刮痧：从中间向外侧刮拭3~5分钟，可缓解赤白带下、二便不调等。

下髎 BL34

髎，骨隙。本穴位当骶后孔。

【主治】月经不调、带下、遗精、阳痿、二便不利、腰骶痛、腰膝酸软。

【位置】精准定位：在骶区，正对第4骶后孔中。快速取穴：同上髎的取穴方法，此时小指所指的位置即为下髎。

【配伍】腹痛：下髎配气海。

【一穴多用】①针刺：直刺0.5~1.0寸，局部酸胀，可有麻电感向外生殖器放射。②按摩：用拇指按揉下髎200次，可缓解便秘、泄泻。③艾灸：用艾条温和灸10~15分钟，可缓解少腹冷痛、腰骶痛。④刮痧：从中间向外侧刮拭3~5分钟，可缓解肠鸣、泄泻、便秘、痢疾等。

会阳 BL35

会，交会；阳，阴阳之阳。穴属阳经，与阳脉之海的督脉相交。

【主治】泄泻、痢疾、痔疮、便血、阳痿、带下。

【位置】精准定位：在骶区，尾骨端旁开0.5寸。快速取穴：顺着脊柱向下摸到尽头，旁开半个拇指处。

【配伍】痔疮：会阳配承山。

【一穴多用】①针刺：直刺0.8~1.2寸。②按摩：用拇指按揉会阳200次，有助于辅助治疗阳痿。③艾灸：用艾条温和灸10~15分钟，可用于辅助治疗阳痿、带下异常等。

承扶 BL36

承，承受；扶，佐助。本穴位于股部上段，当肢体分界的臀沟中点，有佐助下肢承受头身重量的作用。

【主治】腰、骶、臀、股部疼痛，下肢瘫痪，痔疮。

【位置】精准定位：在股后区，臀沟的中点。快速取穴：臀下横纹正中点，按压有酸胀感处。

【配伍】腰骶疼痛：承扶配委中。

【一穴多用】①针刺：直刺1.0~2.5寸，局部酸胀，有闪电样感向下肢放射。②按摩：用拇指按揉或弹拨承扶200次，可缓解下肢疼痛。③艾灸：用艾条温和灸10~15分钟，可缓解下肢疼痛。④刮痧：从中间向外侧刮拭3~5分钟，可缓解痔疮、便秘。

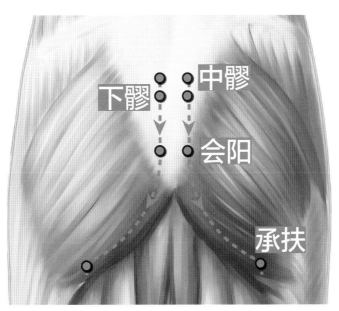

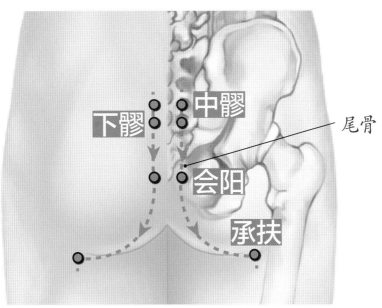

尾骨

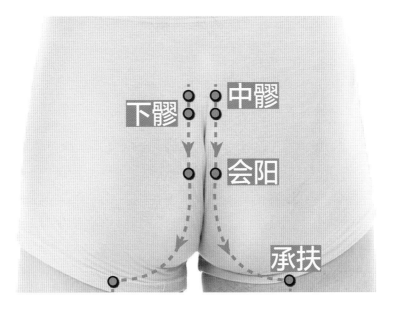

殷门 BL37

殷，深厚，正中；门，门户。穴位局部肌肉深厚，为膀胱经气通过之门户。

【主治】腰、骶、臀、股部疼痛，下肢瘫痪。

【位置】精准定位：在股后区，臀沟下6寸，股二头肌与半腱肌之间。快速取穴：承扶与膝盖后面凹陷中央的腘横纹中点连线，承扶下2个4横指处即是。

【配伍】腰痛：殷门配大肠俞。

【一穴多用】①针刺：直刺1.0~2.0寸，局部酸胀，有闪电样感向下肢放射。②按摩：用拇指按揉或弹拨殷门200次，可缓解下肢后侧疼痛。

浮郄 BL38

浮，顺流；郄，空隙。本经之气从股后顺流下入的穴隙。

【主治】腰、骶、臀、股部疼痛，腘筋挛急，下肢瘫痪。

【位置】精准定位：在膝后区，腘横纹上1寸，股二头肌腱的内侧缘。快速取穴：先找到委阳，向上1横指处即是。

【配伍】下肢痿痹：浮郄配承山。

【一穴多用】①针刺：直刺1.0~1.5寸，局部酸胀，有麻电样感向小腿放射。②按摩：用拇指按揉或弹拨浮郄200次，可缓解膝关节痛。③艾灸：用艾条温和灸10~15分钟，可缓解膝关节疼痛。④刮痧：从中间向外侧刮拭3~5分钟，可缓解霍乱转筋。

委阳 BL39

委，弯曲；阳，阴阳之阳。外属阳，穴在腘窝横纹委中外侧。

【主治】小便淋沥、遗溺、癃闭、便秘。

【位置】精准定位：在膝部，腘横纹上，股二头肌腱的内侧缘。快速取穴：膝盖后面凹陷中央的腘横纹外侧，股二头肌肌腱内侧。

【配伍】小便不利：委阳配三焦俞、肾俞。

【一穴多用】①针刺：直刺1.0~1.5寸，局部酸胀，可向大腿及小腿放射。②按摩：用拇指按揉或弹拨委阳200次，可缓解膝关节痛、癃闭、遗尿等。③艾灸：用艾条温和灸10~15分钟，可缓解膝关节疼痛、腹胀满、水肿等。

委中 BL40

委，弯曲；中，中间。穴在腘横纹中点。

【主治】腰脊痛、髀枢痛、风寒湿痹、半身不遂、脚弱无力、皮肤瘙痒、腹痛、吐泻。

【位置】精准定位：在膝后区，腘横纹中点。快速取穴：膝盖后面凹陷中央的腘横纹中点。

【配伍】便血：委中配长强、上巨虚。

【一穴多用】①针刺：直刺1.0~1.5寸，或用三棱针点刺腘静脉出血。②按摩：用拇指按揉或弹拨委中200次，可缓解腰痛、腹痛、头痛、恶风寒等。③艾灸：用艾条温和灸10~15分钟，可缓解腰腿痛、遗尿、小便不利等。

手太阴肺经 手阳明大肠经 足阳明胃经 足太阴脾经 手少阴心经 手太阳小肠经 足太阳膀胱经 足少阴肾经 手厥阴心包经 手少阳三焦经 足少阳胆经 足厥阴肝经 任脉 督脉 经外奇穴

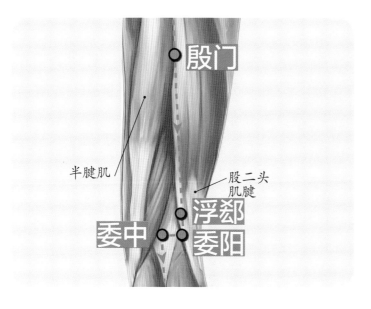

半腱肌

股二头肌腱

浮郄

委中 委阳

殷门

殷门在股二头肌与半腱肌之间，浮郄在股二头肌腱的内侧缘，委阳、委中在膝后区腘横纹上。

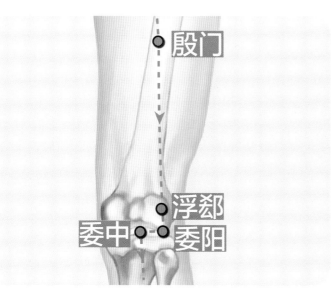

殷门

浮郄

委中 委阳

委中处有腘动脉、腘静脉、胫神经，深部为膝关节囊，用力掐按委中，可缓解急性腰痛。

小贴士

针刺时不可深刺，避免误入膝关节腔，防止伤及胫神经和血管。

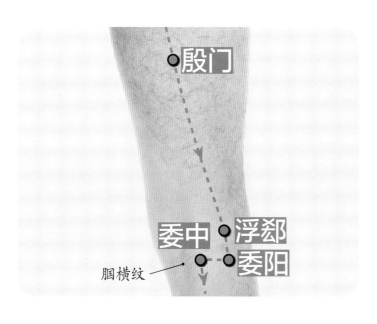

殷门

委中 浮郄

委阳

腘横纹

殷门是膀胱经气通过的门户，用手按摩，或用小木槌等器物，以适当力度敲打殷门，有助于缓解腰背疼痛和椎间盘突出症。

附分 BL41

附，依附；分，分离。膀胱经自项而下，分为两行；本穴为第二行之首穴，附于第一行之旁。

【主治】肩背拘急疼痛、颈项强痛、肘臂麻木疼痛。

【位置】精准定位：在脊柱区，第2胸椎棘突下，后正中线旁开3寸。快速取穴：低头屈颈，颈背交界处椎骨高突向下推2个椎体，下缘旁开4横指处。

【配伍】颈项强痛：附分配大椎。

【一穴多用】①针刺：斜刺0.5~0.8寸，局部酸胀。②按摩：用拇指按揉附分200次，有助于防治颈、项、肩、背疼痛。③艾灸：用艾条温和灸10~15分钟，可缓解颈、项、肩、背疼痛。

魄户 BL42

魄，气之灵；户，门户。肺藏魄，本穴与肺俞平列，如肺气出入门户。

【主治】肺痨、咳嗽、气喘、颈项僵硬、肩背痛。

【位置】精准定位：在脊柱区，第3胸椎棘突下，后正中线旁开3寸。快速取穴：低头屈颈，颈背交界处椎骨高突向下推3个椎体，下缘旁开4横指处。

【配伍】喘咳：魄户配天突、膻中。

【一穴多用】①针刺：斜刺0.5~0.8寸，局部酸胀。②按摩：用拇指按揉魄户200次，有助于防治肩、背、肺部疾患。

膏肓 BL43

膏，膏脂；肓，肓膜。在此指心下膈上的膏脂肓膜，因近于心包，故被看做心包组成部分。穴与厥阴俞平列，因名膏肓。

【主治】肺痨、咳嗽、气喘、盗汗、健忘、遗精。

【位置】精准定位：在脊柱区，第4胸椎棘突下，后正中线旁开3寸。快速取穴：低头屈颈，颈背交界处椎骨高突向下推4个椎体，下缘旁开4横指处。

【配伍】久咳：膏肓配肺俞。

【一穴多用】①针刺：斜刺0.5~0.8寸，局部酸胀，可向肩胛部放射。②按摩：用拇指按揉膏肓200次，可缓解咳嗽、气喘。③艾灸：用艾条温和灸10~15分钟，可缓解咳嗽、健忘。

神堂 BL44

心藏神，穴如心神所居之殿堂。

【主治】心痛、心悸、失眠、健忘、肩背痛。

【位置】精准定位：在脊柱区，第5胸椎棘突下，后正中线旁开3寸。快速取穴：低头屈颈，颈背交界处椎骨高突向下推5个椎体，下缘旁开4横指处。

【配伍】胸闷：神堂配膻中。

【一穴多用】①针刺：斜刺0.5~0.8寸，局部酸胀。②按摩：用拇指按揉神堂200次，可缓解失眠、咳嗽。

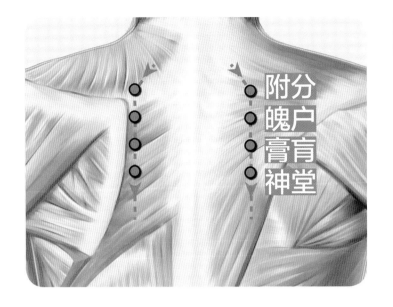

附分、魄户、膏肓、神堂都在脊柱区，分别位于第2、3、4、5胸椎棘突下，后正中线旁开3寸处。

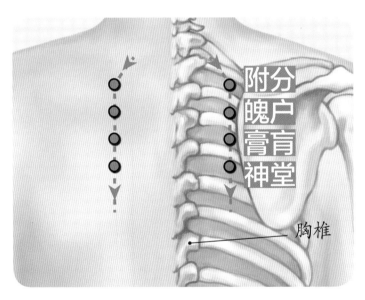

胸椎

附分、魄户、膏肓、神堂处都布有胸脊神经，深部为胸腔，刺激穴位可宽胸理气。

小贴士
针刺时不宜深刺，防止误入胸腔。

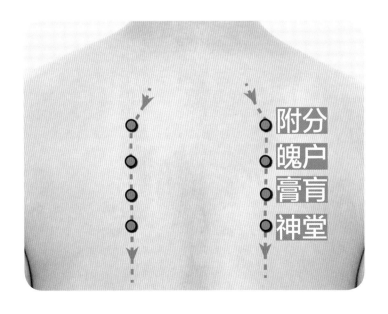

肩颈不适找附分。用力按揉或用刮痧板从上向下刮拭附分可缓解颈项强痛、肩背拘急。

谚语 BL45

谚语，叹息声。取穴时，令患者发谚语声，穴位局部能动应手指。

【主治】咳嗽、气喘、肩背痛、季肋痛。

【位置】精准定位：在脊柱区，第6胸椎棘突下，后正中线旁开3寸。快速取穴：肩胛骨下角水平连线与脊柱相交处，上推1个椎体，正中线旁开4横指处。

【配伍】肩背痛：谚语配大椎、肩外俞。

【一穴多用】①针刺：斜刺0.5~0.8寸，局部酸胀。②按摩：用拇指按揉谚语200次，可缓解肩背痛、咳嗽、气喘。

膈关 BL46

膈，横膈；关，关隘。本穴与膈俞平列，喻之为治疗横膈疾病的关隘。

【主治】饮食不下、呕吐、嗳气、胸中噎闷、脊背强痛。

【位置】精准定位：在脊柱区，第7胸椎棘突下，后正中线旁开3寸。快速取穴：肩胛骨下角水平连线与脊柱相交处，正中线旁开4横指处。

【配伍】嗳气：膈关配内关。

【一穴多用】①针刺：斜刺0.5~0.8寸，局部酸胀。②按摩：用拇指按揉膈关200次，可缓解嗳气、呃逆。③艾灸：用艾条温和灸10~15分钟，可缓解胸胁胀满、呕吐、呃逆。

魂门 BL47

肝藏魂，穴为肝气出入之门户。

【主治】胸胁胀痛、饮食不下、呕吐、肠鸣、泄泻、背痛。

【位置】精准定位：在脊柱区，第9胸椎棘突下，后正中线旁开3寸。快速取穴：肩胛骨下角水平连线与脊柱相交处，下推2个椎体，正中线旁开4横指处。

【配伍】胸胁痛：魂门配阳陵泉、支沟。

【一穴多用】①针刺：斜刺0.5~0.8寸，局部酸胀。②按摩：用拇指按揉魂门200次，可缓解呕吐、肠鸣、泄泻。③艾灸：用艾条温和灸10~15分钟，可缓解胸背痛、胸胁胀满。④拔罐：用火罐留罐5~10分钟，或连续走罐5分钟，可缓解肩背痛、胸胁胀痛等。

阳纲 BL48

阳，阴阳之阳；纲，纲要。胆属阳，穴与胆俞平列，为治疗胆病的要穴。

【主治】泄泻、黄疸、腹痛、肠鸣、消渴。

【位置】精准定位：在脊柱区，第10胸椎棘突下，后正中线旁开3寸。快速取穴：肩胛骨下角水平连线与脊柱相交处，下推3个椎体，正中线旁开4横指处。

【配伍】腹胀：阳纲配气海。

【一穴多用】①针刺：斜刺0.5~0.8寸，局部酸胀。②按摩：用拇指按揉阳纲200次，可缓解腹胀、肠鸣、腹痛。

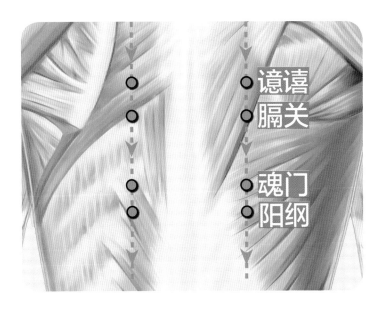

譩譆、膈关、魂门、阳纲都在脊柱区，分别位于第6、7、9、10胸椎棘突下，后正中线旁开3寸处。

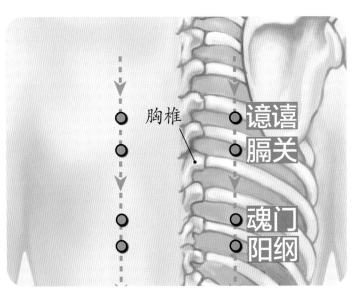

譩譆、膈关、魂门、阳纲深部为胸腔，刺激这些穴位可宽胸理气。

小贴士
针刺时不宜深刺，避免误入胸腔。

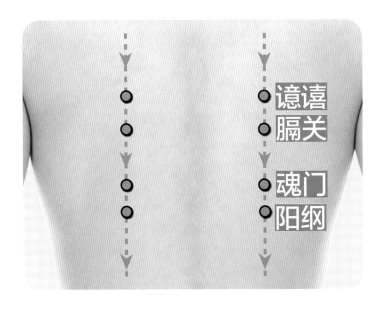

用双手拇指直接点压膈关，可缓解咳嗽、气喘、脊背强痛等。经常用按摩槌敲打膈关，可畅通气血，调理肺、胃功能。

意舍 BL49

意，意念；舍，宅舍。脾藏意，穴与脾俞平列，如脾气之宅舍。

【主治】腹胀、泄泻、呕吐、纳呆。

【位置】精准定位：在脊柱区，第 11 胸椎棘突下，后正中线旁开 3 寸。快速取穴：肚脐水平线与脊柱相交椎体处，上推 3 个椎体，正中线旁开 4 横指处。

【配伍】腹胀：意舍配脾俞、胃俞。

【一穴多用】①针刺：斜刺 0.5~0.8 寸，局部酸胀。②按摩：用拇指按揉意舍 200 次，可缓解腹胀、肠鸣、泄泻。

胃仓 BL50

胃，胃腑；仓，粮仓。穴犹如粮仓。

【主治】胃痛、小儿积食、腹胀、水肿、脊背痛。

【位置】精准定位：在脊柱区，第 12 胸椎棘突下，后正中线旁开 3 寸。快速取穴：肚脐水平线与脊柱相交椎体处，上推 2 个椎体，正中线旁开 4 横指处。

【配伍】胃痛：胃仓配足三里。

【一穴多用】①针刺：斜刺 0.5~0.8 寸，局部酸胀。②按摩：用拇指按揉胃仓 200 次，可缓解胃痛、消化不良。③艾灸：用艾条温和灸 10~15 分钟，可缓解胃痛、水肿。

肓门 BL51

肓，肓膜；门，门户。穴与三焦俞平列，如肓膜之气出入的门户。

【主治】痞块、乳腺炎、上腹痛、便秘。

【位置】精准定位：在腰区，第 1 腰椎棘突下，后正中线旁开 3 寸。快速取穴：肚脐水平线与脊柱相交椎体处，上推 1 个椎体，正中线旁开 4 横指处。

【配伍】便秘：肓门配气海、天枢。

【一穴多用】①针刺：斜刺 0.5~0.8 寸，局部酸胀。②按摩：用拇指按揉肓门 200 次，可缓解上腹痛、便秘。③艾灸：用艾条温和灸 10~15 分钟，可缓解上腹痛、乳腺炎。④拔罐：用火罐留罐 5~10 分钟，或连续走罐 5 分钟，可缓解便秘、乳腺炎等。

志室 BL52

志，意志；室，房室。肾藏志，穴与肾俞平列，如肾气聚集之房室。

【主治】遗精、阳痿、阴痛水肿、小便不利、腰脊强痛。

【位置】精准定位：在腰区，第 2 腰椎棘突下，后正中线旁开 3 寸。快速取穴：肚脐水平线与脊柱相交椎体处，正中线旁开 4 横指处。

【配伍】遗精：志室配命门。

【一穴多用】①针刺：直刺 0.5~1.0 寸，局部酸胀，向臀部放射。②按摩：用拇指按揉志室 200 次，可缓解少腹痛、遗精、阳痿等。

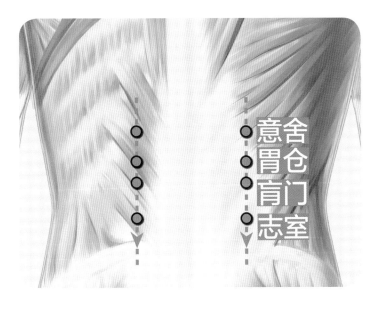

意舍、胃仓在脊柱区，分别位于第 11、12 胸椎棘突下，后正中线旁开 3 寸处；肓门、志室在腰部，分别位于第 1、2 腰椎棘突下，后正中线旁开 3 寸处。

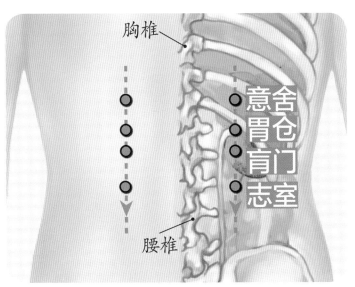

刺激肓门、志室可缓解腰腹疼痛。

小贴士

肓门、志室深部是肾脏、腹腔，针刺时不宜深刺，避免误入腹腔，刺伤肾脏。

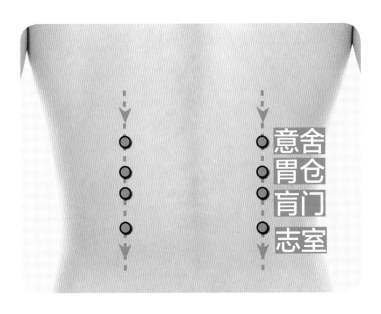

意舍有健脾化湿的功效，长夏养脾，可经常按揉意舍，外散脾脏之热。

胞肓 BL53

胞，囊袋；肓，肓膜。胞，在此主要指膀胱，穴与膀胱俞平列，故名。

【主治】小便不利、腰脊痛、腹胀、肠鸣、便秘。

【位置】精准定位：在骶区，横平第2骶后孔，骶正中嵴旁开3寸。快速取穴：先取次髎，与其同水平，后正中线旁开4横指处。

【配伍】腰痛：胞肓配委中。

【一穴多用】①针刺：直刺0.8~1.2寸。②按摩：用拇指按揉胞肓200次，可缓解腰痛、肠鸣、腹胀等。

秩边 BL54

秩，秩序；边，边缘。膀胱经背部诸穴，排列有序，本穴居其最下缘。

【主治】腰骶痛、下肢痿痹、痔疮、大便不利、小便不利。

【位置】精准定位：在骶区，横平第4骶后孔，骶正中嵴旁开3寸。快速取穴：先取下髎，与其同水平，后正中线旁开4横指处。

【配伍】腰腿疼痛：秩边配委中、大肠俞。

【一穴多用】①针刺：直刺1.5~3.0寸。②按摩：用拇指按揉秩边200次，可缓解腰腿疼痛。③艾灸：用艾条温和灸10~15分钟，可缓解腰下肢痿痹、阴部肿痛等。

合阳 BL55

合，汇合；阳，阴阳之阳。本经自上而下分成两支，高而为阳。

【主治】腰脊痛、下肢酸痛、痿痹、崩漏、带下。

【位置】精准定位：在小腿后区，腘横纹下2寸，腓肠肌内、外侧头之间。快速取穴：膝盖后面凹陷中央的腘横纹中点直下3横指处。

【配伍】腰痛：合阳配腰阳关。

【一穴多用】①针刺：直刺1.0~2.0寸，局部酸胀，可向足底放射。②按摩：用拇指按揉或弹拨合阳200次，可缓解腰痛、小腹痛等。③艾灸：用艾条温和灸10~15分钟，可缓解腰腿痛、寒疝、崩漏等。④拔罐：用火罐留罐10~15分钟，可缓解腰腿痛、下肢痿痹。

承筋 BL56

承，承受；筋，筋肉。穴在腓肠肌处，这是小腿以下承受其以上部位的主要筋肉。

【主治】小腿痛、腰脊拘急、抽筋、痔疮。

【位置】精准定位：小腿后区，腘横纹下5寸，腓肠肌两肌腹之间。快速取穴：小腿用力，后面肌肉明显隆起，中央按压有酸胀感处。

【配伍】下肢挛痛：承筋配委中。

【一穴多用】①按摩：用拇指按揉或弹拨承筋200次，可缓解腰痛、小腿痛等。②艾灸：用艾条温和灸10~15分钟，可缓解下肢挛痛。

手太阴肺经　手阳明大肠经　足阳明胃经　足太阴脾经　手少阴心经　手太阳小肠经　足太阳膀胱经　足少阴肾经　手厥阴心包经　手少阳三焦经　足少阳胆经　足厥阴肝经　任脉　督脉　经外奇穴

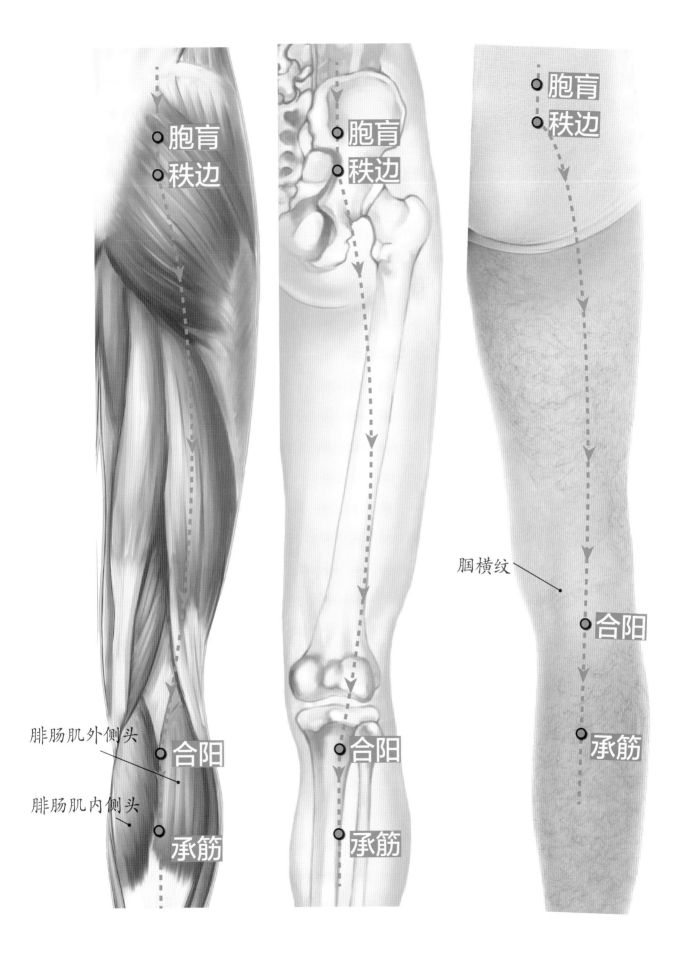

胞肓

秩边

腘横纹

合阳

承筋

腓肠肌外侧头

腓肠肌内侧头

承山 BL57

承，承受；山，山巅。腓肠肌之二肌腹高突如山，穴在其下，有承受之势。

【主治】痔疮、便秘、腰背痛、腿痛。

【位置】精准定位：在小腿后区，腓肠肌两肌腹与肌腱交角处。快速取穴：直立，小腿用力，在小腿的后面正中可见一“人”字纹，其上尖角凹陷处。

【配伍】下肢痿痹：承山配阳陵泉。

【一穴多用】①针刺：直刺 1.0~2.0 寸，局部酸胀，可向足底放射。②按摩：用拇指按揉或弹拨承山 200 次，可缓解小腿痛、便秘、腹痛、腰背痛等。

飞扬 BL58

飞，飞翔；扬，向上扬。外为阳，穴在小腿外侧，本经从此处飞离而去络肾经。

【主治】腰腿痛、膝胫无力、小腿酸痛。

【位置】精准定位：在小腿后区，昆仑直上 7 寸，腓肠肌外下缘与跟腱移行处。快速取穴：依上法找到承山，再往下方外侧 1 横指处。

【配伍】腿痛：飞扬配委中。

【一穴多用】①针刺：直刺 1.0~1.5 寸，局部酸胀，可向足底放射。②按摩：用拇指按揉或弹拨飞扬 200 次，可缓解腰痛、小腿痛等。③艾灸：用艾条温和灸 10~15 分钟，可缓解下肢挛痛、头痛、风寒感冒等。

跗阳 BL59

跗，足背；阳，阴阳之阳。外为阳，上为阳，穴在小腿外侧足背外上方。

【主治】腰、骶、髋、股后外疼痛。

【位置】精准定位：在小腿后区，昆仑直上 3 寸，腓骨与跟腱之间。快速取穴：平足外踝后方，向上 4 横指，按压有酸胀感处。

【配伍】腰腿痛：跗阳配环跳、风市、阳陵泉。

【一穴多用】①针刺：直刺 0.5~1.0 寸，局部酸胀，可向足底放射。②按摩：用拇指按揉跗阳 200 次，可缓解头痛、腰腿痛等。

昆仑 BL60

昆仑，山名。外踝高突，比作昆仑，穴在其后。

【主治】头痛、腰骶疼痛。

【位置】精准定位：在踝区，外踝尖与跟腱之间的凹陷中。快速取穴：正坐垂足着地，外踝尖与跟腱之间凹陷处。

【配伍】头痛、目眩：昆仑配风池。

【一穴多用】①针刺：直刺 0.5~0.8 寸，局部酸胀。②按摩：用拇指按揉昆仑 200 次，可缓解头痛、颈项僵痛、足跟痛等。③艾灸：用艾条温和灸 10~15 分钟，可缓解头痛、目眩等。

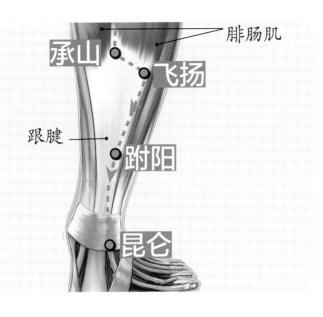

腓肠肌

承山

飞扬

跟腱

跗阳

昆仑

承山、飞扬、跗阳在小腿后区，昆仑在踝区。

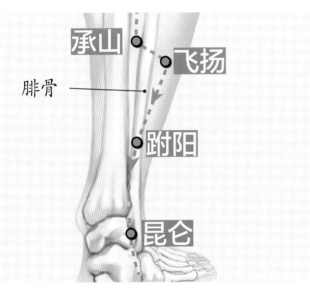

承山

飞扬

腓骨

跗阳

昆仑

昆仑深层近跟腱胫骨面有胫神经及胫动脉、胫静脉通过，刺激此穴可缓解足踝疼痛、小腿外侧疼痛等。

小贴士

针刺时不宜深刺，避免损伤胫神经及胫动脉、胫静脉。

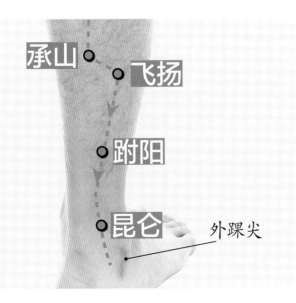

承山

飞扬

跗阳

昆仑

外踝尖

用拇指指腹按揉承山，力度由轻到重，然后用手掌在穴位四周搓擦，令皮肤感到发热，可缓解小腿抽筋。

手太阴肺经
手阳明大肠经
足阳明胃经
足太阴脾经
手少阴心经
手太阳小肠经
足太阳膀胱经
足少阴肾经
手厥阴心包经
手少阳三焦经
足少阳胆经
足厥阴肝经
任脉
督脉
经外奇穴

仆参 BL61

仆，仆从；参，参拜。穴在足跟外侧，参拜时此处易显露。

【主治】下肢痿弱、足跟痛。

【位置】精准定位：在跟区，昆仑直下，跟骨外侧，赤白肉际处。快速取穴：先找到昆仑，垂直向下量1横指处即是。

【配伍】足跟痛：仆参配太溪。

【一穴多用】①针刺：直刺0.3~0.5寸，局部酸胀。②按摩：用拇指按揉仆参200次，可缓解足跟痛。③艾灸：用艾条温和灸10~15分钟，可缓解足跟痛、下肢痿软无力、脚气等。④刮痧：从外踝向足跟刮拭3~5分钟，可缓解转筋、癫痫、脚气等。

申脉 BL62

申，伸展的意思；脉，经脉。指其可治经脉之屈伸不利、气郁而呻等症，且可内应膀胱之本府也。

【主治】失眠、癫狂、痫证、中风、偏正头痛、眩晕。

【位置】精准定位：在踝区，外踝尖直下，外踝下缘与跟骨之间凹陷中。快速取穴：正坐垂足着地，外踝垂直向下可触及一凹陷，按压有酸胀感处。

【配伍】眩晕：申脉配肾俞、肝俞、百会。

【一穴多用】①针刺：直刺或略向下斜刺0.2~0.3寸，局部酸胀。②按摩：用拇指按揉申脉200次，可缓解失眠、头痛、眩晕、目赤肿痛等。③艾灸：用艾条温和灸10~15分钟，可缓解失眠、头痛、眩晕等。④刮痧：从外踝向脚趾刮拭3~5分钟，可缓解失眠、眩晕等。

金门 BL63

金，阳之称；门，门户。穴是阳维脉的始发点，故又被喻为进入阳维脉的门户。

【主治】头风、足部扭伤。

【位置】精准定位：在足背，外踝前缘直下，第5跖骨粗隆后方，骰骨下缘凹陷中。快速取穴：正坐垂足着地，脚趾上翘，在脚外侧可见一骨头凸起，其外侧凹陷处。

【配伍】头痛：金门配太阳、合谷。

【一穴多用】①针刺：直刺0.3~0.5寸，局部酸胀，针感可向足背部扩散。②按摩：用拇指按揉金门200次，可缓解足痛、头痛等疾病。③艾灸：用艾条温和灸10~15分钟，可缓解腰痛。④刮痧：从外踝向脚趾刮拭3~5分钟，可用于辅助治疗小儿惊风、癫痫、腰痛等。

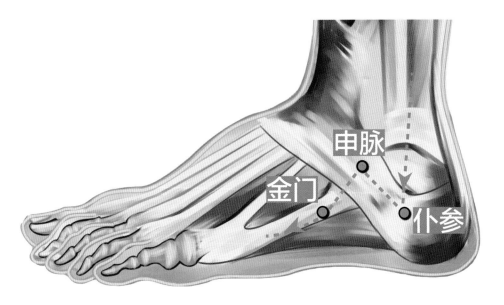

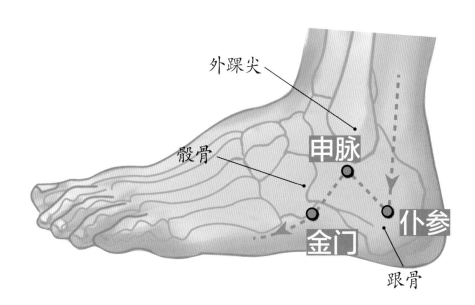

外踝尖

骰骨

申脉

仆参

金门

跟骨

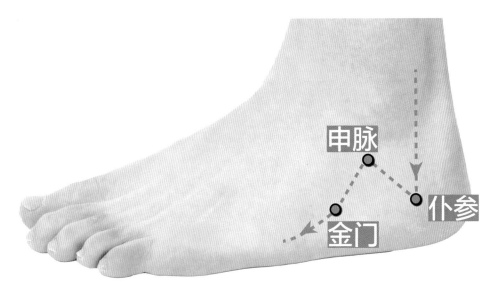

京骨 BL64

京骨，是第5跖骨粗隆的古称。穴在第5跖骨粗隆外侧。

【主治】头痛、眩晕。

【位置】精准定位：在跖区，第5跖骨粗隆前下方，赤白肉际处。快速取穴：沿小趾长骨往后推，可摸到一凸起，下方皮肤颜色深浅交界处。

【配伍】头痛：京骨配百会、太冲。

【一穴多用】①针刺：直刺0.3~0.5寸，局部酸胀，针感可向足背部扩散。②按摩：按揉京骨200次，可缓解足痛、头痛、目翳等。③艾灸：用艾条温和灸10~15分钟，可缓解头痛、目翳、鼻出血等。④刮痧：从外踝向脚趾刮拭3~5分钟，可缓解头痛、腰腿痛等。

束骨 BL65

束骨，为第5跖骨小头之古称。穴在第5跖骨小头外下方。

【主治】头痛、目赤、痔疮、下肢后侧痛。

【位置】精准定位：在跖区，第5跖趾关节的近端，赤白肉际处。快速取穴：沿小趾向上摸，摸到小趾与足部相连接的关节，关节后方皮肤颜色深浅交界处。

【配伍】目眩：束骨配太冲、肾俞。

【一穴多用】①针刺：直刺0.3~0.5寸。②按摩：用拇指按揉束骨200次，可缓解耳鸣、目眩、头痛等。

足通谷 BL66

足，足部；通，通过；谷，山谷。穴在足部，该处凹陷如谷，脉气由此而通过。

【主治】头痛、哮喘、颈椎病、慢性胃炎。

【位置】精准定位：在足趾，第5跖趾关节的远端，赤白肉际处。快速取穴：沿小趾向上摸，摸到小趾与足部相连接的关节，关节前方皮肤颜色深浅交界处。

【配伍】痔疮：足通谷配金门。

【一穴多用】①针刺：直刺0.2~0.3寸。②按摩：用拇指按揉足通骨200次，可缓解头痛。③艾灸：用艾条温和灸10~15分钟，可缓解头痛、痔疮等。

至阴 BL67

至，到达；阴，阴阳之阴，在此指足少阴肾经。此穴为足太阳膀胱经末穴，从这里可到达足少阴肾经。

【主治】胎位不正、难产、尿潴留、遗精、鼻塞。

【位置】精准定位：在足趾，小趾末节外侧，趾甲根角侧后方0.1寸（指寸）。快速取穴：足小趾外侧，趾甲外侧缘与下缘各作一切线，交点处即是。

【配伍】头痛：至阴配太冲、百会。

【一穴多用】①针刺：浅刺0.1~0.2寸，或用三棱针点刺出血。②按摩：用拇指按揉至阴200次，可缓解头痛。

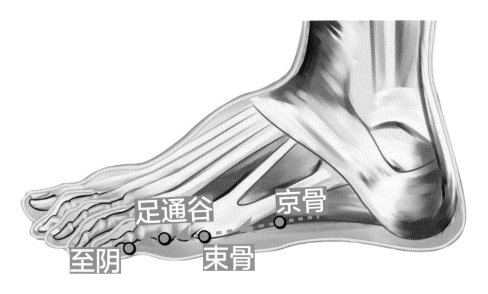

京骨
足通谷
束骨
至阴

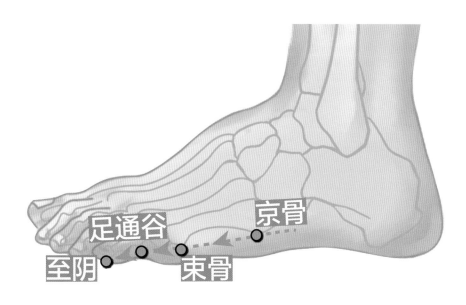

京骨
足通谷
束骨
至阴

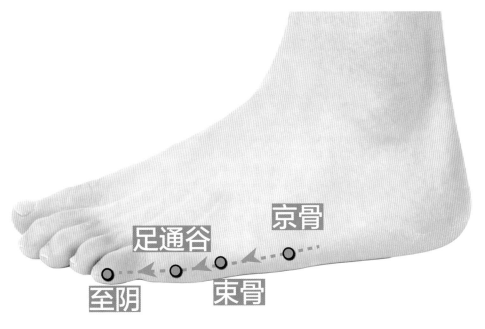

京骨
足通谷
束骨
至阴

第九章
足少阴肾经经穴

足少阴肾经在足小趾与足太阳膀胱经相衔接，联系的脏腑器官有喉咙、舌，属肾，络膀胱，贯肝，入肺，络心，在胸中与手厥阴心包经相接。络脉从本经分出，走向足太阳经，通过腰脊部，上走心包下。

{ " 酉时（17:00~19:00）
肾经当令，肾经最旺" }

肾经异常时易出现的疾病

经络症
肾阴不足，以怕热为主；肾阳不足，以怕冷为主。如果两种症状都存在，甚至有些人上热（咽喉痛）下寒（手脚冷），则说明可能肾阴阳两虚且正走向衰老。

脏腑症
水肿、小便不利、遗精、阳痿、心悸、易惊、易恐、耳鸣、眼花。肾气绝则骨髓失养、骨质疏松、肌肉萎缩、齿松发枯、面色无华。

亢进热证时症状
尿黄、尿少、口热、舌干、倦怠、足下热、大腿内侧疼痛、性欲增强、月经异常。

衰弱寒证时症状
尿频，尿清，足下冷，下肢麻木、痿弱、易受凉，性欲减退，肠功能减弱。

保养肾经的最佳时间
酉时（17:00~19:00）是肾经当令，肾经最旺。肾经是人体协调阴阳能量的经脉，也是维持体内水液平衡的主要经络，人体经过申时清火排毒，肾在酉时进入贮藏精华的阶段。

肾经循行路线
足少阴肾经起于足小趾之下，斜向足心（涌泉），出于舟骨粗隆下，沿内踝后，进入足跟，再向上行于腿肚内侧，出腘窝的内侧，向上行经股内后缘，通向脊柱（长强，属督脉），属于肾脏，联络膀胱。根据足少阴肾经的循行路线，按摩顺序应该是经脉循行的顺序，即从涌泉向俞府的方向按摩。

肾经腧穴小结
肾经一侧穴位 27 个，左右共 54 个。下肢一侧 10 个，左右共 20 个；胸腹一侧 17 个，左右共 34 个。首穴为涌泉，末穴为俞府。

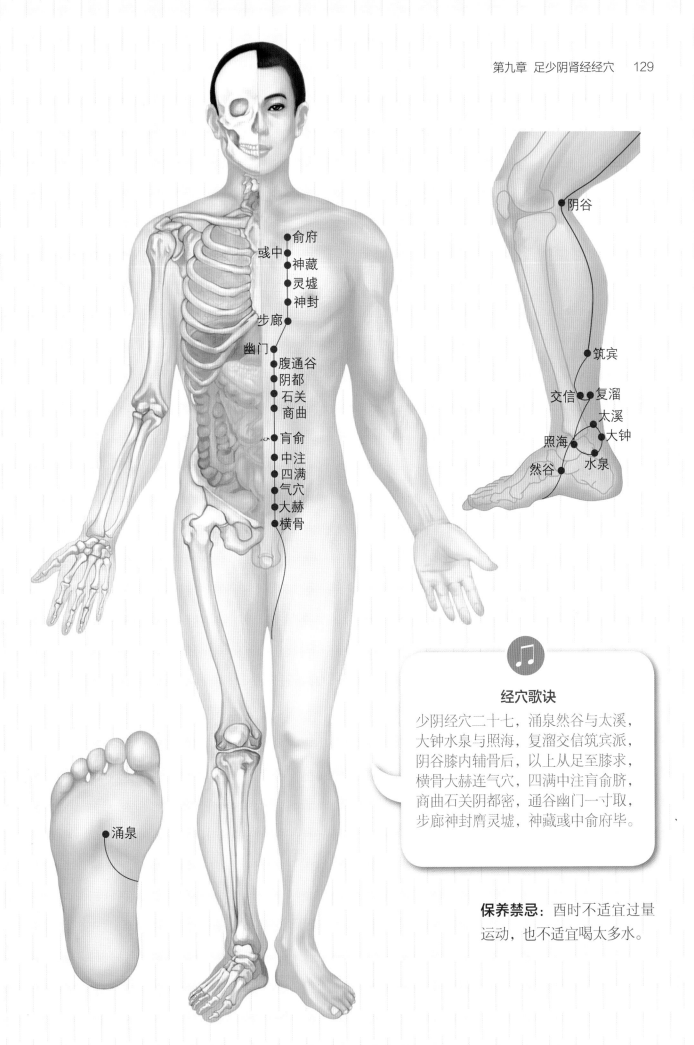

俞府
彧中
神藏
灵墟
神封
步廊
幽门
腹通谷
阴都
石关
商曲
肓俞
中注
四满
气穴
大赫
横骨

阴谷
筑宾
复溜
交信
太溪
照海
大钟
水泉
然谷

涌泉

经穴歌诀

少阴经穴二十七，涌泉然谷与太溪，
大钟水泉与照海，复溜交信筑宾派，
阴谷膝内辅骨后，以上从足至膝求，
横骨大赫连气穴，四满中注肓俞脐，
商曲石关阴都密，通谷幽门一寸取，
步廊神封膺灵墟，神藏彧中俞府毕。

保养禁忌：酉时不适宜过量
运动，也不适宜喝太多水。

涌泉 KI1

涌，外涌而出也；泉，泉水也。穴居足心陷中，经气自下而上，如涌出之泉水。

【主治】头痛、头晕、咽喉肿痛、足心热、下肢瘫痪。

【位置】精准定位：在足底，屈足卷趾时足心最凹陷中。快速取穴：足底前 1/3 处可见有一凹陷处，按压有酸胀感处。

【配伍】喉痹：涌泉配然谷。

【一穴多用】①针刺：直刺 0.5~1.0 寸，局部胀痛，针感可扩散至整个足底。②按摩：用力按揉涌泉 200 次，可缓解头晕、小便不利等。③艾灸：用艾条温和灸 10~15 分钟，可缓解喉痹、头顶痛。

然谷 KI2

然，然骨；谷，山谷。穴在然骨（舟骨粗隆）下陷中，如居山谷。

【主治】月经不调、胸胁胀满。

【位置】精准定位：在足内侧，足舟骨粗隆下方，赤白肉际处。快速取穴：坐位垂足，内踝前下方明显骨性标志，即舟骨，前下方凹陷处。

【配伍】热病烦心、多汗：然谷配太溪。

【一穴多用】①针刺：直刺 0.5~1.0 寸，局部胀痛，针感可扩散至整个足底。②按摩：用力按揉然谷 200 次，可缓解月经不调、阳痿、遗精等。③艾灸：用艾条温和灸 10~15 分钟，可缓解月经不调、阳痿、遗精等。

太溪 KI3

太，甚大；溪，沟溪。穴在内踝与跟腱之间凹陷中，如巨大的沟溪。

【主治】遗尿、遗精、阳痿、月经不调、失眠、头痛。

【位置】精准定位：在踝区，内踝尖与跟腱之间的凹陷中。快速取穴：坐位垂足，由足内踝向后推至与跟腱之间凹陷处。

【配伍】心痛：太溪配支沟、然谷。

【一穴多用】①针刺：直刺 0.5~1.0 寸，局部酸胀。②按摩：用拇指用力按揉太溪 200 次，可缓解头痛、眩晕、耳鸣等。③艾灸：用艾条温和灸 10~15 分钟，可缓解肾虚引起的各种症状。④刮痧：从踝关节向跟腱方向刮拭 3~5 分钟，可缓解肾阴虚引起的虚热证。

大钟 KI4

大，大小之大；钟，同"踵"，即足跟。穴在足跟，其骨较大，故名大钟。

【主治】咽喉肿痛、腰脊强痛。

【位置】精准定位：在跟区，内踝后下方，跟骨上缘，跟腱附着部前缘凹陷中。快速取穴：先找到太溪，向下半横指，再向后平推至凹陷处。

【配伍】心悸：大钟配太溪、神门。

【一穴多用】①针刺：直刺 0.3~0.5 寸，局部酸胀。②按摩：用拇指用力按揉大钟 200 次，可缓解足跟痛。③艾灸：用艾条温和灸 10~15 分钟，可缓解肾虚气喘、咯血等。

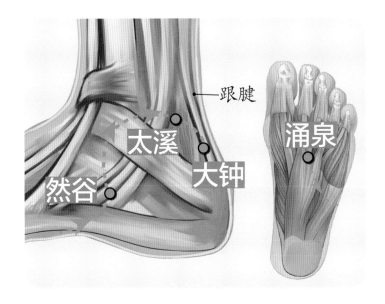

涌泉在足底，然谷、太溪、大钟在足内侧。

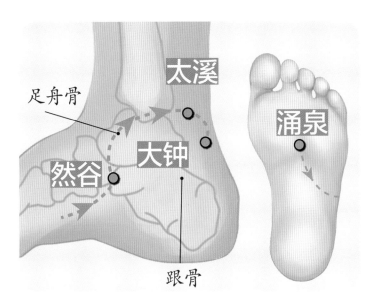

太溪是足少阴肾经的原穴，刺激此穴有滋阴益肾、壮阳强腰的功效。

小贴士

针刺时不宜深刺，注意不要伤到胫后动脉及神经。

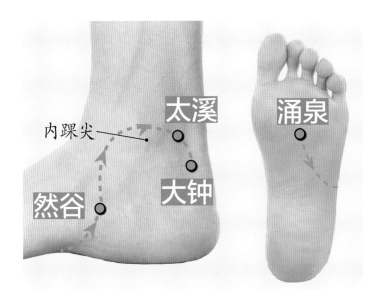

涌泉是足少阴肾经的井穴，经常按摩刺激涌泉，使整个足底发热，可补肾健身，还有助于改善疲乏无力、神经衰弱。

水泉 KI5

水泉有水源之意，肾主水，穴属本经郄穴，能治小便淋沥。

【主治】小便不利、足跟痛。

【位置】精准定位：在跟区，太溪直下1寸，跟骨结节内侧凹陷中。快速取穴：先找到太溪，直下1横指，按压有酸胀感处。

【配伍】肾虚：水泉配中极、水道。

【一穴多用】①针刺：直刺0.3~0.5寸，局部酸胀。②按摩：用拇指用力按揉水泉200次，可缓解视物模糊、腹痛等。③艾灸：用艾条温和灸10~15分钟，可缓解月经不调、痛经、经闭等。

照海 KI6

照，光照；海，海洋。穴属肾经，气盛如海，意为肾中真阳，可光照周身。

【主治】咽喉肿痛、心痛、气喘、便秘、肠鸣、泄泻、月经不调。

【位置】精准定位：在踝区，内踝尖下1寸，内踝下缘边际凹陷中。快速取穴：坐位垂足，由内踝尖垂直向下推，至下缘凹陷处，按压有酸痛感处。

【配伍】月经不调：照海配肾俞、关元、三阴交。

【一穴多用】①针刺：直刺0.5~0.8寸，局部酸胀，针感可散至整个踝部。②按摩：用力按揉照海200次，可缓解失眠、烦躁不宁等。③艾灸：用艾条温和灸10~15分钟，可缓解月经不调、痛经等。

复溜 KI7

复，同"伏"，深伏；溜，流动。穴居照海之上，在此指经气至"海"入而复出并继续溜注之意。

【主治】水肿、腹胀、腰脊强痛、盗汗。

【位置】精准定位：在小腿内侧，内踝尖上2寸，跟腱的前缘。快速取穴：先找到太溪，直上3横指，跟腱前缘处，按压有酸胀感处。

【配伍】盗汗不止：复溜配后溪、阴郄。

【一穴多用】①针刺：直刺0.5~0.8寸，局部酸胀，可有麻电感向足底放射。②按摩：用拇指按揉复溜200次，可缓解腿肿。③艾灸：用艾条温和灸10~15分钟，可缓解水肿、腹胀、盗汗。④拔罐：用火罐留罐5~10分钟，可缓解腿痛、肠鸣、泄泻、水肿。

交信 KI8

交，交会；信，信用。信，五常之一，属土，指脾。本经脉气在本穴交会脾经。

【主治】月经不调、大便难、赤白痢、崩漏。

【位置】精准定位：在小腿内侧，内踝尖上2寸，胫骨内侧缘后际凹陷中。快速取穴：先找到太溪，直上3横指，再前推至胫骨后凹陷处。

【配伍】崩漏：交信配太冲、血海、地机。

【一穴多用】①针刺：直刺0.6~1.2寸，局部酸胀，有麻电感向足底放射。②按摩：用拇指按揉交信200次，可缓解月经不调。

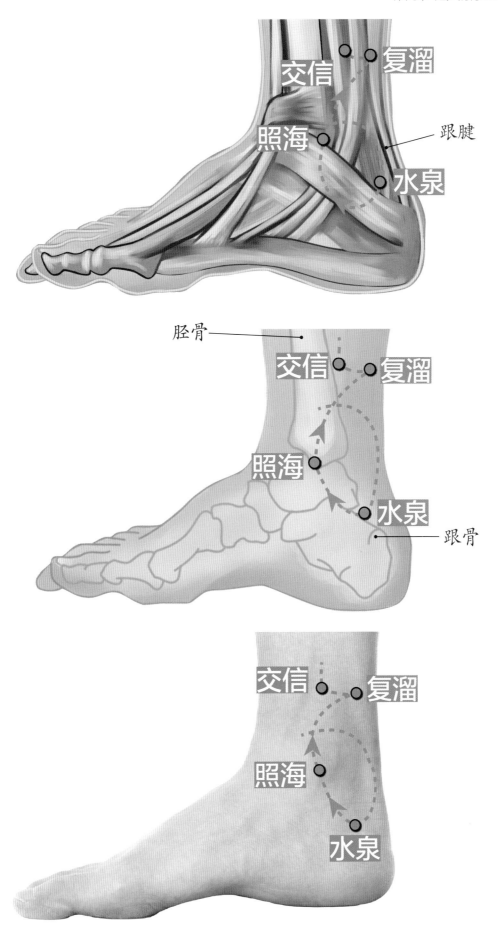

手太阴肺经

手阳明大肠经

足阳明胃经

足太阴脾经

手少阴心经

手太阳小肠经

足太阳膀胱经

足少阴肾经

手厥阴心包经

手少阳三焦经

足少阳胆经

足厥阴肝经

任脉

督脉

经外奇穴

筑宾 KI9

筑，强健；宾，同"膑"，泛指膝和小腿。穴在小腿内侧，有使腿膝强健的作用。

【主治】脚软无力、小腿内侧痛。

【位置】精准定位：在小腿内侧，太溪直上5寸，比目鱼肌与跟腱之间。快速取穴：先找到太溪，直上量7横指，按压有酸胀感处。

【配伍】水肿：筑宾配肾俞、关元。

【一穴多用】①针刺：直刺1.0~1.5寸，局部酸胀，有麻电感向足底放射。②按摩：用拇指按揉筑宾200次，可缓解小腿内侧痛。

阴谷 KI10

阴，阴阳之阴；谷，山谷。内为阴，穴在膝关节内侧，局部凹陷如谷。

【主治】遗精、阳痿。

【位置】精准定位：在膝后区，腘横纹上，半腱肌肌腱外侧缘。快速取穴：微屈膝，在腘窝横纹内侧可触及两条筋，两筋之间凹陷处。

【配伍】阳痿：阴谷配关元、肾俞。

【一穴多用】①针刺：直刺1.0~1.5寸。②按摩：用拇指按揉阴谷200次，可缓解阳痿、月经不调。③艾灸：用艾条温和灸10~15分钟，可缓解阳痿、疝气、月经不调等。④拔罐：用火罐留罐5~10分钟，可缓解小腿内侧痛、膝痛。

横骨 KI11

横骨，为耻骨之古称。穴在横骨上缘上方，故称横骨。

【主治】腹胀、腹痛、泄泻、便秘。

【位置】精准定位：在下腹部，脐中下5寸，前正中线旁开0.5寸。快速取穴：仰卧，耻骨联合上缘，旁开半横指处。

【配伍】阳痿、遗精：横骨配关元、肾俞。

【一穴多用】①针刺：直刺1.0~1.5寸。②按摩：用拇指按揉横骨200次，可缓解疝气、阳痿。③艾灸：用艾条温和灸10~15分钟，可缓解脱肛、阳痿、疝气、月经不调、少腹痛等。④拔罐：用火罐留罐5~10分钟，可缓解癃闭、淋证。

大赫 KI12

大，大小之大；赫，显赫。显赫有盛大之意。本穴为足少阴冲脉之会，乃下焦元气充盛之处。

【主治】遗精、月经不调、子宫脱垂、痛经。

【位置】精准定位：在下腹部，脐中下4寸，前正中线旁开0.5寸。快速取穴：仰卧，依上法找到横骨，向上1横指处。

【配伍】男科病、不孕不育症：大赫配命门、肾俞、关元。

【一穴多用】①针刺：直刺1.0~1.5寸。②按摩：用拇指按揉大赫200次，可缓解小腹痛、阳痿、遗精等。

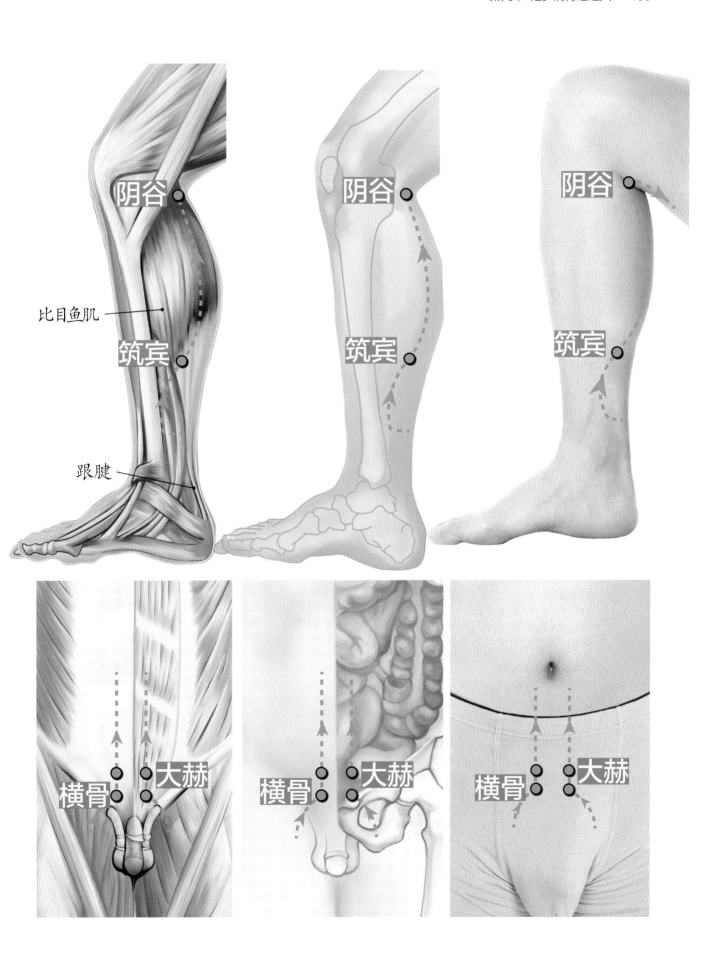

气穴 KI13

气，气血之气，在此指肾气；穴，土室。穴在关元旁，为肾气藏聚之室。

【主治】月经不调、痛经、小便不通、遗精、阳痿。

【位置】精准定位：在下腹部，脐中下3寸，前正中线旁开0.5寸。快速取穴：仰卧，肚脐下4横指处，再旁开半横指处。

【配伍】消化不良：气穴配天枢、大肠俞。

【一穴多用】①针刺：直刺1.0~1.5寸。②按摩：用拇指按揉气穴200次，可缓解腹胀、奔豚症。③艾灸：用艾条温和灸10~15分钟，可缓解月经不调、少腹痛等。④拔罐：用火罐留罐5~10分钟，可缓解癃闭、淋证。⑤刮痧：从中间向两侧刮拭3~5分钟，可缓解泄泻、湿热痢。

四满 KI14

四，第四；满，充满。此乃肾经入腹的第四穴，可治腹部胀满。

【主治】月经不调、遗尿、遗精、水肿、小腹痛、便秘。

【位置】精准定位：在下腹部，脐中下2寸，前正中线旁开0.5寸。快速取穴：仰卧，肚脐下3横指处，再旁开半横指处。

【配伍】月经不调、带下、遗精：四满配气海、三阴交、肾俞、血海。

【一穴多用】①针刺：直刺1.0~1.5寸。②按摩：用拇指按揉四满200次，可缓解小腹痛、月经不调、带下、遗精等。

中注 KI15

中，中间；注，灌注。肾经之气由此灌注中焦。

【主治】腹胀、呕吐、泄泻、痢疾。

【位置】精准定位：在下腹部，脐中下1寸，前正中线旁开0.5寸。快速取穴：仰卧，肚脐下1横指处，再旁开半横指处。

【配伍】腰背痛：中注配肾俞、气海俞。

【一穴多用】①针刺：直刺1.0~1.5寸。②按摩：用拇指按揉中注200次，可缓解腹痛、便秘。

肓俞 KI16

肓，肓膜；俞，输注。肾经之气由此灌注中焦。

【主治】腹痛、腹胀、呕吐、泄泻、痢疾、便秘。

【位置】精准定位：在腹部，脐中旁开0.5寸。快速取穴：仰卧，肚脐旁开半横指处。

【配伍】便秘、痢疾：肓俞配天枢、足三里、大肠俞。

【一穴多用】①针刺：直刺1.0~1.5寸。②按摩：按揉肓俞200次，可缓解腹痛、便秘。③艾灸：用艾条温和灸10~15分钟，可缓解月经不调、疝气等。④拔罐：用火罐留罐5~10分钟，可缓解便秘。⑤刮痧：从中间向两侧刮拭3~5分钟，可缓解腹痛、便秘。

手太阴肺经　手阳明大肠经　足阳明胃经　足太阴脾经　手少阴心经　手太阳小肠经　足太阳膀胱经　足少阴肾经　手厥阴心包经　手少阳三焦经　足少阳胆经　足厥阴肝经　任脉　督脉　经外奇穴

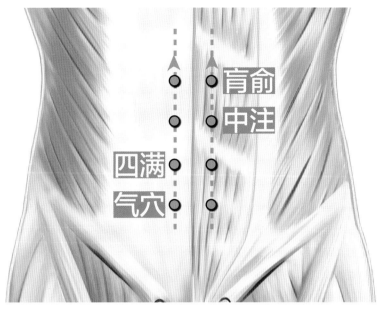

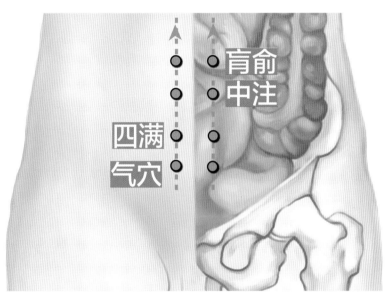

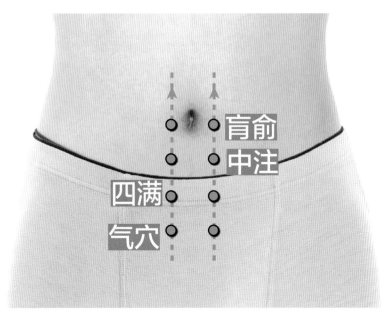

左侧竖排导航：手太阴肺经　手阳明大肠经　足阳明胃经　足太阴脾经　手少阴心经　手太阳小肠经　足太阳膀胱经　**足少阴肾经**　手厥阴心包经　手少阳三焦经　足少阳胆经　足厥阴肝经　任脉　督脉　经外奇穴

商曲 KI17

商，五音之一，属金；曲，弯曲。商为金音，大肠属金，本穴内对大肠弯曲处。

【主治】腹痛、腹胀、呕吐、泄泻、痢疾、便秘。

【位置】精准定位：在上腹部，脐中上2寸，前正中线旁开0.5寸。快速取穴：仰卧，肚脐上3横指处，再旁开半横指处。

【配伍】腹痛、腹胀：商曲配中脘。

【一穴多用】①针刺：直刺1.0~1.5寸。②按摩：用拇指按揉商曲200次，可缓解腹痛。③艾灸：用艾条温和灸10~15分钟，可缓解腹中积聚、冷痛等。④拔罐：用火罐留罐5~10分钟，可缓解腹中积聚、消化不良。⑤刮痧：从中间向两侧刮拭3~5分钟，可缓解腹痛、腹胀。

石关 KI18

石，石头；关，重要。石有坚实之意。本穴为治腹部坚实病症的要穴。

【主治】经闭、带下、恶露不尽、阴门瘙痒。

【位置】精准定位：在上腹部，脐中上3寸，前正中线旁开0.5寸。快速取穴：仰卧，肚脐上4横指处，再旁开半横指处。

【配伍】胃痛、呕吐、腹胀：石关配中脘。

【一穴多用】①针刺：直刺1.0~1.5寸。②按摩：用拇指按揉石关200次，可缓解腹胀、呕吐、呃逆。

阴都 KI19

阴，阴阳之阴；都，汇聚。穴在腹部，为水谷聚焦之处。

【主治】腹胀、肠鸣、腹痛、便秘、不孕。

【位置】精准定位：在上腹部，脐中上4寸，前正中线旁开0.5寸。快速取穴：剑胸结合与肚脐连线中点，再旁开半横指处。

【配伍】闭经：阴都配三阴交、血海。

【一穴多用】①针刺：直刺1.0~1.5寸。②按摩：用拇指按揉阴都200次，可缓解胃脘胀痛、呕吐。③艾灸：用艾条温和灸10~15分钟，可缓解月经不调、闭经、少腹痛等。

腹通谷 KI20

腹，腹部；通，通过；谷，水谷。穴在腹部，为通过水谷之处。

【主治】腹痛、腹胀、呕吐、胸痛、心痛、心悸。

【位置】精准定位：在上腹部，脐中上5寸，前正中线旁开0.5寸。快速取穴：剑胸结合与肚脐连线中点，直上1横指，再旁开半横指处。

【配伍】癫痫、惊悸：腹通谷配申脉、照海。

【一穴多用】①针刺：直刺0.5~0.8寸。②按摩：用拇指按揉腹通谷200次，可缓解胃脘胀痛、呕吐、心痛。③艾灸：用艾条温和灸10~15分钟，可缓解心痛、心悸、呕吐等。

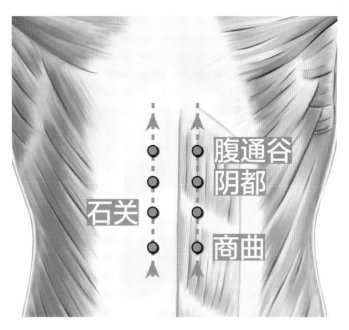

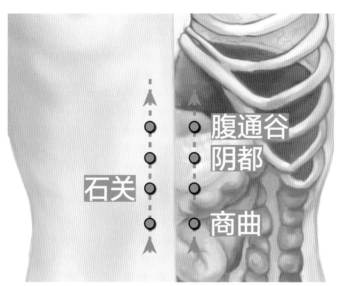

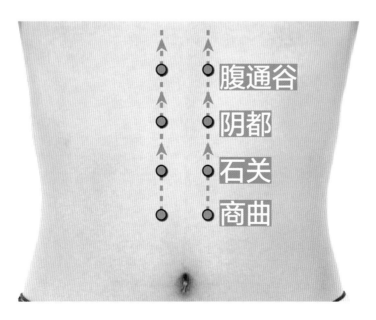

幽门 KI21

幽，隐藏在腹部深处；门，门户。胃之下口称幽门，穴之深部，邻近幽门。

【主治】腹痛、呕吐、消化不良、泄泻、痢疾。

【位置】精准定位：在上腹部，脐中上6寸，前正中线旁开0.5寸。快速取穴：肚脐上8横指，再旁开半横指处。

【配伍】胃痛、呕吐：幽门配中脘、建里。

【一穴多用】①针刺：直刺0.5~1.0寸。②按摩：用拇指按揉幽门200次，可缓解胃痛、呕吐。

步廊 KI22

步，步行；廊，走廊。穴当中庭旁，经气自此，如步行于庭堂之两廊。

【主治】咳嗽、哮喘、胸痛、乳痛、鼻塞、胃炎、胸膜炎、肋间神经炎。

【位置】精准定位：在胸部，第5肋间隙，前正中线旁开2寸。快速取穴：自乳头向下推1个肋间隙，由前正中线旁开3横指处。

【配伍】外感喘咳：步廊配定喘、列缺。

【一穴多用】①针刺：平刺0.5~0.8寸。②按摩：用拇指按揉步廊200次，可缓解气喘、咳嗽。③艾灸：用艾条温和灸10~15分钟，可缓解呕吐、咳嗽、痰多等。④拔罐：用火罐留罐5~10分钟，或连续走罐5分钟，可缓解胸痛。

神封 KI23

神，指心；封，领属。穴之所在为心之所属。

【主治】咳嗽、哮喘、呕吐、胸痛、乳痛、肋间神经痛、胸膜炎。

【位置】精准定位：在胸部，第4肋间隙，前正中线旁开2寸。快速取穴：平乳头的肋间隙中，由前正中线旁开3横指处。

【配伍】胸胁胀痛：神封配阳陵泉。

【一穴多用】①针刺：平刺或者斜刺0.5~0.8寸。②按摩：用拇指按揉神封200次，可缓解胸胁胀痛、气喘、咳嗽。③艾灸：用艾条温和灸10~15分钟，可缓解胸胁胀痛、呕吐、咳嗽等。④刮痧：从中间向两侧刮拭3~5分钟，可缓解乳痛、心烦等。

灵墟 KI24

灵，指心；墟，土堆。本穴内应心脏，外当肌肉隆起处，其隆起犹如土堆。

【主治】咳嗽、哮喘、胸痛、乳痛、肋间神经痛、胸膜炎。

【位置】精准定位：在胸部，第3肋间隙，前正中线旁开2寸。快速取穴：自乳头垂直向上推1个肋间隙，该肋间隙中，由前正中线旁开3横指处。

【配伍】失眠、健忘：灵墟配神门、神藏。

【一穴多用】①针刺：平刺或者斜刺0.5~0.8寸。②按摩：用拇指按揉灵墟200次，可缓解胸胁胀痛、气喘、咳嗽、失眠。

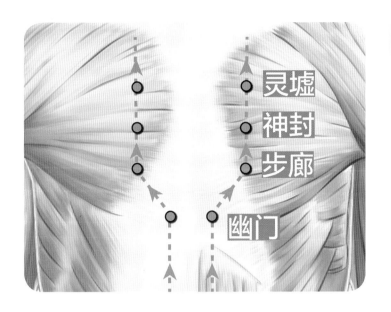

灵墟、神封、步廊在胸部，分别位于第 3、4、5 肋间隙，前正中线旁开 2 寸处；幽门在脐中上 6 寸，前正中线旁开 0.5 寸处。

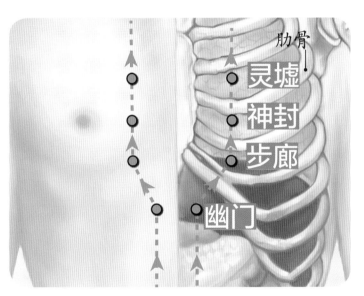

灵墟、神封、步廊深部为胸腔，刺激这些穴位可缓解胸痛、胸闷等。

小贴士
针刺时不宜深刺，避免误入胸腔，伤及内脏。

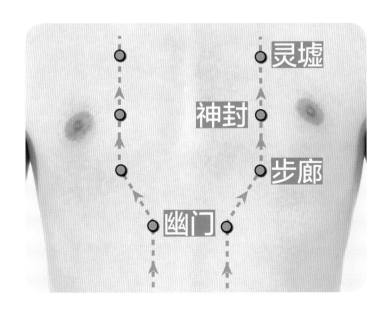

幽门在胃的下口处，深部为腹腔，刺激可缓解腹痛、腹胀、泄泻等胃肠疾病，但需要注意，针刺时不宜深刺，防止误入腹腔，伤及内脏。

神藏 KI25

神，指心；藏，匿藏。穴当心神匿藏之处。

【主治】咳嗽、哮喘、胸痛。

【位置】精准定位：在胸部，第2肋间隙，前正中线旁开2寸。快速取穴：自乳头垂直向上推2个肋间隙，该肋间隙中，由前正中线旁开3横指处。

【配伍】心肌梗死：神藏配心俞、玉堂。

【一穴多用】①针刺：斜刺或者平刺0.5~0.8寸。②按摩：用拇指按揉神藏200次，可缓解胸痛、气喘、咳嗽。③艾灸：用艾条温和灸10~15分钟，可缓解心痛、呕吐、咳嗽等。④拔罐：用火罐留罐5~10分钟，或连续走罐5分钟，可缓解胸痛。⑤刮痧：从中间向两侧刮拭3~5分钟，可缓解心烦、食欲不振等。

彧中 KI26

彧，通"郁"；中，中间。郁有茂盛之意，穴当肾气行于胸中大盛之处。

【主治】咳嗽、哮喘、胸胁胀满。

【位置】精准定位：在胸部，第1肋间隙，前正中线旁开2寸。快速取穴：自乳头垂直向上推3个肋间隙，该肋间隙中，由前正中线旁开3横指处。

【配伍】咽喉肿痛：彧中配天突、间使。

【一穴多用】①针刺：斜刺或者平刺0.5~0.8寸。②按摩：用拇指按揉彧中200次，可缓解胸痛、气喘、咳嗽。③艾灸：用艾条温和灸10~15分钟，可缓解心痛、咳嗽、痰多等。④拔罐：用火罐留罐5~10分钟，或连续走罐5分钟，可缓解咳嗽。⑤刮痧：从中间向两侧刮拭3~5分钟，可缓解食欲不振、心烦、咽喉肿痛等。

俞府 KI27

俞，输注；府，通"腑"。肾之经气由此输入内脏。

【主治】咳嗽、哮喘、呕吐、胸胁胀满、不嗜食、肋间神经痛、胸膜炎。

【位置】精准定位：在胸部，锁骨下缘，前正中线旁开2寸。快速取穴：锁骨下可触及一凹陷，在此凹陷中，前正中线旁开3横指处。

【配伍】咳嗽：俞府配天突、肺俞。

【一穴多用】①针刺：平刺0.5~0.8寸。②按摩：用拇指按揉俞府200次，可缓解胸痛、咳嗽、呕吐。③艾灸：用艾条温和灸10~15分钟，可缓解心痛、咳嗽、气喘。④拔罐：用火罐留罐5~10分钟，或连续走罐5分钟，可缓解咳嗽、呕吐。⑤刮痧：从中间向两侧刮拭3~5分钟，可缓解胸胁胀满、呕吐、咳嗽等。

手太阴肺经　手阳明大肠经　足阳明胃经　足太阴脾经　手少阴心经　手太阳小肠经　足太阳膀胱经　足少阴肾经　手厥阴心包经　手少阳三焦经　足少阳胆经　足厥阴肝经　任脉　督脉　经外奇穴

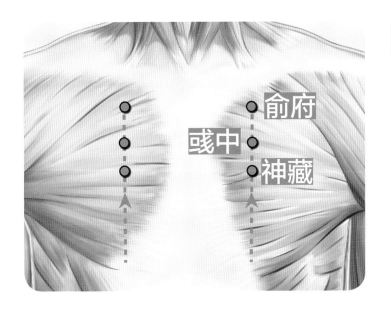

神藏在胸部第2肋间隙，或中在胸部第1肋间隙，俞府在胸部锁骨下缘。

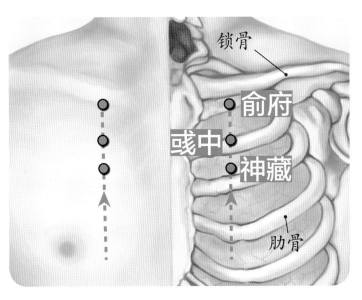

俞府、或中、神藏三穴深部为胸腔，刺激这些穴位可缓解胸痛、胸胁胀满等。

小贴士
针刺时不宜深刺，避免误入胸腔伤及内脏。

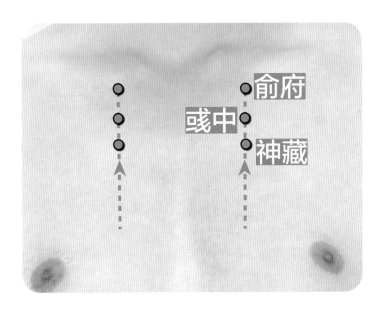

生气或疲累后，胸胁部有时会感到疼痛，而且不断咳嗽，此时可以用拇指指腹点按或中，有助于止痛、定咳、顺气。

第十章
手厥阴心包经经穴

　　手厥阴心包经在胸中与足少阴肾经相衔接，联系的脏腑器官有心、耳，属心包，络三焦，在无名指端与手少阳三焦经相接。中医所说的心包，就是心外面的一层膜，它包裹并护卫着心脏，好像君主的"内臣"，心是君主，它是护卫心主的"大将军"，任何邪气都不能近身，心包就是代心受过的"受气包"。

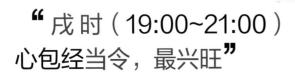

> " **戌时（19:00~21:00）心包经当令，最兴旺** "

心包经异常时易出现的疾病

➕ 经络症
　　失眠、多梦、易醒、健忘、口疮、口臭、全身痛痒等。

♥ 脏腑症
　　心烦、心悸、心痛、胸闷、神志失常等。

☀ 亢进热证时症状
　　心烦、易怒、失眠多梦、胸痛、头痛、上肢痛、目赤、便秘。

❄ 衰弱寒证时症状
　　心悸、心动过缓、晕眩、呼吸困难、上肢无力、胸痛、目黄、易醒、难入睡。

保养心包经的最佳时间
　　心包经戌时（19:00~21:00）最旺，心脏不好者可选择在戌时循按心包经。此时还要给自己创造入眠的条件：看书、听音乐或打太极等，以此来放松心情，释放压力，以便安然入睡。

心包经循行路线
　　手厥阴心包经起于胸中，出属心包络，向下通过横膈，从胸到腹依次联络上、中、下三焦；胸部支脉沿着胸中，至腋下3寸处（天池），上行抵腋窝中，沿着上臂内侧，行走于手太阴和手少阴之间，进入肘窝中，向下行于前臂两筋的中间，进入掌中，沿着中指到指端（中冲）；掌中支脉从掌心分出，沿无名指到指端（关冲），与手少阳三焦经相接。

心包经腧穴小结
　　心包经一侧穴位9个，左右共18个。上肢一侧8个，左右共16个；胸部一侧1个，左右共2个。首穴为天池，末穴为中冲。

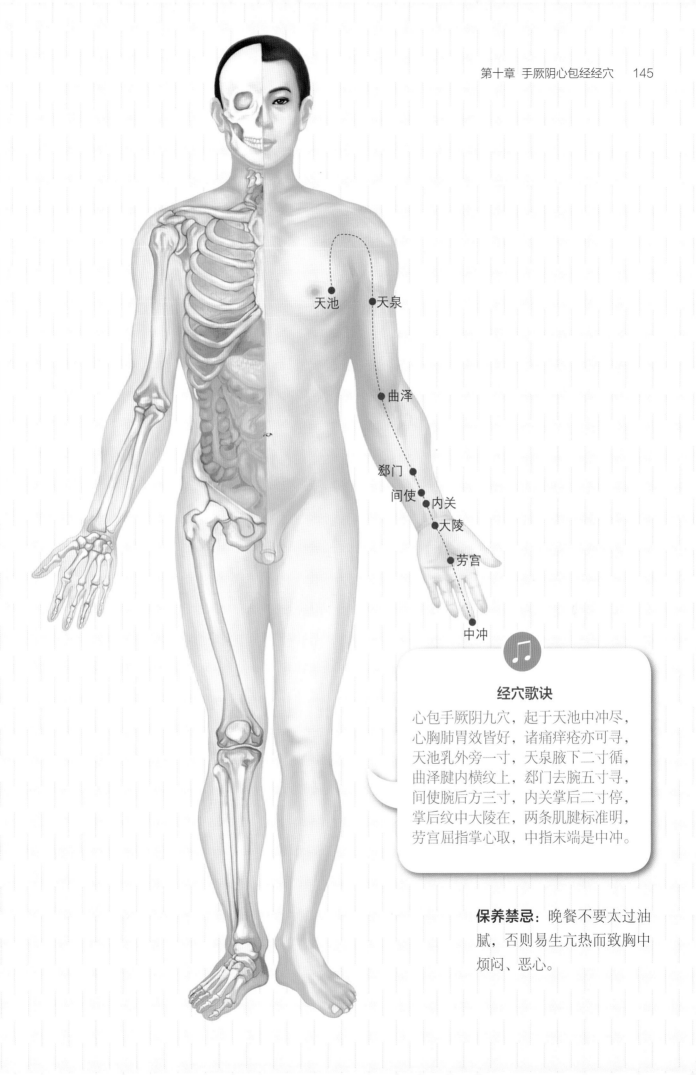

天池　　●天泉

曲泽

郄门　　间使　●内关
　　　　　　●大陵
　　　　　　●劳宫

中冲

经穴歌诀

心包手厥阴九穴，起于天池中冲尽，
心胸肺胃效皆好，诸痛痒疮亦可寻，
天池乳外旁一寸，天泉腋下二寸循，
曲泽腱内横纹上，郄门去腕五寸寻，
间使腕后方三寸，内关掌后二寸停，
掌后纹中大陵在，两条肌腱标准明，
劳宫屈指掌心取，中指末端是中冲。

保养禁忌：晚餐不要太过油腻，否则易生亢热而致胸中烦闷、恶心。

天池 PC1

天，天空；池，池塘。穴在乳旁，乳房之泌乳，有如水自天池而出。

【主治】咳嗽、哮喘、呕吐、胸痛、胸闷。

【位置】精准定位：在胸部，第4肋间隙，前正中线旁开5寸。快速取穴：自乳头沿水平线向外侧旁开1横指，按压有酸胀感处。

【配伍】咳嗽：天池配列缺、丰隆。

【一穴多用】①针刺：向外斜刺或者平刺0.5~0.8寸。②按摩：按揉天池200次，可缓解胸闷、咳嗽等。

天泉 PC2

天，天空；泉，泉水。源于天地的经气由此而下，如泉水从天而降。

【主治】上臂内侧痛、胸胁胀满、胸背痛。

【位置】精准定位：在臂前区，腋前纹头下2寸，肱二头肌的长、短头之间。快速取穴：伸肘仰掌，腋前纹头直下3横指，在肱二头肌肌腹间隙中，按压有酸胀感处。

【配伍】心痛、心悸：天泉配通里。

【一穴多用】①针刺：直刺0.5~0.8寸。②按摩：用拇指按揉天泉200次，可缓解咳嗽、心悸等。

曲泽 PC3

曲，弯曲；泽，沼泽。经气流注至此，入曲肘浅凹处，犹如水进沼泽。

【主治】肘臂挛痛不伸、痧证、风疹。

【位置】精准定位：在肘前区，肘横纹上，肱二头肌腱的尺侧缘凹陷中。快速取穴：肘微弯，肘弯里可摸到一条大筋，内侧横纹上可触及凹陷处。

【配伍】心胸痛：曲泽配内关、大陵。

【一穴多用】①针刺：直刺0.5~1.0寸。②按摩：用拇指按压曲泽200次，可舒筋活血、清热除烦。

郄门 PC4

郄，孔隙；门，门户。此为本经郄穴，乃本经经气出入之门户。

【主治】心痛、心悸。

【位置】精准定位：在前臂前区，腕掌侧远端横纹上5寸，掌长肌腱与桡侧腕屈肌腱之间。快速取穴：屈腕握拳，腕横纹向上3横指，两索状筋之间是内关，向上4横指处。

【配伍】急性心肌损伤：郄门配内关。

【一穴多用】①针刺：直刺0.5~1.0寸。②按摩：用拇指按揉郄门200次，可缓解心痛、心悸等。

间使 PC5

间，间隙；使，臣使。穴属心包经，位于两筋之间隙，心包为臣使之官，故名。

【主治】疟疾。

【位置】精准定位：在前臂前区，腕掌侧远端横纹上3寸，掌长肌腱与桡侧腕屈肌腱之间。快速取穴：微屈腕，从腕横纹向上4横指，两条索状大筋之间。

【配伍】反胃、呕吐、呃逆：间使配尺泽。

【一穴多用】①针刺：直刺0.5~1.0寸。②按摩：用拇指按揉间使200次，可缓解心痛、呕吐等。

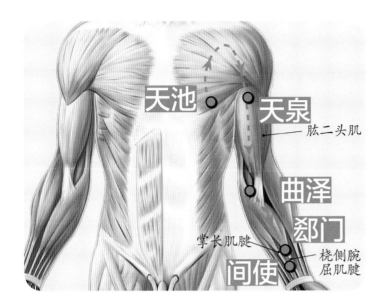

天池在胸部，天泉在肱二头肌的长、短头之间，曲泽在肘横纹上，郄门和间使在前臂前区。

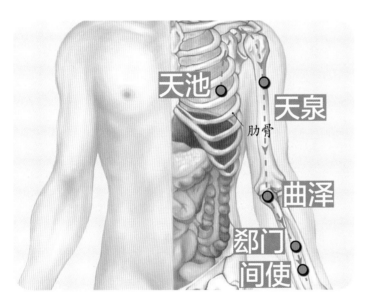

曲泽深部为肘关节，刺激此穴可缓解手臂挛急、肘关节疼痛等。

小贴士
针刺时不宜刺向尺侧，防止对神经和血管造成损伤。

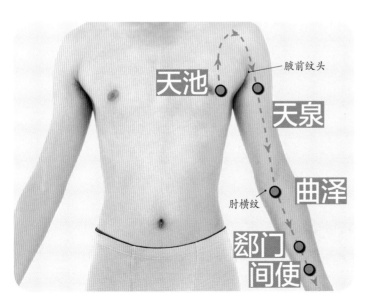

天池是女性重要的保健穴位，常按可缓解乳腺增生、乳腺炎等症。天池在胸腔之上，内部包容着心、肺，采用针刺疗法时不宜深刺，可向外斜刺或平刺。

内关 PC6

内，内外之内；关，关隘。穴在前臂内侧要处，犹如关隘。

【主治】心痛、心悸、失眠、胃脘痛、呕吐、呃逆、哮喘。

【位置】精准定位：在前臂前区，腕掌侧远端横纹上 2 寸，掌长肌腱与桡侧腕屈肌腱之间。快速取穴：从腕横纹向上 3 横指，两条索状筋之间。

【配伍】痛经：内关配三阴交、素髎。

【一穴多用】①针刺：直刺 0.5~1.5 寸。②按摩：用拇指掐揉内关 200 次，可缓解心痛、呕吐、晕车等。③艾灸：用艾条温和灸 10~15 分钟，可缓解痛经。

大陵 PC7

大，大小之大；陵，丘陵。掌根突起部如同丘陵，穴在其腕侧凹陷中。

【主治】喜笑不休、狂言不乐、脏躁。

【位置】精准定位：在腕前区，腕掌侧远端横纹中，掌长肌腱与桡侧腕屈肌腱之间。快速取穴：微屈腕握拳，在腕横纹上，两条索状大筋之间。

【配伍】心绞痛：大陵配劳宫。

【一穴多用】①针刺：直刺 0.3~0.5 寸。②按摩：用拇指或中指按揉大陵 200 次，可缓解心绞痛。③艾灸：用艾条温和灸 10~15 分钟，可缓解心绞痛。④刮痧：从上向下刮拭 3~5 分钟，可缓解癫狂、口臭、呕吐等。

劳宫 PC8

劳，劳动；宫，中央。手司劳动，劳指手。穴在手掌部的中央。

【主治】心烦善怒、癫狂、小儿惊厥。

【位置】精准定位：在掌区，横平第 3 掌指关节近端，第 2、3 掌骨之间偏于第 3 掌骨。快速取穴：握拳屈指，中指指尖所指掌心处，按压有酸痛感处。

【配伍】中暑昏迷：劳宫配水沟、曲泽。

【一穴多用】①针刺：直刺 0.3~0.5 寸。②按摩：用拇指按揉劳宫 200 次，可用于缓解心绞痛。③艾灸：用艾条温和灸 10~15 分钟，可缓解吐血、便血。④刺血：用三棱针在劳宫点刺放血 1~2 毫升，可缓解中暑昏迷。

中冲 PC9

中，中间；冲，冲动，涌出。穴在中指端，心包经之井穴，经气由此涌出，沿经脉上行。

【主治】心痛、心烦、中风、晕厥、中暑。

【位置】精准定位：在手指，中指末端最高点。快速取穴：俯掌，在中指指尖端的中央取穴。

【配伍】小儿惊风：中冲配大椎、合谷。

【一穴多用】①针刺：浅刺 0.1~0.2 寸。②按摩：用拇指指尖掐按中冲 200 次，可缓解热病、中风昏迷。③艾灸：用艾条温和灸 10~15 分钟，可缓解心痛。

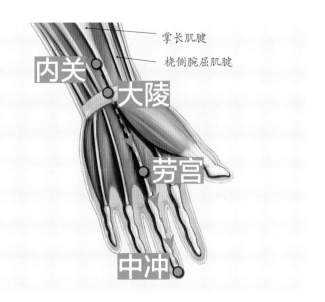

掌长肌腱
桡侧腕屈肌腱

内关
大陵
劳宫
中冲

内关在腕横纹上2寸，大陵在腕掌侧横纹正中，劳宫在掌区2、3掌骨之间，中冲在中指末端。

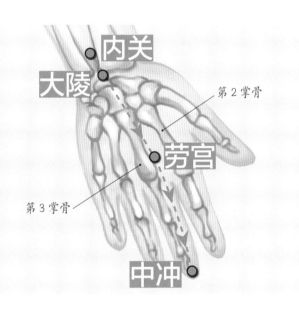

内关
大陵
第2掌骨
劳宫
第3掌骨
中冲

大陵深部为腕关节，布有正中神经掌支，刺激此穴可和营通络、宽胸和胃。

小贴士
针刺时若出现触电感，要及时改变方向，防止对血管和神经造成损伤。

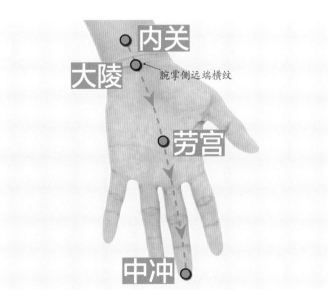

内关
大陵
腕掌侧远端横纹
劳宫
中冲

用较重的手法掐中冲；或用硬物，如发夹，掐按中冲约10秒，可缓解晕车、中暑等症状。

第十一章
手少阳三焦经经穴

　　手少阳三焦经在无名指与手厥阴心包经相衔接，联系的脏腑器官有耳、目，属三焦，络心包，在目外眦与足少阳胆经相接。三焦经直通头面，所以此经的症状多表现在头部和面部，如头痛、耳鸣、咽喉肿痛、面部肿痛等。这些疾病都可以通过刺激三焦经上的大穴来调治。

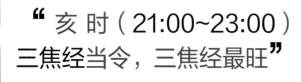

> " 亥 时（21:00~23:00）
> 三焦经当令，三焦经最旺 "

三焦经异常时易出现的疾病

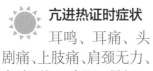 **经络症**
偏头痛、耳鸣、耳聋、咽喉肿痛、目痛等头面五官症疾，以及经络所经过部位如颈项痛、肩背痛、肘臂痛等运动障碍。

脏腑症
上焦病变易出现胸闷、心悸；中焦病变易出现脾胃胀痛、食欲不振；下焦病变易出现水肿、遗尿、大小便异常等。上焦气绝则喜噫，中焦气绝则不能食，下焦气绝则二便失禁。

亢进热证时症状
耳鸣、耳痛、头剧痛、上肢痛、肩颈无力、食欲不振、失眠、易怒。

衰弱寒证时症状
上肢无力麻木、面色苍白、呼吸表浅、发冷、尿少、精神与身体倦怠、忧郁、肌肉松弛无力、听力障碍。

保养三焦经的最佳时间
亥时（21:00~23:00）三焦经当令，三焦经最旺。三焦是六腑中最大的腑，为元气、水谷、水液运行之所。亥时是十二时辰中最后一个，是人们安歇睡眠的时候。人如果在亥时睡眠，百脉可得到最好的休养生息，对身体十分有益。

三焦经循行路线
手少阳三焦经起于无名指末端（关冲），向上行于小指与无名指之间，沿着手背，出于前臂外侧桡和尺骨之间，向上通过肘尖，沿上臂外侧，上达肩部，交出足少阳经的后面，向上进入缺盆部，一条分支，从胸中部位分出，向上浅出于锁骨上窝，经颈至耳后，上行出耳上角，然后屈曲向下到达面颊，直至眼眶下部。另一条支脉，从耳后（翳风）进入耳中，出行至耳前，在面颊部与前条支脉相交，到达外眼角（丝竹空），脉气由此与足少阳胆经相接。

三焦经腧穴小结
三焦经一侧穴位23个，左右共46个。上肢一侧13个，左右共26个；肩部、颈部和面部一侧10个，左右共20个。首穴为关冲，末穴为丝竹空。

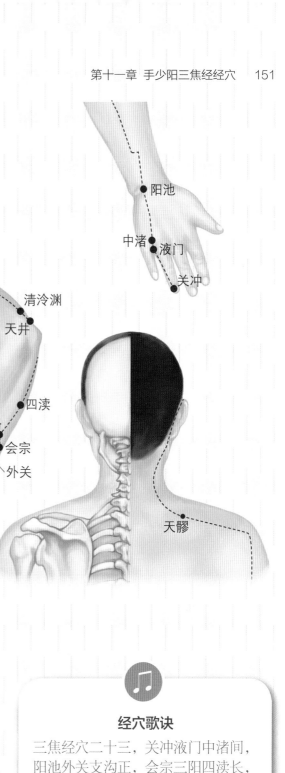

丝竹空
耳和髎
角孙
颞息
耳门
瘈脉
翳风
天牖
肩髎
臑会
消泺
清冷渊
天井
四渎
三阳络
支沟
会宗
外关
阳池

阳池
中渚
液门
关冲

天髎

经穴歌诀

三焦经穴二十三，关冲液门中渚间，
阳池外关支沟正，会宗三阳四渎长，
天井清冷渊消泺，臑会肩髎天髎堂，
天牖翳风瘈脉青，颞息角孙耳门当，
和髎耳前发际边，丝竹空在眉外藏。

保养禁忌：熬夜可能导致出现内分泌失调的症状，所以尽量不要养成熬夜的不良习惯。

关冲 TE1

关，通“弯”，指无名指；冲，冲要。穴在无名指端，经气由此涌出，沿经上行。

【主治】寒热头痛、热病汗不出。

【位置】精准定位：在手指，第 4 指末节尺侧，指甲根角侧上方 0.1 寸（指寸）。快速取穴：沿无名指指甲底部与侧缘引线的交点处。

【配伍】中暑、昏厥：关冲配水沟。

【一穴多用】①针刺：浅刺 0.1~0.3 寸。②按摩：用指尖掐按关冲 200 次，可缓解头痛、目赤。③艾灸：用艾条温和灸 10~15 分钟，可缓解头痛、耳鸣。④刺血：用三棱针在关冲点刺放血 1~2 毫升，可缓解耳鸣、喉痹。⑤刮痧：从手指近端向指尖刮拭 3~5 分钟，可缓解心烦、目赤、耳鸣、疟疾等。

液门 TE2

液，水液；门，门户。此为本经荥穴，属水，有通调水道之功，犹如水气出入之门户。

【主治】热病汗不出、寒热头痛、疟疾。

【位置】精准定位：在手背，第 4、5 指间，指蹼缘上方赤白肉际凹陷中。快速取穴：抬臂俯掌，手背部第 4、5 指指缝间掌指关节前可触及一凹陷处。

【配伍】喉痛：液门配鱼际。

【一穴多用】①针刺：直刺 0.3~0.5 寸。②按摩：用拇指指尖掐按液门 200 次，可缓解热病、中暑。

中渚 TE3

中，中间；渚，水中小块陆地。穴在五输流注穴之中间，经气如水循渚而行。

【主治】耳聋、耳鸣。

【位置】精准定位：在手背，第 4、5 掌骨间，第 4 掌指关节近端凹陷中。快速取穴：抬臂俯掌，手背部第 4、5 指指缝间掌指关节后可触及一凹陷处。

【配伍】耳鸣、耳聋：中渚配角孙。

【一穴多用】①针刺：直刺 0.3~0.5 寸。②按摩：用拇指指尖掐按中渚 200 次，可缓解头痛、五指屈伸不利。③艾灸：用艾条温和灸 10~15 分钟，可缓解耳鸣、耳聋。

阳池 TE4

阳，阴阳之阳；池，池塘。穴在腕背凹陷中，经气至此如水入池塘。

【主治】腕关节红肿不得屈伸、消渴。

【位置】精准定位：在腕后区，腕背侧远端横纹上，指伸肌腱的尺侧缘凹陷中。快速取穴：抬臂垂腕，背面，由第 4 掌骨向上推至腕关节横纹，可触及凹陷处。

【配伍】糖尿病：阳池配脾俞、太溪。

【一穴多用】①针刺：直刺 0.3~0.5 寸。②按摩：用拇指指尖掐按阳池 200 次，可缓解手腕痛。③艾灸：用艾条温和灸 10~15 分钟，可缓解肩背痛、手腕痛。④刮痧：从手指近端向指尖刮拭 3~5 分钟，每天 3~5 次，可对糖尿病进行辅助治疗。

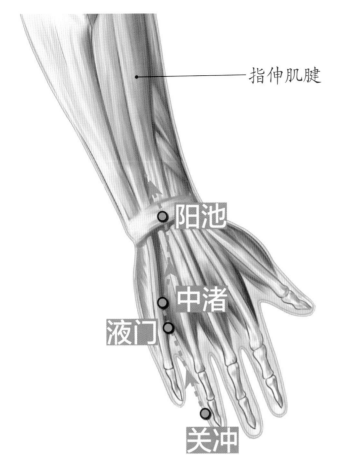

指伸肌腱

阳池

中渚

液门

关冲

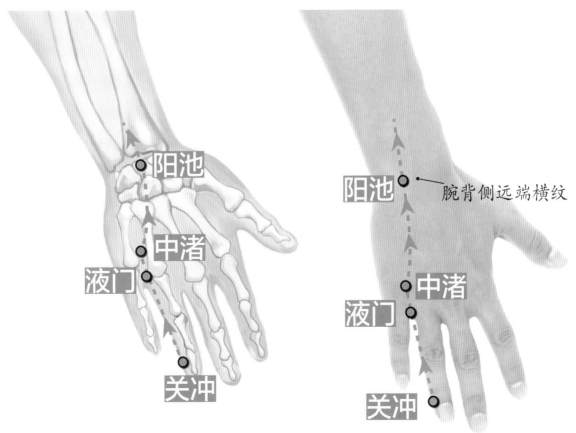

阳池

中渚

液门

关冲

阳池 — 腕背侧远端横纹

中渚

液门

关冲

外关 TE5

外，内外之外；关，关隘。穴在前臂外侧要处，犹如关隘。

【主治】外感热病、感冒、头痛、耳鸣、胸胁痛、肘臂屈伸不利。

【位置】精准定位：在前臂后区，腕背侧远端横纹上2寸，尺骨与桡骨间隙中点。快速取穴：抬臂俯掌，掌腕背横纹中点直上3横指，前臂两骨之间的凹陷处。

【配伍】偏头痛：外关配太阳、率谷。

【一穴多用】①针刺：直刺0.5~1.0寸。②按摩：用拇指指尖掐按外关200次，可缓解耳鸣、头痛、便秘。③艾灸：用艾条温和灸10~15分钟，可缓解耳鸣、耳聋、肩背痛等。④拔罐：用火罐留罐5~10分钟，可缓解前臂疼痛。

支沟 TE6

支，通"肢"，在此指上肢；沟，沟渠。穴在上肢尺骨与桡骨间沟中。

【主治】胸胁痛、便秘。

【位置】精准定位：在前臂后区，腕背侧远端横纹上3寸，尺骨与桡骨间隙中点。快速取穴：抬臂俯掌，掌腕背横纹中点直上4横指，前臂两骨之间的凹陷处。

【配伍】便秘：支沟配足三里、天枢。

【一穴多用】①针刺：直刺0.5~1.0寸。②按摩：用拇指按揉支沟200次，可缓解偏头痛。③艾灸：用艾条温和灸10~15分钟，可缓解耳鸣、耳聋、偏头痛等。

会宗 TE7

会，会合；宗，集聚。此为三焦经郄穴，是经气汇聚之处。

【主治】偏头痛、耳聋、耳鸣、咳喘胸满、臂痛。

【位置】精准定位：在前臂后区，腕背侧远端横纹上3寸，尺骨的桡侧缘。快速取穴：腕背横纹中点直上4横指，尺骨桡侧，按压有酸胀感处。

【配伍】耳聋：会宗配听会、耳门。

【一穴多用】①针刺：直刺0.5~1.0寸。②按摩：用拇指按揉会宗200次，可缓解耳鸣、耳聋。③艾灸：用艾条温和灸10~15分钟，可缓解耳鸣、耳聋。

三阳络 TE8

三阳，指手三阳经；络，联络。本穴联络手之三条阳经。

【主治】臂痛、脑血管病后遗症。

【位置】精准定位：在前臂后区，腕背侧远端横纹上4寸，尺骨与桡骨间隙中点。快速取穴：先找到支沟，直上1横指，前臂两骨之间凹陷处。

【配伍】中风后遗症、上肢不遂：三阳络配曲池、合谷、肩井。

【一穴多用】①针刺：直刺0.5~1.0寸。②按摩：用拇指按揉三阳络200次，可缓解上肢偏瘫。

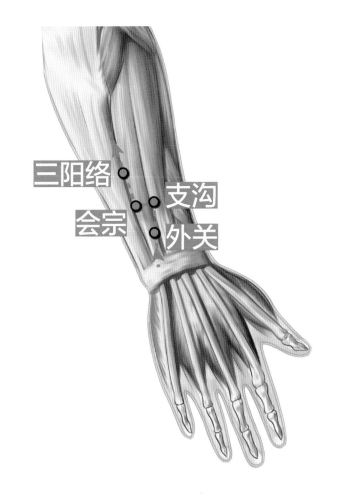

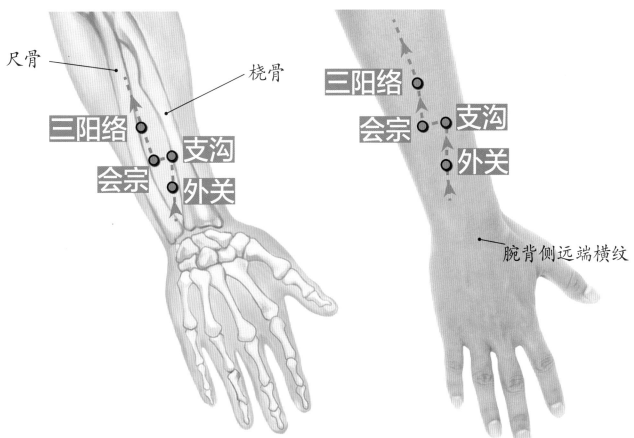

尺骨

桡骨

三阳络

会宗

支沟

外关

三阳络

会宗

支沟

外关

腕背侧远端横纹

左侧竖排导航：手太阴肺经 手阳明大肠经 足阳明胃经 足太阴脾经 手少阴心经 手太阳小肠经 足太阳膀胱经 足少阴肾经 手厥阴心包经 手少阳三焦经 足少阳胆经 足厥阴肝经 任脉 督脉 经外奇穴

四渎 TE9

四，四个；渎，河流。古称长江、黄河、淮河、济水为四渎。经气至此，渗灌更广，故喻称四渎。

【主治】暴喑、耳聋、下牙痛、眼疾。

【位置】精准定位：在前臂后区，肘尖下5寸，尺骨与桡骨间隙中点。快速取穴：先找到阳池，其与肘尖连线上，肘尖下7横指处。

【配伍】上肢不遂：四渎配三阳络。

【一穴多用】①针刺：直刺0.5~1.0寸。②按摩：用拇指按揉四渎200次，可缓解手臂酸痛。

天井 TE10

天，天空；井，水井。喻上为天，穴在上肢鹰嘴窝，其陷如井。

【主治】暴喑、眼疾。

【位置】精准定位：在肘后区，肘尖上1寸凹陷中。快速取穴：屈肘，肘尖直上1横指凹陷处。

【配伍】偏头痛：天井配率谷。

【一穴多用】①针刺：直刺0.5~1.0寸。②按摩：用拇指按揉天井200次，可用于缓解偏头痛。③艾灸：用艾条温和灸10~15分钟，可缓解耳鸣、耳聋、偏头痛等。④刮痧：从上向下刮拭3~5分钟，可用于缓解偏头痛、癫痫等。

清泠渊 TE11

清泠，清凉；渊，深水。本穴具有清三焦之热的作用，犹如入清凉深水之中。

【主治】臂痛、头项痛、眼疾。

【位置】精准定位：在臂后区，肘尖与肩峰角连线上，肘尖上2寸。快速取穴：屈肘，肘尖直上3横指凹陷处。

【配伍】上肢痿、痹、瘫、痛：清泠渊配肩髎、天髎、养老。

【一穴多用】①针刺：直刺0.5~1.0寸。②按摩：用拇指按揉清泠渊200次，可用于缓解前臂痛。③艾灸：用艾条温和灸10~15分钟，可缓解前臂冷痛等。④刮痧：从上向下刮拭3~5分钟，可用于缓解前臂后侧疼痛等。

消泺 TE12

消，消除；泺，小水、沼泽。本穴属三焦经，具有通调水道的作用。

【主治】头项强痛、臂痛、头痛、牙痛。

【位置】精准定位：在臂后区，肘尖与肩峰角连线上，肘尖上5寸。快速取穴：先取肩髎，其与肘尖连线上，肘尖上7横指处。

【配伍】肩周炎：消泺配肩髎、臑会、青灵。

【一穴多用】①针刺：直刺1.0~1.5寸。②按摩：用拇指按揉消泺200次，可缓解头痛。③艾灸：用艾条温和灸10~15分钟，可缓解头痛、风痹。④拔罐：用火罐留罐5~10分钟，可缓解前臂疼痛、肩背痛。⑤刮痧：从上向下刮拭3~5分钟，可缓解头痛、癫狂等。

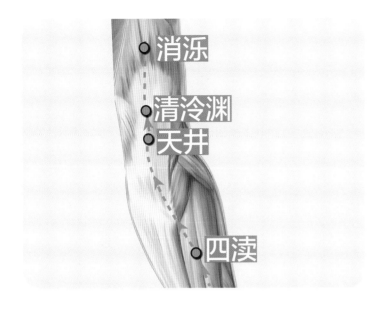

四渎在前臂后区；天井在肘尖上1寸凹陷中；清冷渊和消泺在臂后区，都位于肘尖与肩峰角连线上。

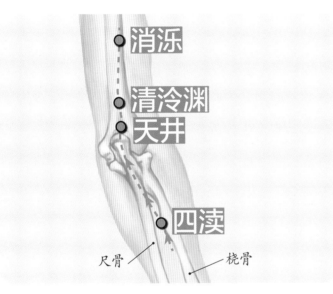

天井下为肱三头肌腱，刺激此穴可缓解前臂酸痛、肘部疼痛。

小贴士
针刺时要注意进针位置，避免损伤肌腱。

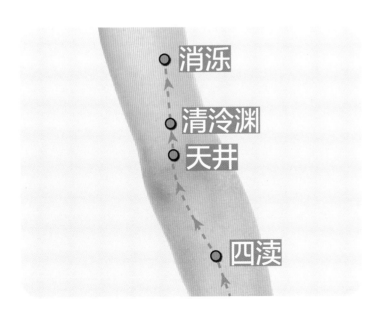

四渎有开窍聪耳、清利咽喉的功效，经常对四渎进行刺激，可以预防耳鸣、耳聋，对偏头痛、牙痛也有很好的调理作用。需要注意的是，针刺时不宜深刺，以防对神经与血管造成损伤。

臑会 TE13

臑，上臂肌肉隆起处；会，交会。穴在上臂肌肉隆起处，为三焦经和阳维脉之交会处。

【主治】肩胛肿痛、肩臂痛、瘿气、瘰疬。

【位置】精准定位：在臂后区，肩峰角下3寸，三角肌的后下缘。快速取穴：先找到肩髎，其与肘尖连线上，
　　　　肩髎下4横指处。

【配伍】肘臂挛痛：臑会配肘髎、外关。

【一穴多用】①针刺：直刺1.0~1.5寸。②按摩：用拇指按揉臑会200次，可缓解肩臂痛。③艾灸：
用艾条温和灸10~15分钟，可用于缓解瘿气、瘰疬等。④拔罐：用火罐留罐5~10分钟，可用于缓
解肩周炎、肩臂痛。⑤刮痧：从上向下刮拭3~5分钟，可缓解瘰疬等。

肩髎 TE14

肩，肩部；髎，骨隙。穴在肩部骨隙中。

【主治】肩胛肿痛、肩臂痛、瘿气、瘰疬。

【位置】精准定位：在三角肌区，肩峰角与肱骨大结节两骨间凹陷中。快速取穴：外展上臂，肩峰
　　　　后下方呈现凹陷处。

【配伍】肋间神经痛：肩髎配章门。

【一穴多用】①针刺：直刺1.0~1.5寸。②按摩：用拇指按揉肩髎200次，可缓解肩臂痛。
③艾灸：用艾条温和灸10~15分钟，可缓解肩臂冷痛、不能举，肋间神经痛。④拔罐：用火罐留罐
5~10分钟，可缓解肩周炎、肩臂痛。⑤刮痧：从上向下刮拭3~5分钟，可缓解肩臂痛。

天髎 TE15

天，天空；髎，骨隙。上为天，穴在肩胛冈上方之骨隙中。

【主治】肩臂痛、颈项僵硬疼痛、胸中烦满。

【位置】精准定位：在肩胛区，肩胛骨上角骨际凹陷中。快速取穴：肩胛部，肩胛骨上角的凹陷处。

【配伍】颈肩综合征、上肢不遂：天髎配秉风、天宗、清冷渊、臑会。

【一穴多用】①针刺：直刺0.5~0.8寸。②按摩：用拇指按揉天髎200次，可缓解肩背痛、落枕。
③艾灸：用艾条温和灸10~15分钟，可缓解肩背冷痛、上肢痹痛。④刮痧：从上向下刮拭3~5分钟，
可缓解发热、无汗、胸闷等。

天牖 TE16

天，天空；牖，窗。上为天，穴在侧颈部上方，本穴能开上窍，故喻为天窗。

【主治】头痛、头晕、暴聋、颈项僵硬。

【位置】精准定位：在颈部，横平下颌角，胸锁乳突肌的后缘凹陷中。快速取穴：找到下颌角，胸
　　　　锁乳突肌后缘，平下颌角的凹陷处。

【配伍】偏头痛、耳鸣：天牖配外关、率谷。

【一穴多用】①针刺：直刺0.5~1.0寸。②按摩：用拇指按揉天牖200次，可缓解颈痛、耳鸣。

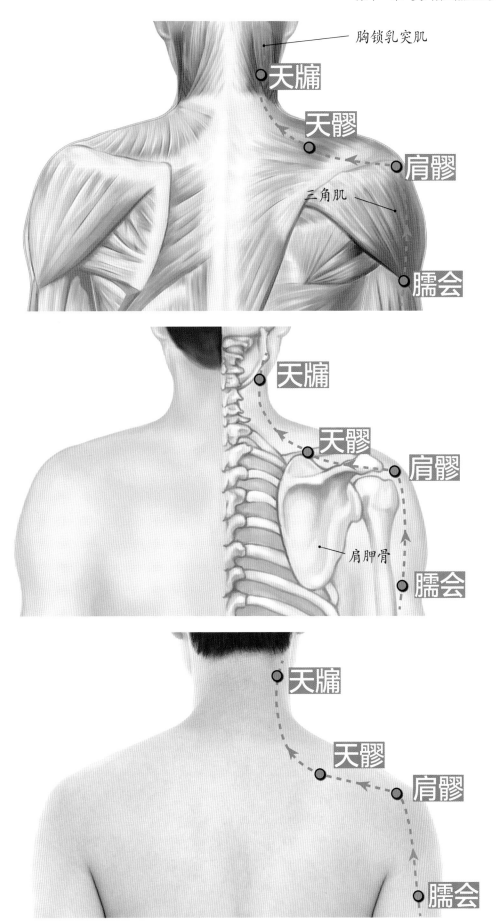

胸锁乳突肌

天牖

天髎

肩髎

三角肌

臑会

天牖

天髎

肩髎

肩胛骨

臑会

天牖

天髎

肩髎

臑会

手太阴肺经

手阳明大肠经

足阳明胃经

足太阴脾经

手少阴心经

手太阳小肠经

足太阳膀胱经

足少阴肾经

手厥阴心包经

手少阳三焦经

足少阳胆经

足厥阴肝经

任脉

督脉

经外奇穴

翳风 TE17

翳，遮蔽；风，风邪。穴当耳垂后方，为遮蔽风邪之处。

【主治】耳鸣、耳聋、中耳炎、口眼㖞斜、牙痛、颊肿。

【位置】精准定位：在颈部，耳垂后方，乳突下端前方凹陷中。快速取穴：头偏向一侧，将耳垂下压，
所覆盖范围中的凹陷处。

【配伍】口噤不开：翳风配地仓、承浆、水沟、合谷。

【一穴多用】①针刺：直刺 0.8~1.2 寸，耳后酸胀，可放射至舌前部及半侧面部。②按摩：用拇指
按揉翳风 200 次，可缓解口噤不开。③艾灸：用艾条温和灸 10~15 分钟，可用于缓解面瘫。

瘈脉 TE18

瘈，瘈疭；脉，指络脉。穴在耳后络脉，有治瘈疭的作用。

【主治】耳鸣、小儿惊厥。

【位置】精准定位：在头部，乳突中央，角孙与翳风沿耳轮弧形连线的上 2/3 与下 1/3 的交点处。
快速取穴：翳风和角孙之间沿耳轮后缘作弧形连线，连线中、下 1/3 交点处。

【配伍】头痛：瘈脉配头维、印堂。

【一穴多用】①针刺：平刺 0.3~0.5 寸，局部酸胀，或用三棱针点刺出血。②按摩：用拇指按揉瘈
脉 200 次，可缓解头痛、耳鸣。③刮痧：从上向下刮拭 3~5 分钟，可缓解小儿惊风、呕吐等。

颅息 TE19

颅，头颅；息，安宁。穴在头颅部，可安脑宁神。

【主治】耳鸣、头痛、耳聋、小儿惊厥、呕吐、泄泻。

【位置】精准定位：在头部，角孙与翳风沿耳轮弧形连线的上 1/3 与下 2/3 的交点处。快速取穴：
翳风与角孙之间沿耳轮后缘作弧线连线，连线上、中 1/3 交点处。

【配伍】偏头痛：颅息配天冲、风池。

【一穴多用】①针刺：平刺 0.3~0.5 寸，局部酸胀。②按摩：用拇指按揉颅息 200 次，可缓解偏头
痛、耳鸣。③艾灸：用艾条温和灸 10~15 分钟，可缓解呕吐、泄泻。

角孙 TE20

角，角隅；孙，孙络。穴在颞颥部，相当于耳上角对应处，而有孙络。

【主治】耳部肿痛、目赤肿痛、牙痛、头痛、颈项僵硬。

【位置】精准定位：在头部，耳尖正对发际处。快速取穴：在头部，将耳郭折叠向前，找到耳尖，
耳尖直上入发际处。

【配伍】眩晕：角孙配足临泣。

【一穴多用】①针刺：平刺 0.3~0.5 寸，局部酸胀，可放射至耳周。②按摩：用拇指按揉角孙 200
次，可缓解头项痛、耳鸣、眩晕。③艾灸：用艾条温和灸 10~15 分钟，可缓解目翳、牙痛。④刮痧：
从前向后刮拭 3~5 分钟，可缓解牙痛、目赤肿痛、眩晕等。

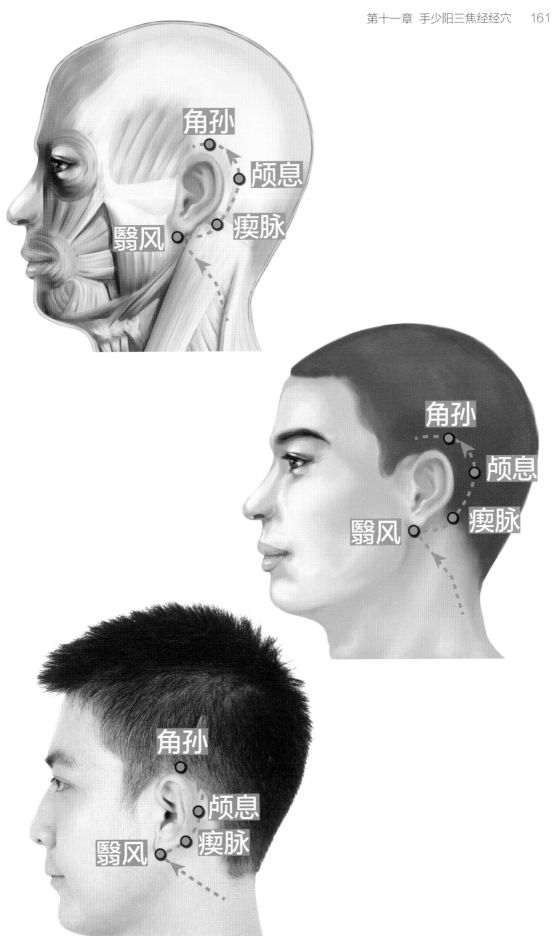

左侧导航栏：手太阴肺经　手阳明大肠经　足阳明胃经　足太阴脾经　手少阴心经　手太阳小肠经　足太阳膀胱经　足少阴肾经　手厥阴心包经　手少阳三焦经　足少阳胆经　足厥阴肝经　任脉　督脉　经外奇穴

耳门 TE21

耳，耳窍；门，门户。穴在耳前，犹如耳之门户。

【主治】耳鸣、耳聋、聤耳、牙痛。

【位置】精准定位：在耳区，耳屏上切迹与下颌骨髁突之间的凹陷中。快速取穴：耳屏上缘的前方，张口有凹陷处。

【配伍】牙痛：耳门配丝竹空。

【一穴多用】①针刺：直刺 0.5~1.0 寸，局部酸胀。②按摩：用拇指按揉耳门 200 次，可缓解牙痛、耳鸣。③艾灸：用艾条温和灸 10~15 分钟，可缓解耳鸣、耳聋。

耳和髎 TE22

耳，耳窍；和，调和；髎，骨隙。穴当耳前骨的前表陷隙中，可调耳和声。

【主治】牙关紧闭、口眼㖞斜、头重痛、耳鸣、颌肿。

【位置】精准定位：在头部，鬓发后缘，耳郭根的前方，颞浅动脉的后缘。快速取穴：在头侧部，鬓发后缘做垂直线，耳郭根部作水平线，二者交点处。

【配伍】耳聋：耳和髎配养老、完骨。

【一穴多用】①针刺：斜刺或平刺 0.3~0.5 寸，针刺时要避开动脉。②按摩：用拇指按揉耳和髎 200 次，可缓解耳聋、耳鸣。③艾灸：用艾条温和灸 10~15 分钟，可缓解耳鸣、耳聋。

丝竹空 TE23

丝竹，即细竹；空，空隙。眉毛，状如细竹。穴在眉梢之凹陷处。

【主治】头痛、牙痛、目眩、目赤肿痛、眼睑𬺈动。

【位置】精准定位：在面部，眉梢凹陷中。快速取穴：在面部，眉毛外侧缘眉梢凹陷处。

【配伍】牙痛：丝竹空配耳门。

【一穴多用】①针刺：平刺 0.5~1.0 寸。②按摩：用拇指掐揉丝竹空 200 次，可缓解牙痛、头晕、目上视。③艾灸：用艾条温和灸 10~15 分钟，可缓解牙痛、眩晕。

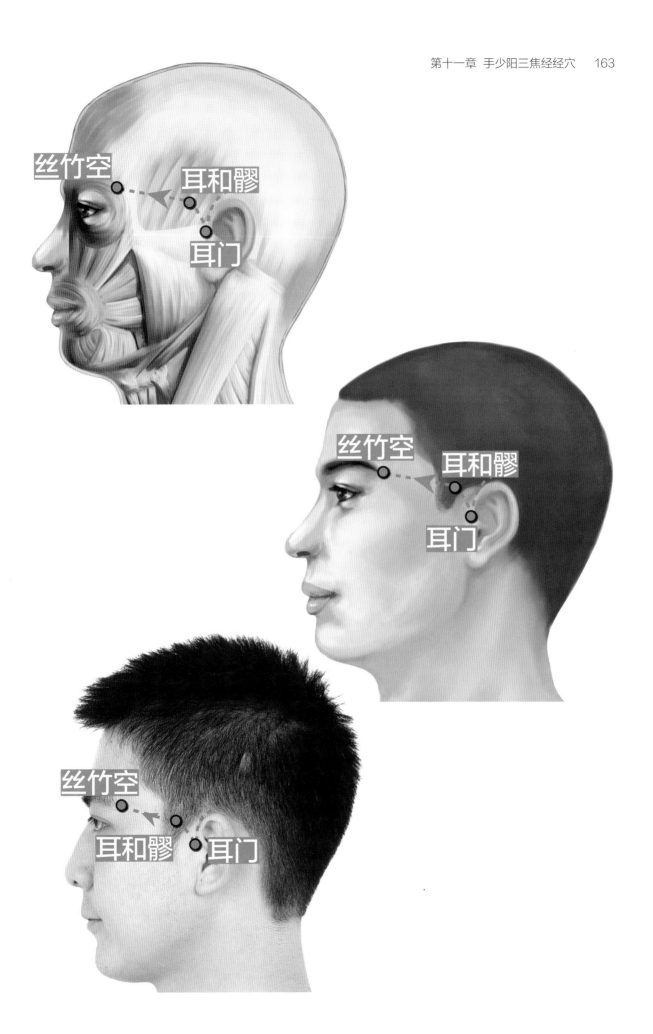

第十二章
足少阳胆经经穴

　　足少阳胆经在目外眦与手少阳三焦经相衔接，联系的脏腑器官有目、耳，属胆，络肝，在足大趾趾甲后与足厥阴肝经相接。胆经贯穿全身上下，上至头面部，中到肩胸肚腹，下至足部，身体大多数问题都能通过刺激胆经解决。所以，胆经是众人喜爱的"明星"经脉。

> "子时（23:00~1:00）胆经当令"

胆经异常时易出现的疾病

➕ 经络症
口苦、口干、偏头痛、白发、脱发、怕冷怕热，经脉所过部位如缺盆和腋下肿痛、膝或踝关节痛、坐骨神经痛。

♥ 脏腑症
胸胁苦满、胆怯易惊、食欲不振、喜叹气、失眠、易怒、皮肤萎黄、便秘等。胆气绝则眉倾毛落。

☀ 亢进热证时症状
口苦、胸胁胀痛、颈或下颌疼痛、喉咙不适、失眠、头痛、便秘、髀或腿膝胫踝外侧痉挛疼痛、足下热。

❄ 衰弱寒证时症状
虚弱、关节肿胀、下肢无力、目黄、吐苦水、嗜睡、夜汗、惊悸叹气、呼吸沉闷、便溏。

保养胆经的最佳时间
子时（23:00~1:00）一阳初生，犹如种子开始发芽，嫩芽受损影响最大，这时不要熬夜，要及时上床睡觉。人在子时前入睡，晨醒后头脑清晰、气色红润，没有黑眼圈。反之，常于子时内不能入睡者，则气色青白、眼眶昏黑。同时因胆汁排毒代谢不良更容易生成结晶、结石。

胆经循行路线
足少阳胆经起于目外眦，上行至额角，下行至耳后，沿颈旁，行于手少阳三焦经之前，至肩上，交手少阳三焦经之后，向下进入缺盆。

胆经腧穴小结
胆经一侧穴位44个，左右共88个。下肢一侧16个，左右共32个；头颈、胸腹一侧28个，左右共56个。首穴为瞳子髎，末穴为足窍阴。

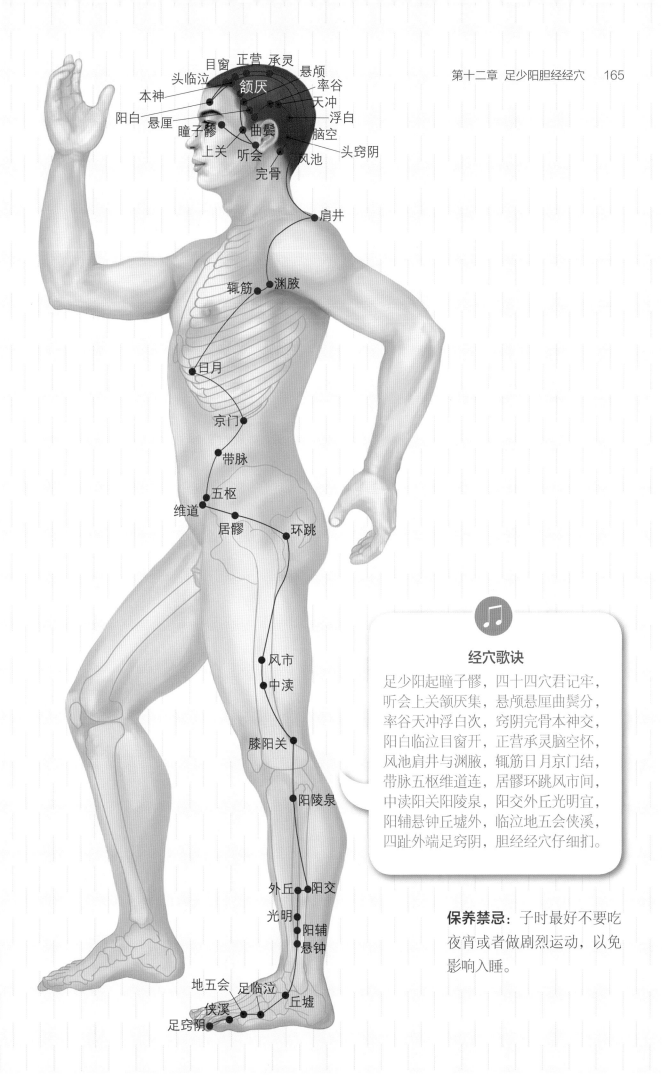

目窗　正营　承灵
头临泣　　　　　悬颅
本神　　颔厌　　率谷
阳白　悬厘　　　天冲
　瞳子髎　曲鬓　浮白
上关　　　　　脑空
听会　　　头窍阴
完骨　　风池

肩井

辄筋　渊腋

日月

京门

带脉

五枢

维道
居髎　　环跳

风市

中渎

膝阳关

阳陵泉

外丘　阳交
光明
阳辅
悬钟

地五会　足临泣
侠溪　　　丘墟
足窍阴

经穴歌诀

足少阳起瞳子髎，四十四穴君记牢，
听会上关颔厌集，悬颅悬厘曲鬓分，
率谷天冲浮白次，窍阴完骨本神交，
阳白临泣目窗开，正营承灵脑空怀，
风池肩井与渊腋，辄筋日月京门结，
带脉五枢维道连，居髎环跳风市间，
中渎阳关阳陵泉，阳交外丘光明宜，
阳辅悬钟丘墟外，临泣地五会侠溪，
四趾外端足窍阴，胆经经穴仔细扪。

保养禁忌：子时最好不要吃
夜宵或者做剧烈运动，以免
影响入睡。

瞳子髎 GB1

瞳子，即瞳孔；髎，骨隙。穴在小眼角外方骨隙中，横对瞳孔。

【主治】头痛、眩晕、口眼㖞斜、目痛、迎风流泪、目生翳膜。

【位置】精准定位：在面部，目外眦外侧 0.5 寸凹陷中。快速取穴：正坐，目外眦旁，眼眶外侧缘处。

【配伍】目生内障：瞳子髎配睛明。

【一穴多用】①针刺：平刺 0.3~0.5 寸。②按摩：用拇指掐揉瞳子髎 200 次，有助于防治各种眼疾。③艾灸：用艾条温和灸 10~15 分钟，有助于防治近视、偏头痛。

听会 GB2

听，听觉；会，聚会。穴在耳前，功司耳闻，为耳部经气聚会之处。

【主治】头痛、眩晕、口眼㖞斜、耳鸣、耳聋。

【位置】精准定位：在面部，耳屏间切迹与下颌骨髁突之间的凹陷中。快速取穴：正坐，耳屏下缘前方，张口有凹陷处。

【配伍】耳鸣、耳聋：听会配听宫。

【一穴多用】①针刺：直刺 0.5~1.0 寸，局部酸胀。②按摩：用拇指掐揉听会 200 次，可缓解耳鸣、耳聋。③艾灸：用艾条温和灸 10~15 分钟，可缓解耳鸣、耳聋、下颌关节炎。

上关 GB3

上，上方；关，关界。关，指颧骨弓，穴当其上缘。

【主治】头痛、眩晕、耳鸣、耳聋。

【位置】精准定位：在面部，颧弓上缘中央凹陷中。快速取穴：正坐，耳屏往前 2 横指，耳前颧骨弓上缘凹陷处。

【配伍】下颌关节炎、牙关紧闭：上关配耳门、合谷、颊车。

【一穴多用】①针刺：直刺 0.5~1.0 寸，局部酸胀，可放射至半侧耳部。②按摩：用拇指掐揉上关 200 次，可缓解耳鸣、下颌关节炎。③艾灸：用艾条温和灸 10~15 分钟，可缓解下颌关节炎、口眼㖞斜、牙痛、面痛。

颔厌 GB4

颔，下颌；厌，顺从。穴在颞颥处，随咀嚼顺从下颌运动。

【主治】头痛、眩晕、耳鸣、耳聋。

【位置】精准定位：在头部，从头维至曲鬓的弧形连线（其弧度与鬓发弧度相应）的上 1/4 与下 3/4 的交点处。快速取穴：先找到头维和曲鬓，两穴连线上 1/4 处。

【配伍】偏头痛：颔厌配悬颅。

【一穴多用】①针刺：平刺 0.3~0.5 寸，局部酸胀。②按摩：用拇指按揉颔厌 200 次，可缓解偏头痛、目外眦痛等。③艾灸：用艾条温和灸 10~15 分钟，可缓解偏头痛、眩晕。④刮痧：从上向下刮拭 3~5 分钟，可缓解牙痛、耳鸣、颈痛等。

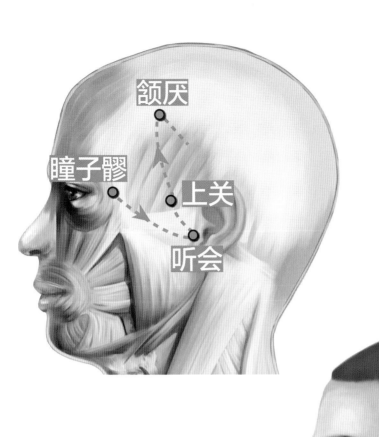

悬颅 GB5

悬，悬挂；颅，头颅。穴在颞颥部，如悬挂在头颅之两侧。

【主治】偏头痛。

【位置】精准定位：在头部，从头维至曲鬓的弧形连线（其弧度与鬓发弧度相应）的中点处。快速取穴：先找到头维和曲鬓，两穴连线中点处。

【配伍】偏头痛：悬颅配颔厌。

【一穴多用】①针刺：平刺 0.5~0.8 寸，局部酸胀。②按摩：用拇指按揉悬颅 200 次，可缓解偏头痛、目外眦痛等。③艾灸：用艾条温和灸 10~15 分钟，可缓解偏头痛、鼻流浊涕。④刮痧：从上向下刮拭 3~5 分钟，可缓解面肿、牙痛、鼻流浊涕等。

悬厘 GB6

悬，悬垂；厘，同"毛"，指头发。穴在颞颥部，位于悬垂的长发之中。

【主治】头痛、眩晕。

【位置】精准定位：在头部，从头维至曲鬓的弧形连线（其弧度与鬓发弧度相应）的上 3/4 与下 1/4 的交点处。快速取穴：先找到头维和曲鬓，两穴连线下 1/4 处。

【配伍】热病偏头痛：悬厘配鸠尾。

【一穴多用】①针刺：平刺 0.5~0.8 寸，局部酸胀。②按摩：用拇指按揉悬厘 200 次，可缓解偏头痛、目外眦痛等。③艾灸：用艾条温和灸 10~15 分钟，可缓解偏头痛。

曲鬓 GB7

曲，弯曲；鬓，鬓发。穴在耳上鬓发边际的弯曲处。

【主治】头痛、眩晕。

【位置】精准定位：在头部，耳前鬓角发际后缘与耳尖水平线的交点处。快速取穴：在耳前鬓角发际后缘作垂直线，与耳尖水平线相交处。

【配伍】目赤肿痛：曲鬓配风池、太冲。

【一穴多用】①针刺：平刺 0.5~0.8 寸，局部酸胀。②按摩：用拇指按揉曲鬓 200 次，可缓解偏头痛、口噤等。③艾灸：用艾条温和灸 10~15 分钟，可缓解偏头痛、牙痛。

率谷 GB8

率，统率；谷，山谷。穴在耳上，为以"谷"命名诸穴的最高者，如诸谷的统帅。

【主治】头痛、眩晕、小儿惊风。

【位置】精准定位：在头部，耳尖直上入发际 1.5 寸。快速取穴：先找到角孙，直上 2 横指处。

【配伍】小儿急、慢惊风，眩晕，耳鸣：率谷配印堂、太冲、合谷。

【一穴多用】①针刺：平刺 0.5~0.8 寸，局部酸胀，可扩散至颞侧头部。②按摩：用拇指按揉率谷 200 次，可缓解偏头痛、眩晕、呕吐等。③艾灸：用艾条温和灸 10~15 分钟，可缓解偏头痛。④刮痧：从上向下刮拭 3~5 分钟，可缓解偏头痛、中风、眩晕等。

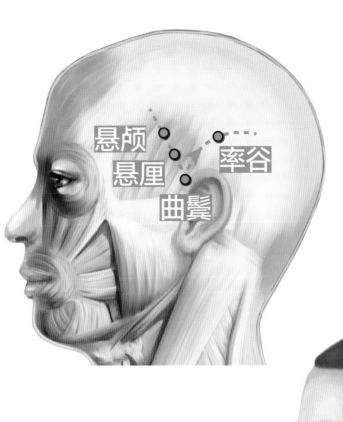

天冲 GB9

天，天空；冲，冲出。天，指头部，穴在其两侧，胆经气血在本穴冲向巅顶。

【主治】头痛、眩晕。

【位置】精准定位：在头部，耳根后缘直上，入发际2寸。快速取穴：耳根后缘，直上入发际3横指处。

【配伍】头痛：天冲配目窗、风池。

【一穴多用】①针刺：平刺0.5~0.8寸，局部酸胀。②按摩：用拇指按揉天冲200次，可缓解偏头痛、眩晕等。③刮痧：从上向下刮拭3~5分钟，可缓解惊悸、癫狂、痫证等。

浮白 GB10

浮，浮浅；白，光明。穴位于体表浮浅部位，有清头明目之功。

【主治】头痛、颈项强痛。

【位置】精准定位：在头部，耳后乳突的后上方，从天冲至完骨的弧形连线（其弧度与耳郭弧度相应）的上1/3与下2/3交点处。快速取穴：先找到天冲和完骨，二者弧形连线上1/3处。

【配伍】耳鸣、耳聋：浮白配听会、中渚。

【一穴多用】①针刺：平刺0.5~0.8寸，局部酸胀。②按摩：用拇指按揉浮白200次，可缓解耳鸣、耳聋、头痛等。③刮痧：从上向下刮拭3~5分钟，可缓解面肿、牙痛、瘿瘤、瘰疬等。

头窍阴 GB11

头，头部；窍，空窍；阴，阴阳之阴。肝肾属阴，开窍于耳目。穴在头部，可治疗耳目之疾。

【主治】头痛、眩晕、口眼㖞斜、耳鸣、耳聋、牙痛、胸胁痛、口苦。

【位置】精准定位：在头部，耳后乳突的后上方，从天冲到完骨的弧形连线（其弧度与耳郭弧度相应）的上2/3与下1/3交点处。快速取穴：先找到天冲和完骨，二者弧形连线下1/3处。

【配伍】头痛：头窍阴配强间。

【一穴多用】①针刺：平刺0.5~0.8寸，局部酸胀，可扩散至后头部。②按摩：用拇指按揉头窍阴200次，可用于缓解头痛、眩晕等。③艾灸：用艾条温和灸10~15分钟，可缓解颈项强痛、耳鸣、耳聋。④刮痧：从上向下刮拭3~5分钟，可缓解口苦、头痛、眩晕等。

完骨 GB12

完骨，即颞骨乳突。穴在耳后颞骨乳突下缘。

【主治】头痛、眩晕、耳鸣、耳聋。

【位置】精准定位：在头部，耳后乳突的后下方凹陷中。快速取穴：耳后下方，可摸到一明显突起，其后下方凹陷处。

【配伍】疟疾：完骨配风池、大杼。

【一穴多用】①针刺：平刺0.5~0.8寸，局部酸胀，可扩散至后头部。②按摩：用拇指按揉完骨200次，可缓解头痛、颈项强痛等。③艾灸：用艾条温和灸10~15分钟，可缓解头痛、口眼㖞斜。④刮痧：从上向下刮拭3~5分钟，可缓解颊肿、牙痛、喉痹、癫狂、疟疾等。

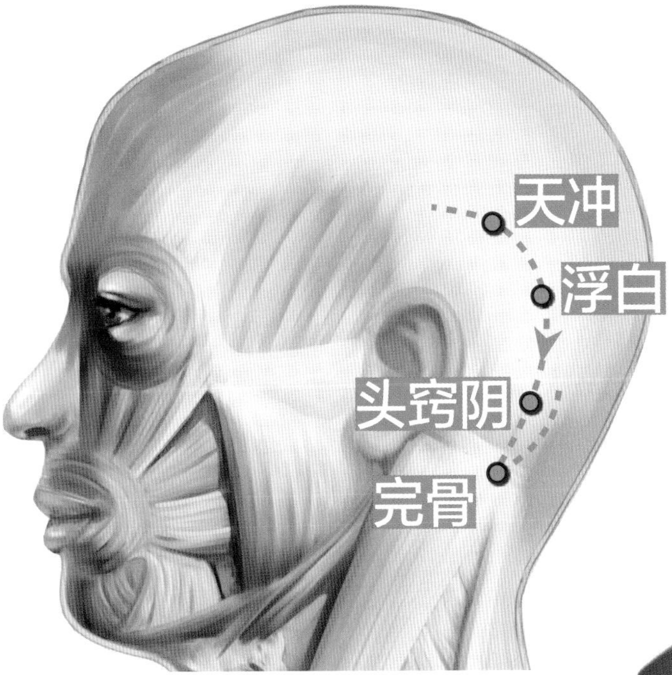

天冲

浮白

头窍阴

完骨

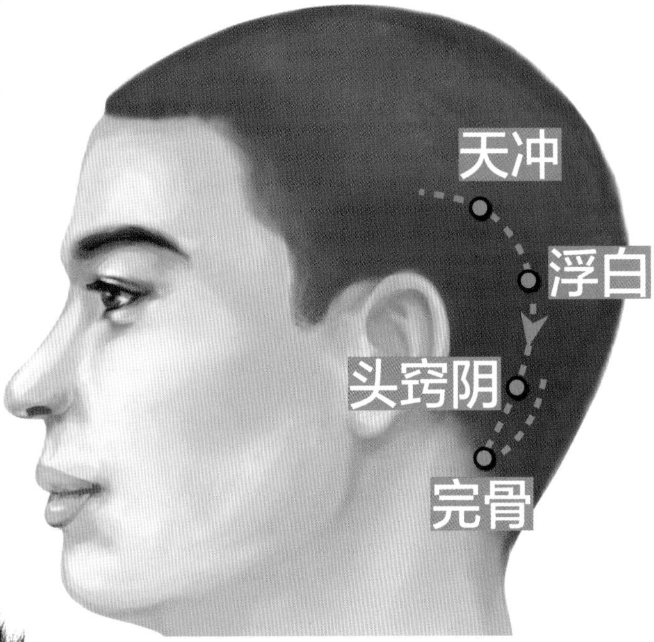

天冲

浮白

头窍阴

完骨

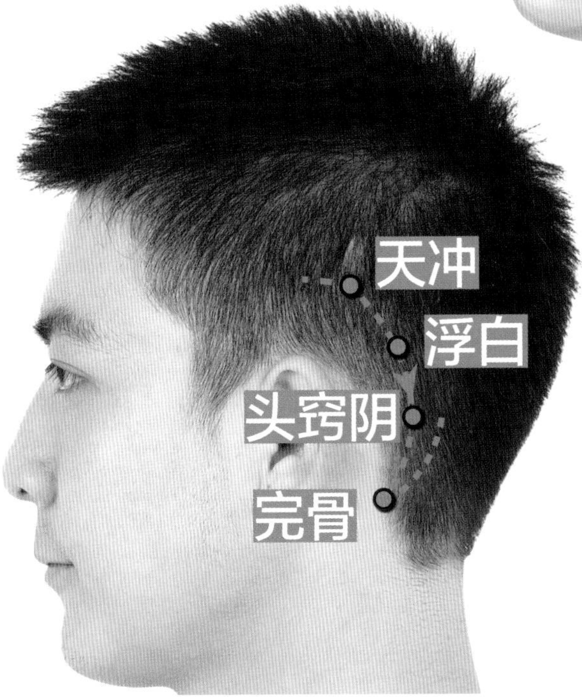

天冲

浮白

头窍阴

完骨

手太阴肺经　手阳明大肠经　足阳明胃经　足太阴脾经　手少阴心经　手太阳小肠经　足太阳膀胱经　足少阴肾经　手厥阴心包经　手少阳三焦经　足少阳胆经　足厥阴肝经　任脉　督脉　经外奇穴

本神 GB13

本，根本；神，神志。穴在前发际神庭旁，内为脑之所在，脑为元神之府，主神志，为人之根本。

【主治】头痛、眩晕、颈项强直。

【位置】精准定位：在头部，前发际上 0.5 寸，头正中线旁开 3 寸。快速取穴：正坐，从外眼角直上入前发际半横指，按压有酸痛感处。

【配伍】小儿惊痫：本神配前顶、囟会、天柱。

【一穴多用】①针刺：平刺 0.5~0.8 寸，局部酸胀。②按摩：用拇指按揉本神 200 次，可缓解头痛、目眩等。③艾灸：用艾条温和灸 10~15 分钟，可缓解头痛、半身不遂。④刮痧：从前向后刮拭 3~5 分钟，可缓解小儿惊痫、头项强痛等。

阳白 GB14

阳，阴阳之阳；白，光明。头为阳，穴在头面部，有明目之功。

【主治】头痛、眩晕、颈项强直、眼红肿疼痛、近视、夜盲症、面瘫。

【位置】精准定位：在头部，眉上 1 寸，瞳孔直上。快速取穴：正坐，眼向前平视，自瞳孔直上眉上 1 横指处。

【配伍】目赤肿痛、视物昏花：阳白配太阳、睛明、鱼腰。

【一穴多用】①针刺：平刺 0.5~0.8 寸。②按摩：用拇指或中指按揉阳白 200 次，有助于防治眼部疾患。③艾灸：从前向后刮拭 3~5 分钟，可缓解口眼㖞斜、面瘫。

头临泣 GB15

头，头部；临，调治；泣，流泪。穴在头部，可调治迎风流泪等。

【主治】头痛、目眩、目赤肿痛、耳鸣、耳聋、中风不省人事。

【位置】精准定位：在头部，前发际上 0.5 寸，瞳孔直上。快速取穴：正坐，眼向前平视，自瞳孔直上，入发际半横指处。

【配伍】疟疾：头临泣配大椎、间使、胆俞、肝俞。

【一穴多用】①针刺：平刺 0.5~0.8 寸。②按摩：用拇指或中指按揉头临泣 200 次，可缓解头痛、目眩、迎风流泪等。③艾灸：用艾条温和灸 10~15 分钟，可缓解鼻塞、鼻渊。④刮痧：从前向后刮拭 3~5 分钟，可缓解小儿惊痫、热病、疟疾等。

目窗 GB16

目，眼睛；窗，窗户。穴在眼的上方，善治眼疾，犹如眼目之窗。

【主治】头痛、头晕、小儿惊痫。

【位置】精准定位：在头部，前发际上 1.5 寸，瞳孔直上。快速取穴：正坐，眼向前平视，自瞳孔直上，入发际 2 横指处。

【配伍】面目水肿：目窗配陷谷。

【一穴多用】①针刺：平刺 0.5~0.8 寸，局部酸胀。②按摩：用拇指或中指按揉目窗 200 次，有助于防治眼部疾患。③艾灸：用艾条温和灸 10~15 分钟，可缓解面部水肿。④刮痧：从前向后刮拭 3~5 分钟，可用于辅助治疗小儿惊痫、目赤肿痛等。

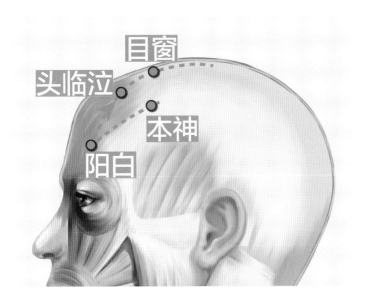

本神、阳白、头临泣、目窗四穴均位于头部，其中阳白在眉毛上方，其余三穴都在前发际以上。

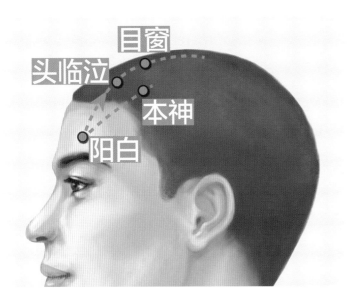

目窗在帽状腱膜中，布有眶上神经，善治眼疾。

小贴士
针刺后一定要注意避免受寒，预防头痛。

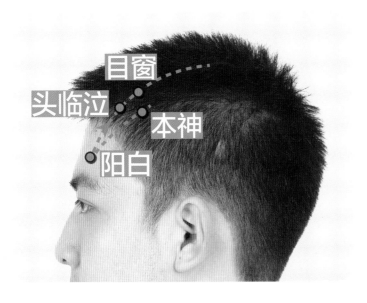

阳白是面部美容保健中一个非常重要的穴位。抬头纹多者，按揉阳白可增加局部血液循环，有助于淡化抬头纹。

正营 GB17

正，正当；营，同"荣"。正营，惶恐不安的意思。本穴主治惶恐不安等神志病。

【主治】头痛、头晕、面目水肿、目赤肿痛。

【位置】精准定位：在头部，前发际上2.5寸，瞳孔直上。快速取穴：取前发际作一水平线，与瞳孔作一垂直线，两线交点处向上2.5寸处。

【配伍】头痛、眩晕、目赤肿痛：正营配阳白、太冲、风池。

【一穴多用】①针刺：平刺0.5~0.8寸。②按摩：用拇指或中指按揉正营200次，可缓解头痛、眩晕等。③艾灸：用艾条温和灸10~15分钟，可缓解头痛、牙痛。④刮痧：从前向后刮拭3~5分钟，可缓解伤风感冒、目赤肿痛、头痛等。

承灵 GB18

承，承受；灵，神灵。脑主神灵，故脑上顶骨又称天灵骨，穴就在其外下方。

【主治】头痛、眩晕、目痛。

【位置】精准定位：在头部，前发际上4寸，瞳孔直上。快速取穴：百会向前1横指作一水平线，再与瞳孔作一垂直线，两条线交点处。

【配伍】鼻出血：承灵配风池、风门、后溪。

【一穴多用】①针刺：平刺0.5~0.8寸。②按摩：用拇指或中指按揉承灵200次，可缓解头痛、眩晕等。③刮痧：从前向后刮拭3~5分钟，可缓解伤风感冒、鼻塞、鼻出血等。

脑空 GB19

脑，脑髓；空，空窍。穴在枕骨外侧，内通脑窍，主治脑病。

【主治】头痛、癫痫、惊悸。

【位置】精准定位：在头部，横平枕外隆凸的上缘，风池直上。快速取穴：后脑勺摸到隆起的最高骨作水平线，与头正中线交点旁开3横指处。

【配伍】颈项强痛：脑空配悬钟、后溪。

【一穴多用】①针刺：平刺0.3~0.5寸，局部酸胀，可扩散至后头部。②按摩：用拇指或中指按揉脑空200次，可缓解头痛、眩晕等。

风池 GB20

风，风邪；池，池塘。穴在枕骨下，局部凹陷如池，乃祛风之要穴。

【主治】外感发热、颈项强痛、头痛、头晕、失眠、中风昏迷、迎风流泪、耳鸣、耳聋。

【位置】精准定位：在颈后区，枕骨之下，胸锁乳突肌上端与斜方肌上端之间的凹陷中。快速取穴：正坐，后头骨下两条大筋外缘陷窝中，与耳垂齐平处。

【配伍】偏正头痛：风池配合谷。

【一穴多用】①针刺：向两侧眼睛方向斜刺0.5~0.8寸。针刺本穴时不宜针刺过深，或针尖向内上斜刺，以免损伤延髓。②按摩：用拇指或中指按揉风池200次，可缓解头痛、眩晕、颈项强痛等。

手太阴肺经 手阳明大肠经 足阳明胃经 足太阴脾经 手少阴心经 手太阳小肠经 足太阳膀胱经 足少阴肾经 手厥阴心包经 手少阳三焦经 足少阳胆经 足厥阴肝经 任脉 督脉 经外奇穴

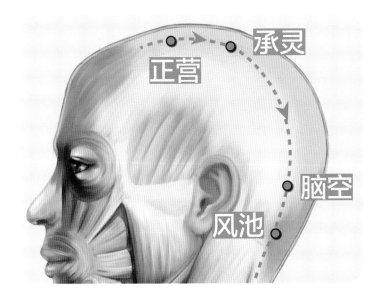

正营、承灵、脑空在头部，风池在颈后区。

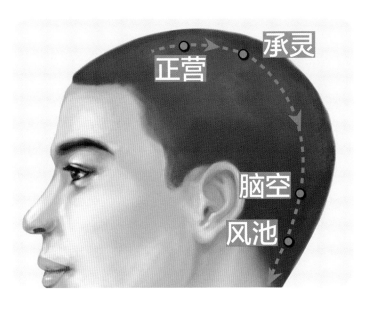

正营、承灵和脑空在头部，刺激此穴可缓解头晕、偏头痛等。

小贴士

针刺时宜用细针，出针时注意按压几分钟，防止出血。

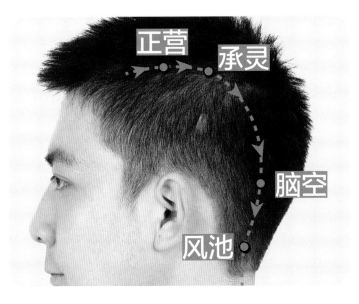

风池乃祛风之要穴。初春气温不高，易有风邪产生。刺激风池具有平肝息风、通利官窍的功效。按摩风池对安神也非常有效果，如果经常失眠，可以用两手指紧按风池部位，旋转按揉，随后按揉脑后部，长期坚持，失眠症状可有所改善。

肩井 GB21

肩，肩部；井，水井。穴在肩上，局部凹陷如井。

【主治】肩臂痛、乳腺炎。

【位置】精准定位：在肩胛区，第7颈椎棘突与肩峰最外侧点连线的中点。快速取穴：先找到大椎，再找到锁骨肩峰端，二者连线中点处。

【配伍】脚气、肩背痛：肩井配足三里、阳陵泉。

【一穴多用】①针刺：直刺0.5~0.8寸。针刺本穴时不宜针刺过深，以防损伤肺脏，造成气胸。②按摩：用拇指按揉肩井200次，可缓解肩背痛。③艾灸：用艾条温和灸10~15分钟，可缓解中风、脚气。④拔罐：用火罐留罐5~10分钟，或连续走罐5分钟，可缓解肩背痛、手臂不举。⑤刮痧：从上向下刮拭3~5分钟，可缓解乳痈、颈项强痛、脚气等。

渊腋 GB22

渊，深潭；腋，腋部。穴在腋下。

【主治】胸满胁痛、腋下肿、臂痛不举。

【位置】精准定位：在胸外侧区，第4肋间隙中，在腋中线上。快速取穴：正坐举臂，在腋中线上，第4肋间隙中。

【配伍】胸胁痛：渊腋配大包、支沟。

【一穴多用】①针刺：斜刺0.5~0.8寸，局部酸胀。②按摩：用拇指按揉渊腋200次，可缓解胸满胁痛。

辄筋 GB23

辄，车耳，马车的护轮板；筋，筋肉。两侧胁肋肌肉隆起，形如车耳，穴在其处。

【主治】胸胁痛、腋肿、咳嗽、气喘、呕吐、吞酸。

【位置】精准定位：在胸外侧区，第4肋间隙中，腋中线前1寸。快速取穴：正坐举臂，从渊腋向前下1横指处。

【配伍】胸胁痛：辄筋配阳陵泉、支沟。

【一穴多用】①针刺：斜刺或平刺0.5~0.8寸，局部酸胀。②按摩：用拇指按揉辄筋200次，可缓解胸满胁痛、咳嗽、气喘等。

日月 GB24

日，太阳；月，月亮。日为阳，指胆；月为阴，指肝。此为治肝胆疾病的要穴。

【主治】呃逆、反胃、吞酸。

【位置】精准定位：在胸部，第7肋间隙中，前正中线旁开4寸。快速取穴：正坐或仰卧，自乳头垂直向下推3个肋间隙，按压有酸胀感处。

【配伍】胸胁胀痛：日月配支沟、丘墟。

【一穴多用】①针刺：斜刺0.5~0.8寸，局部酸胀，可向胸胁部扩散。②按摩：用拇指按揉日月200次，可缓解胸满胁痛、吞酸。③艾灸：用艾条温和灸10~15分钟，可缓解胸胁痛。④刮痧：从中间向两侧刮拭3~5分钟，可缓解胸满胁痛、呕吐、吞酸、黄疸等。

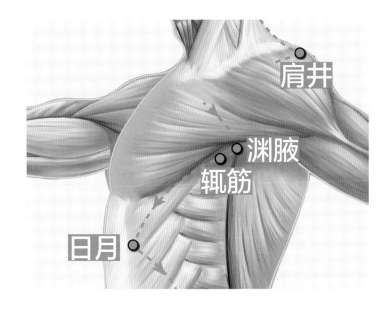

肩井在肩胛区，渊腋、辄筋在胸外侧区，日月在胸部。

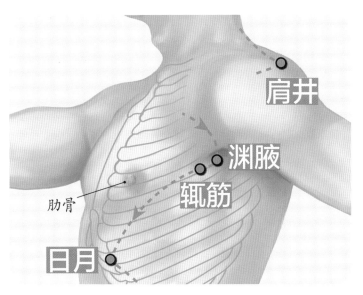

肩井内侧为胸腔，刺激此穴可缓解胸闷、肩背疼痛等。

小贴士

针刺时不可深刺，避免误入胸腔，避免刺伤椎动脉、颈动脉。

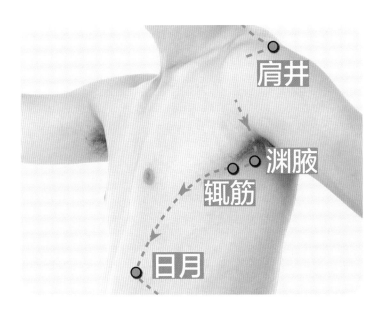

日月有防治疏肝利胆、降逆和中的功效，稍用力指压日月，效果会很好。也可以针刺，但需要注意，针刺时，不能超越肋骨浅面，以免误入胸腔。

手太阴肺经 手阳明大肠经 足阳明胃经 足太阴脾经 手少阴心经 手太阳小肠经 足太阳膀胱经 足少阴肾经 手厥阴心包经 手少阳三焦经 足少阳胆经 足厥阴肝经 任脉 督脉 经外奇穴

京门 GB25

京，同"原"字；门，门户。此为肾之募穴，穴之所在为肾气出入的门户。

【主治】胁肋痛、腹胀、腰脊痛。

【位置】精准定位：在上腹部，第12肋骨游离端的下际。快速取穴：先找到章门，其后2横指处。

【配伍】脊强脊痛：京门配身柱、筋缩、命门。

【一穴多用】①针刺：斜刺0.5~0.8寸，局部酸胀，可扩散至季肋部。②按摩：用拇指按揉京门200次，可缓解胸满胁痛、腹痛。③艾灸：用艾条温和灸10~15分钟，可缓解胸胁痛、腹痛、水肿等。

带脉 GB26

带，腰带；脉，经脉。穴属胆经，交会在带脉之上。

【主治】月经不调、赤白带下、闭经、痛经。

【位置】精准定位：在侧腹部，第11肋骨游离端垂线与脐水平线的交点上。快速取穴：腋中线与肚脐水平线相交处。

【配伍】赤白带下：带脉配关元、气海、三阴交、白环俞、间使。

【一穴多用】①针刺：直刺1.0~1.5寸，局部酸胀，可扩散至侧腰部。②按摩：用拇指按揉带脉200次，可缓解月经不调、赤白带下。③艾灸：用艾条温和灸10~15分钟，可缓解月经不调等。

五枢 GB27

五，五个；枢，枢纽。五为中数，少阳主枢；意指穴在人身体中部的枢要之处。

【主治】少腹痛、月经不调、赤白带下。

【位置】精准定位：在下腹部，横平脐下3寸，髂前上棘内侧。快速取穴：从肚脐向下4横指处作水平线，与髂前上棘相交内侧处。

【一穴多用】①针刺：直刺1.0~1.5寸，局部酸胀，可放射至腹股沟部。②按摩：用拇指按揉五枢200次，可用于缓解月经不调、赤白带下。③艾灸：用艾条温和灸10~15分钟，可用于缓解月经不调、少腹痛、疝气等。④拔罐：用火罐留罐5~10分钟，可用于辅助治疗疝气、便秘等。⑤刮痧：从前向后刮拭3~5分钟，可用于改善月经不调、赤白带下、阴挺、疝气等。

维道 GB28

维，维系；道，通道。本穴为胆经与带脉之会，带脉维系诸经。

【主治】月经不调、赤白带下。

【位置】精准定位：在下腹部，髂前上棘内下0.5寸。快速取穴：先找到五枢，其前下半横指处。

【配伍】月经不调：维道配三阴交。

【一穴多用】①针刺：直刺或向前下方斜刺1.0~1.5寸。②按摩：用拇指按揉维道200次，可缓解少腹痛、疝气、月经不调。③艾灸：用艾条温和灸10~15分钟，可缓解月经不调、疝气、水肿等。④拔罐：用火罐留罐5~10分钟，可用于缓解疝气、少腹痛。⑤刮痧：从中间向两侧刮拭3~5分钟，可缓解月经不调。

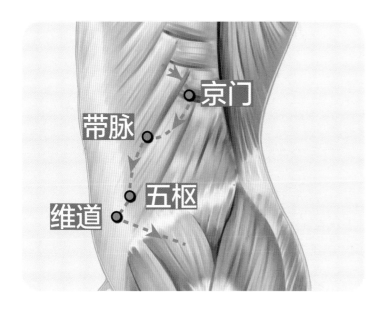

京门在上腹部，带脉在侧腹部，五枢和维道在下腹部。

五枢有调理冲任、利水止痛的功效，刺激此穴可缓解腰痛、髋骨疼痛等。

小贴士

针刺时注意避免刺伤股外侧皮神经，避免深刺误入腹腔。

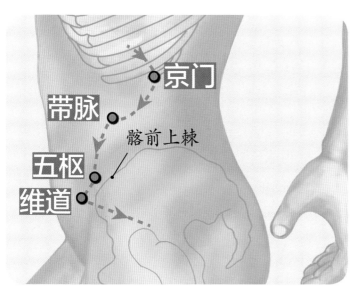

京门虽然在胆经上，但它是肾经的募穴，肾气在这里汇聚，刺激京门可起到调节肾气的作用。但需注意，针刺时，不能超越肋骨端，避免深刺进入腹腔。

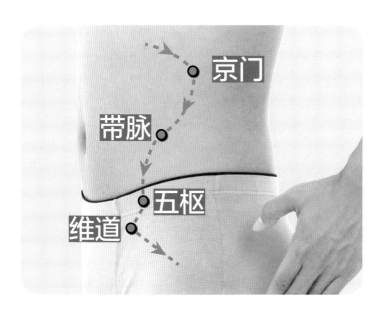

居髎 GB29

居，居处；髎，近骨之凹陷处。穴居髋骨上凹陷处。

【主治】腰腿痹痛、瘫痪、足痿、疝气。

【位置】精准定位：在臀区，髂前上棘与股骨大转子最凸点连线的中点处。快速取穴：股骨大转子是髋部最高隆起处，髂前上棘与股骨大转子二者连线中点处。

【配伍】腿风湿痛：居髎配环跳、委中。

【一穴多用】①针刺：直刺或向前下方斜刺 1.5~3.0 寸。②按摩：用拇指按揉居髎 200 次，可缓解腿痛、少腹痛。③艾灸：用艾条温和灸 10~15 分钟，可缓解下肢痹痛、少腹冷痛。

环跳 GB30

环，环曲；跳，跳跃。穴在髀枢中，髀枢为环曲跳跃的枢纽。

【主治】腰胯疼痛、挫闪腰痛、下肢痿痹、膝踝肿痛、遍身风疹、半身不遂。

【位置】精准定位：在臀区，股骨大转子最凸点与骶管裂孔连线上的外 1/3 与内 2/3 交点处。快速取穴：股骨大转子最高点与骶管裂孔作一直线，其下 2/3 处。

【配伍】风疹：环跳配风池、曲池。

【一穴多用】①针刺：直刺或斜刺 1.5~2.0 寸。②按摩：用拇指按揉或弹拨环跳 200 次，可缓解腰腿痛。③艾灸：用艾条温和灸 10~15 分钟，可缓解下肢痹痛。④拔罐：用火罐留罐 5~10 分钟，可缓解下肢痹痛、风疹。⑤刮痧：从中间向两侧刮拭 3~5 分钟，可缓解风疹。

风市 GB31

风，风邪；市，集市，有集散之意，此为疏散风邪之要穴。

【主治】中风半身不遂、下肢痿痹、遍身瘙痒。

【位置】精准定位：在股部，直立垂手，掌心贴于大腿时，中指指尖所指凹陷中，髂胫束后缘。快速取穴：直立垂手，手掌并拢伸直，中指指尖处。

【配伍】类风湿性关节炎：风市配大杼。

【一穴多用】①针刺：直刺或斜刺 1.0~2.0 寸，局部酸胀，可向下放射。②按摩：用拇指按揉风市 200 次，可缓解下肢痹痛。③艾灸：用艾条温和灸 10~15 分钟，可缓解下肢痹痛、下肢偏瘫。④拔罐：用火罐留罐 5~10 分钟，可缓解下肢痹痛、瘙痒。

中渎 GB32

中，中间；渎，小的沟渠。穴在股外侧两筋之间，如在沟渎之中。

【主治】下肢痿痹、麻木，半身不遂。

【位置】精准定位：在股部，腘横纹上 7 寸，髂胫束后缘。快速取穴：先找到风市，直下 3 横指处。

【配伍】中风后遗症：中渎配环跳。

【一穴多用】①针刺：直刺 1.0~2.0 寸，局部酸胀，可向下扩散。②按摩：用拇指按揉中渎 200 次，可缓解大腿外侧痹痛。

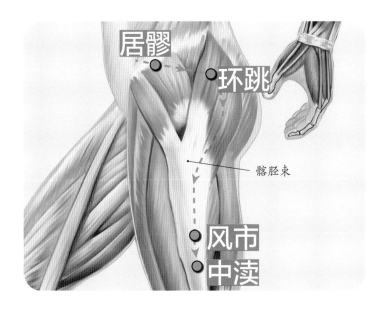

髂胫束

居髎和环跳在臀区，风市和中渎在股部。

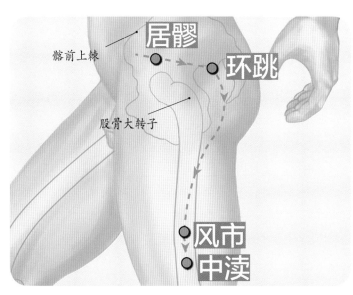

髂前上棘

股骨大转子

环跳有祛风化湿、强健腰膝的功效，刺激此穴可缓解腰腿疼痛、膝关节肿痛等。

> **小贴士**
> 针刺时如果有触电感，要及时改变方向，防止损伤坐骨神经。

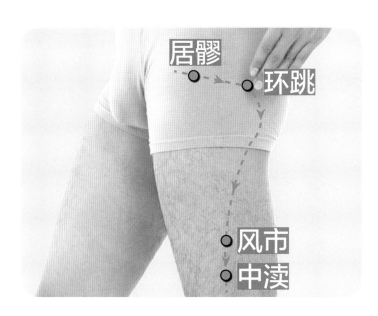

风市为疏散风邪之要穴，春季易有风邪入侵，风市治疗风邪的效果尤为突出。经常用中指指腹揉按风市，有助于半身不遂患者的康复，也有助于预防中风。

膝阳关 GB33

膝，膝部；阳，阴阳之阳；关，机关。外为阳，穴在膝关节外侧。

【主治】膝髌肿痛、腘筋挛急、小腿麻木。

【位置】精准定位：在膝部，股骨外上髁后上缘，股二头肌腱与髂胫束之间的凹陷中。快速取穴：
屈膝90°，膝上外侧有一高骨，其上方有一凹陷处。

【配伍】半身不遂：膝阳关配曲池。

【一穴多用】①针刺：直刺1.0~2.0寸，局部酸胀，可放射至膝盖及大腿外侧。②按摩：用拇指按揉膝阳关200次，可缓解膝痛、腿痛。

阳陵泉 GB34

阳，阴阳之阳；陵，丘陵；泉，水泉。外为阳，膝外侧腓骨小头隆起如陵，穴在其下陷中，犹如水泉。

【主治】头痛，耳鸣，耳聋，呕吐胆汁，寒热往来，黄疸，膝肿痛，下肢痿痹、麻木。

【位置】精准定位：在小腿外侧，腓骨头前下方凹陷中。快速取穴：屈膝90°，膝关节外下方，腓骨头前下方凹陷处。

【配伍】胸胁痛：阳陵泉配上廉。

【一穴多用】①针刺：直刺1.0~1.5寸，局部酸胀，可有麻电感向下放射。②按摩：用拇指按揉阳陵泉200次，可缓解下肢痿痛、头痛、耳鸣、耳聋等。③拔罐：用火罐留罐5~10分钟，可缓解膝痛、下肢痹痛、头痛。⑤刮痧：从上向下刮拭3~5分钟，可缓解头痛、黄疸、疟疾等。

阳交 GB35

阳，阴阳之阳；交，交会。外为阳，穴在小腿外侧，与膀胱经交会。

【主治】膝痛、足胫痿痹。

【位置】精准定位：在小腿外侧，外踝尖上7寸，腓骨后缘。快速取穴：腘横纹头与外踝尖连线上，中点向下1横指，腓骨后缘处。

【配伍】两足麻木：阳交配阳辅、行间、昆仑、丘墟。

【一穴多用】①针刺：直刺1.0~1.5寸，局部酸胀或向足部放射。②按摩：用拇指按揉阳交200次，可缓解下肢痿痹。

外丘 GB36

外，内外之外；丘，丘陵。穴在外踝上方，局部肌肉隆起如丘。

【主治】癫痫。

【位置】精准定位：在小腿外侧，外踝尖上7寸，腓骨前缘。快速取穴：腘横纹头与外踝尖连线上，中点向下1横指，腓骨前缘处。

【配伍】癫痫：外丘配间使、丰隆。

【一穴多用】①针刺：直刺1.0~1.5寸，局部酸胀，有时可向下放射。②按摩：用拇指按揉外丘200次，可缓解胁肋痛、下肢痹痛。③艾灸：用艾条温和灸10~15分钟，可缓解下肢痹痛、胁肋痛、颈项痛等。④拔罐：用火罐留罐5~10分钟，可缓解皮肤痛。

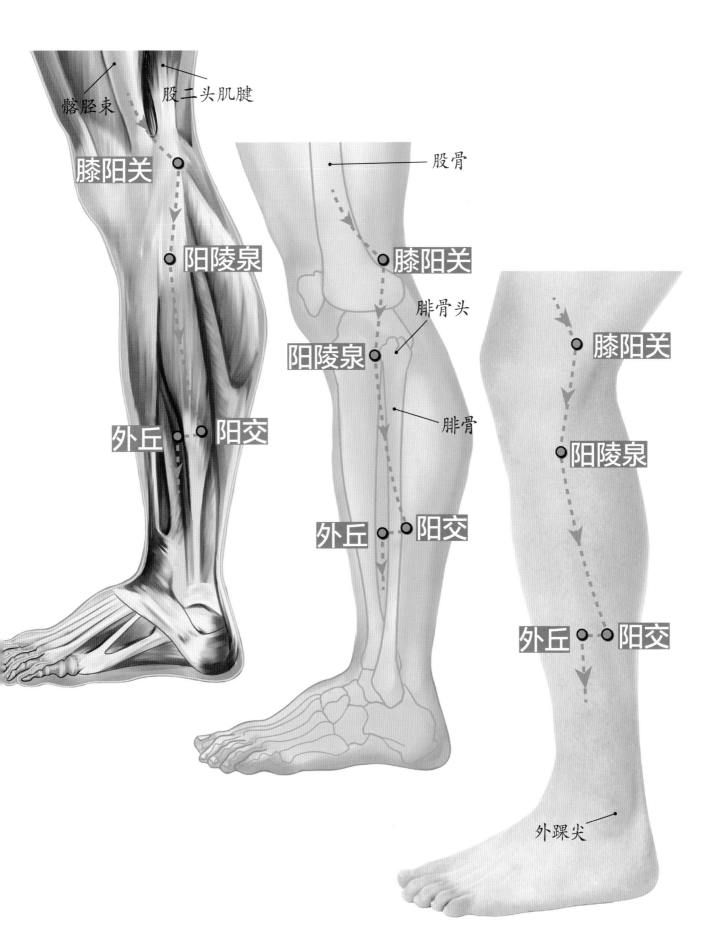

髂胫束

股二头肌腱

膝阳关

阳陵泉

外丘　阳交

股骨

膝阳关

腓骨头

阳陵泉

腓骨

外丘　阳交

膝阳关

阳陵泉

外丘　阳交

外踝尖

光明 GB37

光明，即明亮的意思。为胆经络穴，主治眼病，使之重见光明。

【主治】目赤肿痛、视物不明。

【位置】精准定位：在小腿外侧，外踝尖上5寸，腓骨前缘。快速取穴：先找到悬钟，其上3横指，腓骨前缘处。

【配伍】白内障：光明配合谷、睛明。

【一穴多用】①针刺：直刺1.0~1.5寸。②按摩：用拇指按揉光明200次，可缓解下肢痹痛、目痛、夜盲等。③艾灸：用艾条温和灸10~15分钟，可改善白内障。④拔罐：用火罐留罐5~10分钟，可缓解下肢痹痛、中风下肢偏瘫。⑤刮痧：从上向下刮拭3~5分钟，可缓解白内障、目赤肿痛等。

阳辅 GB38

阳，阴阳之阳；辅，辅助。外为阳，辅，指辅骨，即腓骨。穴在小腿外侧腓骨前。

【主治】半身不遂、下肢麻痹、腰痛、偏头痛。

【位置】精准定位：在小腿外侧，外踝尖上4寸，腓骨前缘。快速取穴：悬钟上1横指，腓骨前缘处。

【配伍】下肢痿痹之足内翻畸形：阳辅配飞扬、金门。

【一穴多用】①针刺：直刺0.8~1.0寸，局部酸胀，可向下扩散。②按摩：用拇指按揉阳辅200次，可缓解下肢痹痛、偏头痛。

悬钟 GB39

悬，悬挂；钟，钟铃。穴当外踝上，是古时小儿悬挂脚铃处。别名绝骨。

【主治】颈项僵硬、四肢关节酸痛、跟骨痛、头晕、失眠、记忆减退、耳鸣、耳聋、高血压。

【位置】精准定位：在小腿外侧，外踝尖上3寸，腓骨前缘。快速取穴：外踝尖直上4横指，腓骨前缘处。

【配伍】高脂血症：悬钟配丰隆。

【一穴多用】①针刺：直刺0.8~1.0寸，局部酸胀，可放射至足底。②按摩：用拇指按揉悬钟200次，可缓解腰腿痛、头晕。③艾灸：用艾条温和灸10~15分钟，可缓解下肢痹痛、耳鸣、耳聋。④拔罐：用火罐留罐5~10分钟，可缓解下肢痹痛、颈项强痛。⑤刮痧：从上向下刮拭3~5分钟，有助于对高血压、失眠等进行辅助治疗。

丘墟 GB40

丘，小土堆；墟，大土堆。本穴在外踝（如墟）与跟骨滑车突（如丘）之间。

【主治】胸胁痛。

【位置】精准定位：在踝区，外踝的前下方，趾长伸肌腱的外侧凹陷中。快速取穴：脚掌背伸，足背可见明显趾长伸肌腱，其外侧、足外踝前下方凹陷处。

【配伍】踝跟足痛：丘墟配昆仑。

【一穴多用】①针刺：直刺0.5~0.8寸，局部酸胀。②按摩：用拇指按揉丘墟200次，可缓解外踝痛。③艾灸：用艾条温和灸10~15分钟，可缓解外踝痛、胁肋痛。

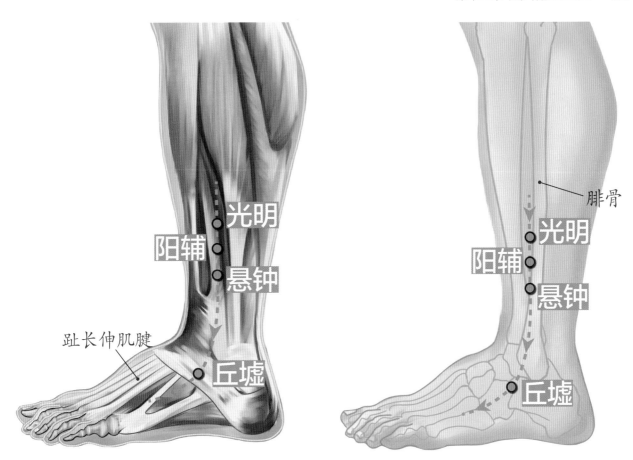

趾长伸肌腱

光明
阳辅
悬钟
丘墟

腓骨

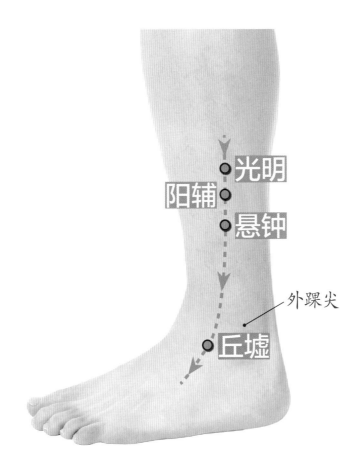

光明
阳辅
悬钟
外踝尖
丘墟

手太阴肺经

手阳明大肠经

足阳明胃经

足太阴脾经

手少阴心经

手太阳小肠经

足太阳膀胱经

足少阴肾经

手厥阴心包经

手少阳三焦经

足少阳胆经

足厥阴肝经

任脉

督脉

经外奇穴

足临泣 GB41

足，足部；临，调治；泣，流泪。穴在足部，可调治迎风流泪等眼疾。

【主治】头痛、目眩、目赤肿痛、牙痛、咽肿、耳聋、乳痈、腋下肿、胁肋痛。

【位置】精准定位：在足背，第4、5跖骨底结合部的前方，第5趾长伸肌腱外侧凹陷中。快速取穴：坐位，小趾长伸肌腱外侧凹陷中，按压有酸胀感处。

【配伍】月经不调：足临泣配三阴交。

【一穴多用】①按摩：用拇指按揉足临泣200次，可缓解月经不调、外踝痛、头痛、目眩等。②艾灸：用艾条温和灸10~15分钟，可缓解月经不调、头痛、胁肋痛。

地五会 GB42

地，土地；五，五个；会，会合。地在下，指足部。足部胆经穴有五，本穴居其中。

【主治】头痛、目眩、目赤肿痛、咽肿、耳聋。

【位置】精准定位：在足背，第4、5跖骨间，第4跖趾关节近端凹陷中。快速取穴：坐位，小趾向上翘起，小趾长伸肌腱内侧缘处。

【配伍】耳鸣、腰痛：地五会配耳门、足三里。

【一穴多用】①针刺：直刺或向上刺0.5~0.8寸，局部酸胀。②按摩：用拇指按揉地五会200次，可缓解头痛、耳鸣、耳聋等。③刮痧：从外踝尖外向脚尖方向刮拭3~5分钟，可缓解目赤肿痛、乳痈等。

侠溪 GB43

侠，通"夹"字；溪，沟溪。穴在第4、5趾的夹缝间，局部犹如沟溪。

【主治】头痛、耳鸣、耳聋、目痛、颊肿。

【位置】精准定位：在足背，第4、5趾间，趾蹼缘后方赤白肉际处。快速取穴：坐位，在足背部第4、5两趾之间连接处的缝纹头处。

【配伍】眩晕、耳鸣、耳聋：侠溪配阳白、风池、头临泣。

【一穴多用】①针刺：直刺0.3~0.5寸。②按摩：用拇指按揉侠溪200次，可缓解头痛、耳鸣、耳聋等。③艾灸：用艾条温和灸10~15分钟，可缓解头痛、耳鸣、耳聋、足冷等。

足窍阴 GB44

足，足部；窍，孔窍；阴，阴阳之阴。肾肝属阴，开窍于耳目。穴在足部，治疗耳目之疾。

【主治】偏头痛、目赤肿痛、耳鸣、耳聋、胸胁痛。

【位置】精准定位：在足趾，第4趾末节外侧，趾甲根角侧后方0.1寸（指寸）。快速取穴：坐位，第4趾趾甲外侧缘与下缘各作一垂线交点处。

【配伍】偏头痛：足窍阴配头维、太阳。

【一穴多用】①针刺：浅刺0.1~0.2寸，或用三棱针点刺放血。②按摩：用拇指按揉足窍阴200次，可缓解偏头痛。③艾灸：用艾条温和灸10~15分钟，可缓解足冷、胁肋痛等。

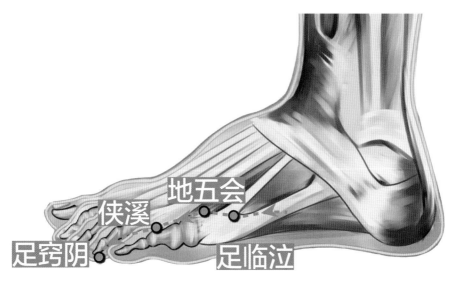

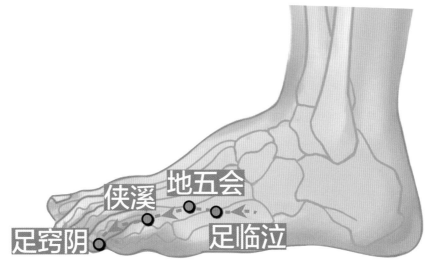

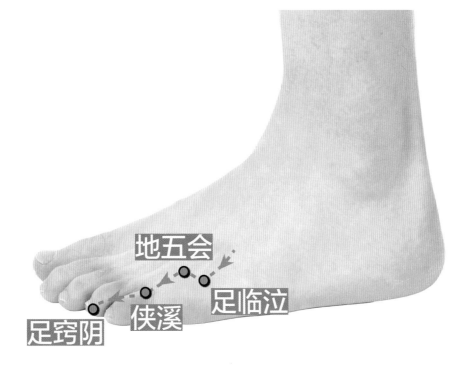

第十三章
足厥阴肝经经穴

　　足厥阴肝经在足大趾趾甲后与足少阳胆经相衔接，联系的脏腑器官有肺、胃、肾、目、咽喉，属肝，络胆，在肺中与手太阴肺经相接。肝和人的情绪紧密相连，肝经出现问题，人的情绪就会烦躁、低落，与之相联的脏器功能就不能很好地发挥作用，进而影响全身健康。

"丑时（1:00~3:00）经脉气血循行流注至肝经"

肝经异常时易出现的疾病

经络症
　　口苦口干、头目晕眩（高血压）、头顶重坠、眼睛干涩、胸胁胀痛、肋间神经痛、小腹胀痛，以及经脉所过部位的疾病。

脏腑症
　　胸胁苦满、情志抑郁、脂肪肝、月经不调、乳腺增生、子宫肌瘤、前列腺肥大、疝气等。

亢进热证时症状
　　头痛、腰痛、小便困难疼痛、经痛、易怒、兴奋易冲动。

衰弱寒证时症状
　　眩晕、面色白、性冷淡、大腿与骨盆疼痛、下肢无力、易倦、视力模糊、易惊恐。

保养肝经的最佳时间

丑时（1:00~3:00）进入熟睡状态是有利于肝脏健康。中医理论认为"肝藏血""人卧则血归于肝"。如果丑时不能入睡，人体就无法更好地完成自身的休养。

肝经循行路线

足厥阴肝经起于足大趾毫毛部（大敦），沿足背内侧向上，经过距离内踝前1寸处（中封），向上至内踝上8寸处，交出于足太阴经的后方，上行膝内侧，沿着股部内侧，进入阴毛中，绕过阴部，上达小腹，夹胃两旁，属肝，络胆，向上通过横膈，分布于胁肋，沿喉咙后，向上进入鼻咽部，连接于目系，向上出于前额，与督脉会合于头顶。

肝经腧穴小结

肝经一侧穴位14个，左右共28个。下肢一侧12个，左右共24个；胸腹一侧2个，左右共4个。首穴为大敦，末穴为期门。

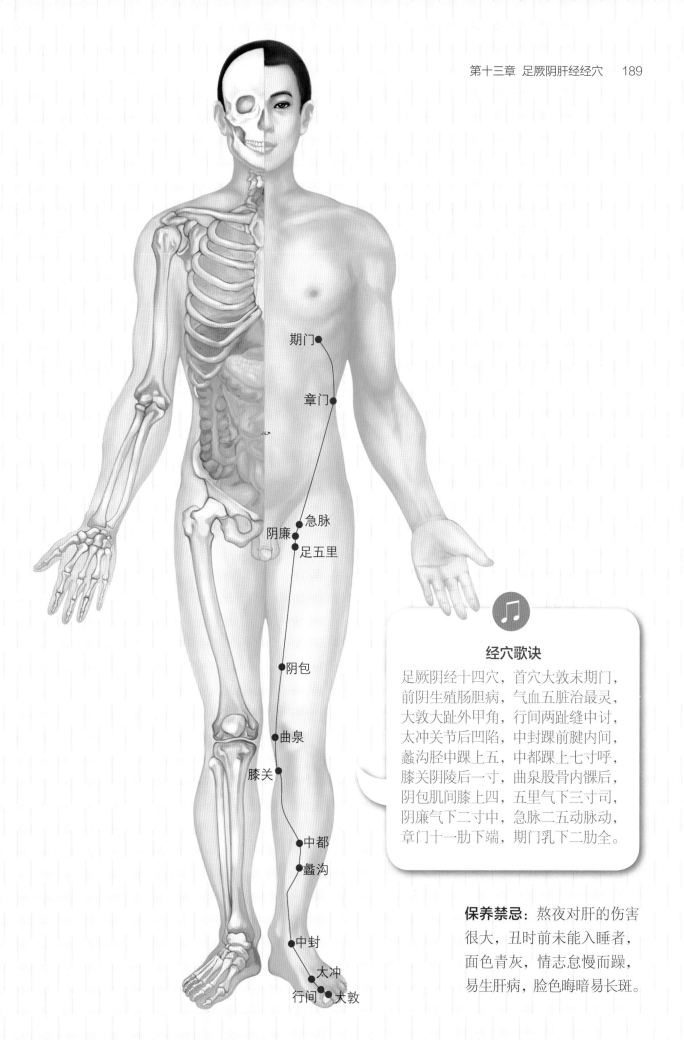

期门

章门

急脉

阴廉

足五里

阴包

曲泉

膝关

中都

蠡沟

中封

太冲

行间 大敦

经穴歌诀

足厥阴经十四穴，首穴大敦末期门，
前阴生殖肠胆病，气血五脏治最灵，
大敦大趾外甲角，行间两趾缝中讨，
太冲关节后凹陷，中封踝前腱内间，
蠡沟胫中踝上五，中都踝上七寸呼，
膝关阴陵后一寸，曲泉股骨内髁后，
阴包肌间膝上四，五里气下三寸司，
阴廉气下二寸中，急脉二五动脉动，
章门十一肋下端，期门乳下二肋全。

保养禁忌：熬夜对肝的伤害很大，丑时前未能入睡者，面色青灰，情志怠慢而躁，易生肝病，脸色晦暗易长斑。

大敦 LR1

大，大小之大；敦，敦厚。大，指大趾。穴在大趾外侧，肌肉敦厚。

【主治】闭经、崩漏、阴挺、疝气、遗尿、癃闭。

【位置】精准定位：在足趾，大趾末节外侧，趾甲根角侧后方0.1寸（指寸）。快速取穴：坐位，大趾趾甲外侧缘与下缘各作一垂线，交点处。

【配伍】癫狂、中风：大敦配内关、水沟。

【一穴多用】①针刺：斜刺0.1~0.2寸。②按摩：用拇指指尖用力掐揉大敦200次，可缓解疝气。③艾灸：用艾条温和灸10~15分钟，可缓解闭经、崩漏、疝气、阴挺等。

行间 LR2

行，运行；间，中间。穴在第1、2跖趾关节的前方陷中，经气运行其间。

【主治】头痛、眩晕、耳鸣、耳聋、胸胁胀痛、心烦、失眠、遗精、阳痿、阴痒、痛经、崩漏。

【位置】精准定位：在足背，第1、2趾间，趾蹼缘后方赤白肉际处。快速取穴：坐位，在足背部第1、2趾之间连接处的缝纹头处。

【配伍】头痛：行间配太冲、合谷。

【一穴多用】①针刺：直刺0.5~0.8寸，局部酸胀，可放射至足背。②按摩：用指尖用力掐揉行间，可缓解眩晕、耳鸣。③艾灸：用艾条温和灸10~15分钟，可缓解崩漏、阳痿、胸胁胀痛等。

太冲 LR3

太，大；冲，重要部位。穴在足背，脉气盛大，为肝经要穴。

【主治】头痛、头晕、心烦、失眠、精液不足、遗尿、淋病、呕吐、胸胁支满、腰脊疼痛、月经不调、痛经、闭经、崩漏、带下、乳痈。

【位置】精准定位：在足背，第1、2跖骨间，跖骨底结合部前方凹陷中，或触及动脉搏动。快速取穴：足背，沿第1、2趾间横纹向足背上推，可感有一凹陷处。

【配伍】头痛、头晕：太冲配合谷。

【一穴多用】①针刺：直刺0.5~1.0寸。②按摩：用拇指指尖用力掐揉太冲200次，可缓解眩晕、头痛。③艾灸：用艾条温和灸10~15分钟，可缓解月经不调、癃闭、遗尿等。

中封 LR4

中，中间；封，聚土成堆。穴在两踝之间，如土堆之中。

【主治】内踝肿痛、足冷、少腹痛、嗌干。

【位置】精准定位：在踝区，内踝前，胫骨前肌肌腱的内侧缘凹陷中。快速取穴：坐位，大脚趾上翘，足背内侧可见两条大筋，二者之间凹陷处。

【配伍】肝炎：中封配肝俞、足三里。

【一穴多用】①针刺：直刺0.5~0.8寸，局部酸胀，可向足背放射。②按摩：用拇指指尖用力掐揉中封200次，可缓解胁肋痛。

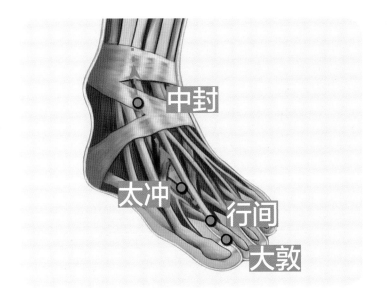

大敦在大趾末节外侧；行间在足背1、2趾间；太冲在足背第1、2跖骨间；中封在踝区。

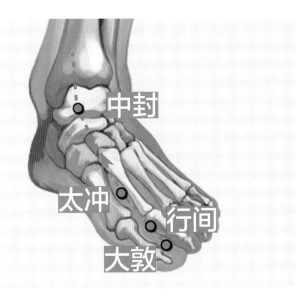

中封有通利下焦、舒筋通络的功效，刺激此穴可缓解足踝疼痛、趾疼痛等。

小贴士
针刺时要注意行针幅度要小，以免对伸肌支持带造成损伤。

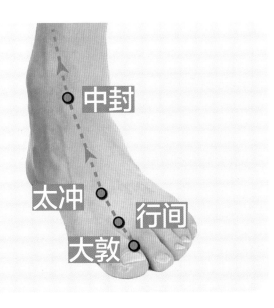

春天肝气旺盛而升发，人也精神焕发。但如果肝气升发太过或是肝气郁结，都易损伤肝脏，到夏季就会发生寒性病变。立春艾灸或按摩脚上的肝经大穴，如大敦，可以疏肝理气。

蠡沟 LR5

蠡，贝壳；沟，水沟。腓肠肌外形酷似贝壳，穴在其前方沟中。

【主治】疝气、遗尿、癃闭、阴痛、阴痒、月经不调、赤白带下、阴挺、崩漏。

【位置】精准定位：在小腿内侧，内踝尖上5寸，胫骨内侧面的中央。快速取穴：坐位，内踝尖垂直向上7横指，胫骨内侧凹陷处。

【配伍】睾丸炎：蠡沟配中极、关元。

【一穴多用】①针刺：平刺0.5~0.8寸，局部酸胀。②按摩：用拇指指尖掐揉蠡沟200次，可用于缓解月经不调、阴茎痛。③艾灸：用艾条温和灸10~15分钟，可缓解月经不调、崩漏、疝气等。

中都 LR6

中，中间；都，汇聚。穴在小腿内侧中间，为肝经之气深聚之处。

【主治】疝气、遗精、崩漏、恶露不尽。

【位置】精准定位：在小腿内侧，内踝尖上7寸，胫骨内侧面的中央。快速取穴：蠡沟向上3横指处。

【配伍】痛经：中都配合谷、三阴交。

【一穴多用】①针刺：平刺0.5~0.8寸，局部酸胀。②按摩：用拇指按揉中都200次，可缓解小腹痛。③艾灸：用艾条温和灸10~15分钟，可用于缓解痛经、遗精、崩漏、疝气等。④拔罐：用火罐留罐5~10分钟，可缓解下肢痹痛。⑤刮痧：从上向下刮拭3~5分钟，可缓解阴痒、小便不利等。

膝关 LR7

膝，膝部；关，关节。穴在膝关节附近。

【主治】膝髌肿痛、历节风痛、下肢痿痹。

【位置】精准定位：在膝部，胫骨内侧髁的下方，阴陵泉后1寸。快速取穴：阴陵泉向后1横指，可触及一凹陷处。

【配伍】膝关节炎：膝关配梁丘、犊鼻。

【一穴多用】①针刺：平刺0.8~1.0寸，局部酸胀，有麻电感向足底放射。②按摩：用拇指按揉膝关200次，可缓解膝痛。③艾灸：用艾条温和灸10~15分钟，可缓解膝痛、下肢痹痛等。④刮痧：从上向下刮拭3~5分钟，可缓解膝痛。

曲泉 LR8

曲，弯曲；泉，水泉。穴在腘窝横纹内侧端，屈膝时局部呈凹陷，如泉。

【主治】阳痿、月经不调、膝痛。

【位置】精准定位：在膝部，腘横纹内侧端，半腱肌肌腱内缘凹陷中。快速取穴：膝内侧，屈膝时可见膝关节内侧面横纹端，其横纹头凹陷处。

【配伍】疝痛、阴茎痛：曲泉配关元、中极、太冲、三阴交。

【一穴多用】①针刺：直刺1.0~1.5寸，局部酸胀，可向周围放射。②按摩：用拇指按揉曲泉200次，可缓解膝痛。③艾灸：用艾条温和灸10~15分钟，可缓解月经不调、阳痿、疝气等。

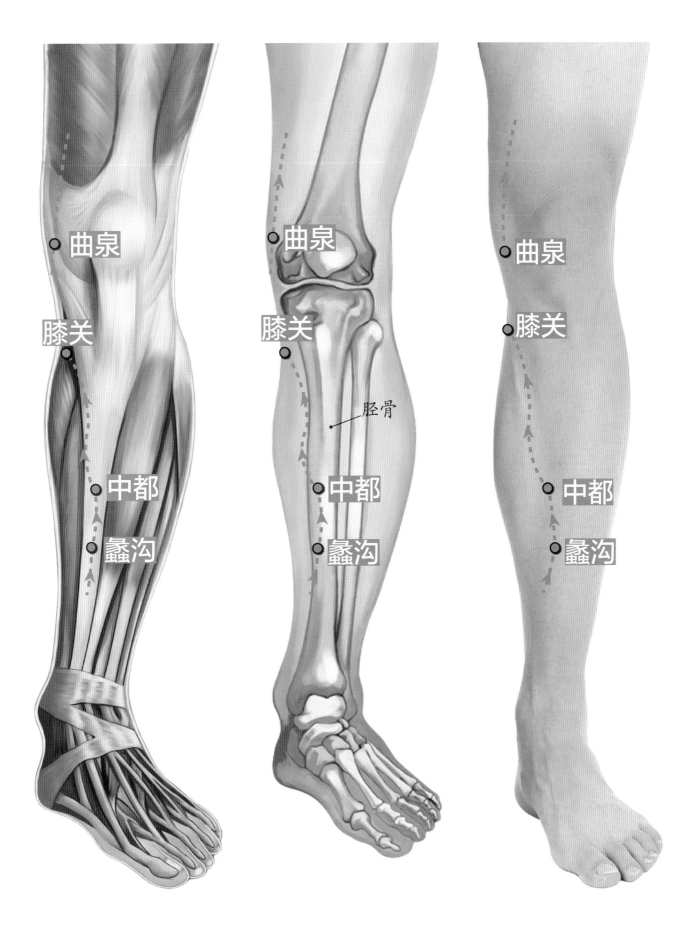

曲泉

膝关

中都

蠡沟

曲泉

膝关

胫骨

中都

蠡沟

曲泉

膝关

中都

蠡沟

左侧竖排导航：

阴包 LR9

阴，阴阳之阴；包，通"胞"。穴在大腿内侧，主子宫疾病。

【主治】月经不调、腰骶痛、小腹痛。

【位置】精准定位：在股前区，髌底上 4 寸，股薄肌与缝匠肌之间。快速取穴：大腿内侧，膝盖内侧上端，直上 5 横指处。

【配伍】月经不调：阴包配肾俞、关元、三阴交。

【一穴多用】①针刺：直刺 0.8~1.0 寸。②按摩：用拇指按揉阴包 200 次，可缓解月经不调。③艾灸：用艾条温和灸 10~15 分钟，可缓解月经不调等。④刮痧：从上向下刮拭 3~5 分钟，可缓解阴痒、小便不利等。

足五里 LR10

足，下肢；五，数词；里，古代有以里为寸之说。穴在下肢，约当箕门上 5 寸。

【主治】小便不通、腹痛。

【位置】精准定位：在股前区，气冲直下 3 寸，动脉搏动处。快速取穴：先取气冲，直下 4 横指处。

【配伍】阴囊湿疹：足五里配中极。

【一穴多用】①针刺：直刺 1.0~1.5 寸。注意针刺时避开股动、静脉。②按摩：用拇指按揉足五里 200 次，可缓解腹痛。③艾灸：用艾条温和灸 10~15 分钟，可缓解腹痛等。④拔罐：用火罐留罐 5~10 分钟，可缓解小便不利。⑤刮痧：从上向下刮拭 3~5 分钟，可缓解阴痒、阴囊湿疹、小便不利等。

阴廉 LR11

阴，阴阳之阴；廉，边缘。内为阴，穴在大腿内侧阴器的边缘。

【主治】月经不调、赤白带下、少腹痛。

【位置】精准定位：在股前区，气冲直下 2 寸。快速取穴：在大腿内侧，先取气冲，直下 3 横指处。

【配伍】月经不调：阴廉配曲骨、次髎、三阴交。

【一穴多用】①针刺：直刺 1.0~1.5 寸。局部酸胀，可放射至大腿内侧及膝关节部。②按摩：按揉阴廉 200 次，可缓解少腹痛、月经不调。③艾灸：用艾条温和灸 10~15 分钟，可缓解月经不调。④刮痧：从中间向两侧刮拭 3~5 分钟，可缓解月经不调、赤白带下等。

急脉 LR12

急，急促；脉，脉气。肝经气血在此吸热后化为强劲的风气。

【主治】少腹痛、疝气、阴茎痛。

【位置】精准定位：在腹股沟区，横平耻骨联合上缘，前正中线旁开 2.5 寸。快速取穴：腹股沟动脉搏动处，正中线旁开 2.5 寸处。

【配伍】股内侧肿痛：急脉配血海。

【一穴多用】①针刺：直刺 0.5~0.8 寸。②按摩：用拇指按压急脉片刻后突然松开，可缓解下肢冷痛、麻木等。③艾灸：用艾条温和灸 10~15 分钟，可缓解疝气、睾丸肿痛等。④刮痧：从中间向两侧刮拭 3~5 分钟，可缓解阴茎痛。

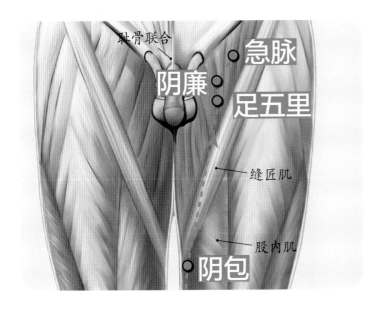

阴包、足五里、阴廉在股前区，急脉在腹股沟区。

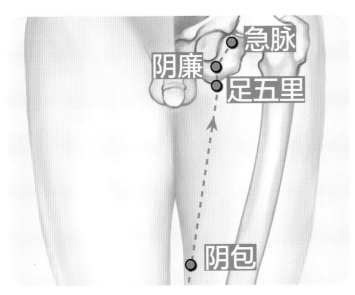

阴廉有调经止带、通利下焦的功效，刺激此穴可缓解少腹痛、痛经等。

小贴士

针刺时不可深刺，避免误入腹腔，伤及内脏。

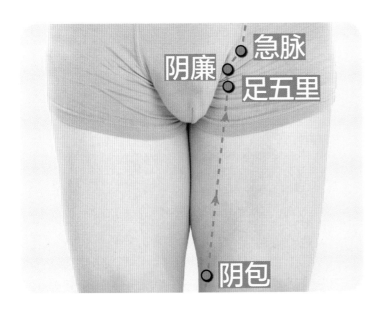

阴包有调经止痛、利尿通淋的功效。刺激阴包，可增强生殖器官的功能，也可预防女性乳腺疾病。但针刺时要注意行针方向，防止损伤收肌管内神经与血管。

章门 LR13

章，同"障"字；门，门户。穴在季肋下，如同内脏之屏障。

【主治】脘腹胀满、胸胁支满。

【位置】精准定位：在侧腹部，第11肋游离端的下际。快速取穴：正坐，屈肘合腋，肘尖所指处，按压有酸胀感处。

【配伍】腹胀、腹痛：章门配中脘、气海、足三里。

【一穴多用】①针刺：斜刺0.5~0.8寸，侧腹部酸胀，可向腹后壁传导。②按摩：用拇指按揉章门200次，可缓解胸满胁痛、腹痛、腹胀。③艾灸：用艾条温和灸10~15分钟，可缓解胸胁痛、泄泻等。④拔罐：用火罐留罐5~10分钟，可缓解腹胀、腹痛、胁肋胀。⑤刮痧：从中间向两侧刮拭3~5分钟，可缓解腹胀、腹痛、呕吐、黄疸等。

期门 LR14

期，周期；门，门户。两侧胁肋如敞开之门户。

【主治】胸胁支满、呕吐呃逆。

【位置】精准定位：在胸部，第6肋间隙，前正中线旁开4寸。快速取穴：正坐或仰卧，自乳头垂直向下推2个肋间隙，按压有酸胀感处。

【配伍】肝炎：期门配膈俞、肝俞。

【一穴多用】①针刺：斜刺0.5~0.8寸，侧腹部酸胀，可向腹后壁传导。②按摩：用拇指按揉期门200次，可缓解胸满胁痛、吞酸。③艾灸：用艾条温和灸10~15分钟，可缓解胸胁痛、呕吐等。④拔罐：用火罐留罐5~10分钟，或连续走罐5分钟，可缓解胸胁痛。⑤刮痧：从中间向两侧刮拭3~5分钟，可缓解腹胀、呕吐、吞酸、黄疸等。

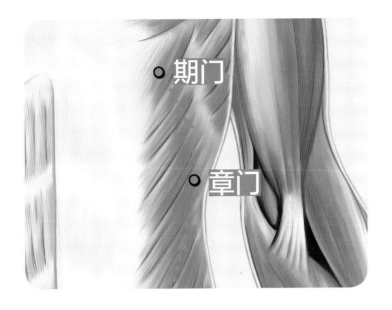

章门在侧腹部，第11肋游离端的下际；期门在胸部，第6肋间隙。

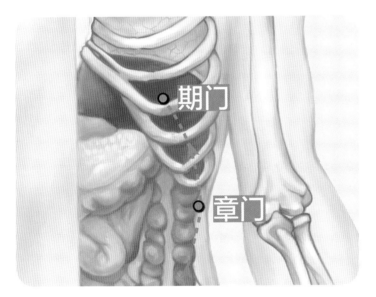

章门有疏肝健脾、理气散结的功效，深部为腹腔，刺激此穴可缓解胸胁痛、腰腹痛等。

小贴士

针刺时不能超越肋骨浅侧面，不可深刺，以免误入腹腔。

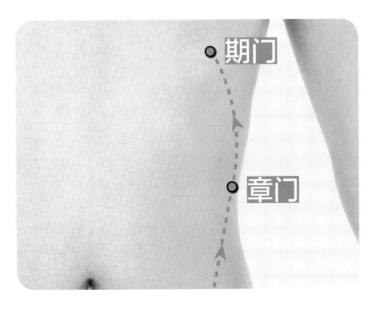

期门有疏肝健脾、理气活血的功效，刺激可缓解胸痛、胸闷，可辅助治疗各种妇科疾病和男科前列腺肥大。但需注意，针刺时不可深刺，以免误入胸腔。

第十四章
任脉经穴

任脉起于胞中，其主干行于前正中线，按十四经流注与督脉相衔接，交于手太阴肺经。联系的脏腑器官主要有胞中（包含丹田、下焦、肝、胆、肾、膀胱）、咽喉、唇口、目。任脉运行的路线和人体的生殖系统相对应，从会阴出来，沿着腹部和胸部正中线上行，与女子经、带、胎、产等关系密切，是女性一生的"保护神"。

> **"任脉被称为'阴脉之海'，其主干行于前正中线"**

任脉失调易出现疾病

生殖泌尿系统疾病

月经不调、痛经、妇科炎症、不孕不育、白带过多、小便不利、疝气、小腹皮肤瘙痒、阴部肿痛、早泄、遗精、遗尿、前列腺疾病等。

上腹部消化系统及胸部呼吸系统疾病

腹胀、呕吐、呃逆、食欲不振、慢性咽炎、哮喘等。

任脉的保养方法

任脉上有几个重要的穴位，重点对它们进行刺激可以很好地保养任脉。选取中脘、气海、关元三个穴位，用中指指腹进行按摩，每次 5 分钟左右，按摩至有微微的麻胀感为宜；也可以用艾条温和灸 10~15 分钟，对于女性生殖系统有良好的保健作用，有助于预防早衰。

任脉循行路线

任脉起于小腹内，下出会阴，向上行于阴毛部，沿腹内，向上经过关元等穴，到达咽喉部，再上行环绕口唇，经过面部，进入目眶下（承泣）。

任脉腧穴小结

任脉一名一穴，共 24 个。首穴为会阴，末穴为承浆。

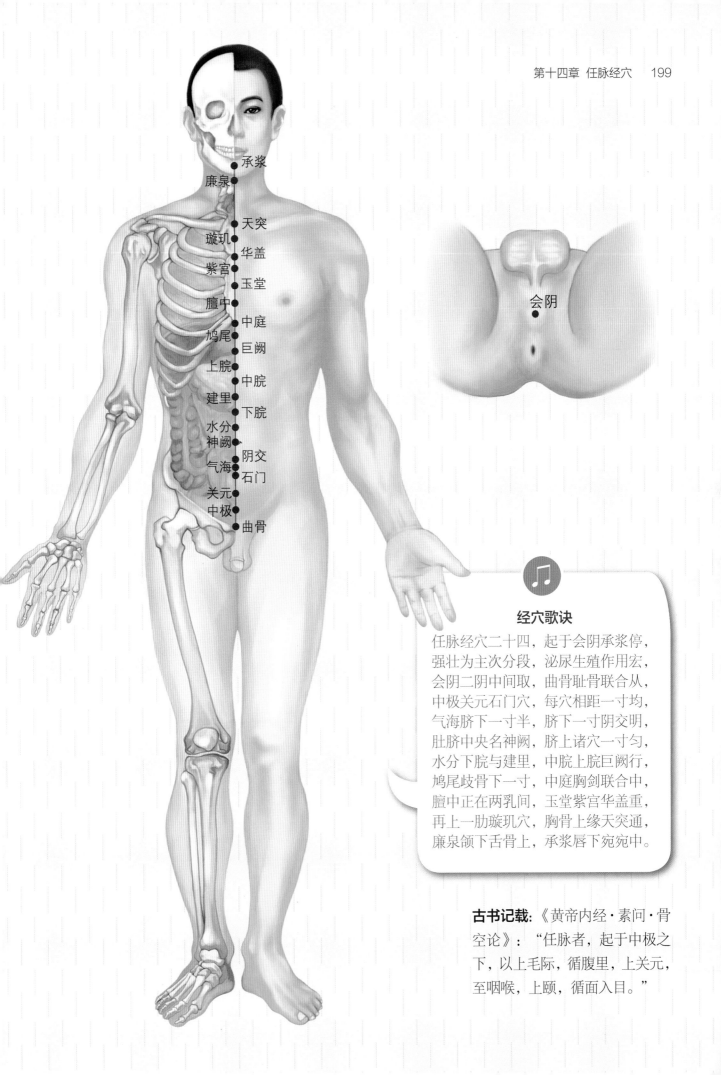

承浆
廉泉
天突
璇玑
华盖
紫宫
玉堂
膻中
中庭
鸠尾
巨阙
上脘
中脘
建里
下脘
水分
神阙
阴交
气海
石门
关元
中极
曲骨

会阴

经穴歌诀

任脉经穴二十四，起于会阴承浆停，
强壮为主次分段，泌尿生殖作用宏，
会阴二阴中间取，曲骨耻骨联合从，
中极关元石门穴，每穴相距一寸均，
气海脐下一寸半，脐下一寸阴交明，
肚脐中央名神阙，脐上诸穴一寸匀，
水分下脘与建里，中脘上脘巨阙行，
鸠尾歧骨下一寸，中庭胸剑联合中，
膻中正在两乳间，玉堂紫宫华盖重，
再上一肋璇玑穴，胸骨上缘天突通，
廉泉颔下舌骨上，承浆唇下宛宛中。

古书记载：《黄帝内经·素问·骨空论》："任脉者，起于中极之下，以上毛际，循腹里，上关元，至咽喉，上颐，循面入目。"

会阴 CV1

会，交会；阴，在此指下部两阴窍。两阴之间名会阴，穴当其中。

【主治】阴痒、阴痛、阴部汗湿、阴门肿痛、小便难、大便秘结、闭经。

【位置】精准定位：在会阴区，男性在阴囊根部与肛门连线的中点，女性在大阴唇后联合与肛门连线的中点。快速取穴：仰卧屈膝，在会阴部，二阴连线的中点处。

【配伍】便秘：会阴配支沟、上巨虚。

【一穴多用】①针刺：直刺 0.5 ~1.0 寸，局部胀痛，可放射至前、后阴。②按摩：用拇指或中指按揉会阴 200 次，可辅助治疗性功能障碍。

曲骨 CV2

曲，弯曲；骨，骨头。曲骨，指耻骨。穴在耻骨联合上缘。

【主治】遗精、阳痿、月经不调、痛经、遗尿、带下、少腹胀满。

【位置】精准定位：在下腹部，耻骨联合上缘，前正中线上。快速取穴：在下腹部正中线上，从下腹部向下摸到一横着走行的骨性标志上缘。

【配伍】泌尿生殖系统病症：曲骨配肾俞、三阴交。

【一穴多用】①针刺：直刺 0.5~1.0 寸。②按摩：用拇指按揉曲骨 200 次，可缓解疝气、阳痿、遗精。

中极 CV3

中，中间；极，正是。穴位正是在人体上下左右之中间。

【主治】疝气偏坠、遗精、阴痛、阴痒。

【位置】精准定位：在下腹部，脐中下 4 寸，前正中线上。快速取穴：在下腹部正中线上，曲骨直上 1 横指。

【配伍】阳痿、月经不调：中极配肾俞、关元、三阴交。

【一穴多用】①针刺：直刺 0.5~1.0 寸。②按摩：用拇指按揉中极 200 次，可用于缓解月经不调、阳痿。③艾灸：用艾条温和灸 10~15 分钟，可缓解阳痿、疝气、月经不调、癃闭等。

关元 CV4

关，关藏；元，元气。穴在脐下 3 寸，为关藏人身元气之处。

【主治】小腹疾患、妇科疾病、肠胃疾患、虚证。

【位置】精准定位：在下腹部，脐中下 3 寸，前正中线上。快速取穴：在下腹部，正中线上，肚脐中央向下 4 横指处。

【配伍】泌尿生殖系统疾患：关元配肾俞、三阴交、足三里。

【一穴多用】①针刺：直刺 1.0~2.0 寸，局部酸胀，可放射至外生殖器及会阴部。②按摩：用拇指按揉关元 200 次，可缓解疝气、阳痿。③艾灸：用艾条温和或隔姜灸 10~15 分钟，可调理各种虚劳。④拔罐：用火罐留罐 5~10 分钟，可辅助治疗癃闭、淋证。

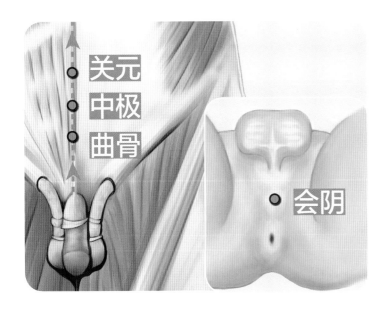

会阴在会阴区，曲骨在耻骨联合上缘正中；关元、中极分别在脐中下3、4寸处。

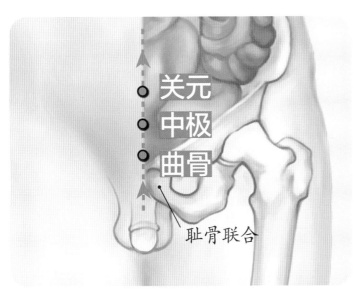

曲骨、中极和关元都在下腹部，深部为腹腔，刺激可缓解下腹疼痛。

小贴士

针刺时不可深刺，避免误入腹腔，伤及内脏。孕妇慎刺曲骨。

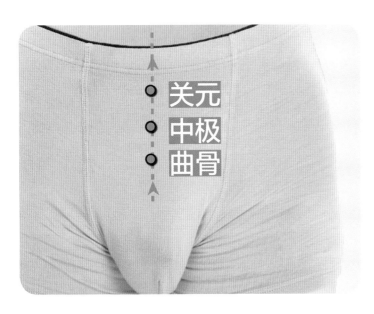

中极是膀胱经的募穴，主管尿液的排出，对泌尿系统疾病有很好的疗效。但需要注意，针刺时不可深刺，不可误入腹腔，伤及内脏。

石门 CV5

石，岩石；门，门户。石有坚实之意。本穴能治下腹坚实之证。

【主治】闭经、带下。

【位置】精准定位：在下腹部，脐中下 2 寸，前正中线上。快速取穴：在下腹部，正中线上，肚脐中央向下 3 横指处。

【配伍】生殖系统疾病：石门配关元。

【一穴多用】①针刺：直刺 1.0~2.0 寸，局部酸胀，可放射至会阴部。②按摩：用拇指按揉石门 200 次，可缓解腹胀、腹痛、泄泻。

气海 CV6

气，元气；海，海洋。穴在脐下，为人体元气之海。

【主治】小腹疾患、妇科疾病、肠胃疾患、虚证。

【位置】精准定位：在下腹部，脐中下 1.5 寸，前正中线上。快速取穴：在下腹部，正中线上，肚脐中央向下 2 横指处。

【配伍】泌尿生殖系统疾病：气海配足三里、三阴交、肾俞。

【一穴多用】①针刺：直刺 1.0~2.0 寸，局部酸胀，可放射至外阴部。②按摩：用拇指按揉气海 200 次，可缓解四肢乏力、月经不调、痛经。③艾灸：用艾条温和灸 10~15 分钟，可缓解各种气虚证候及痛经、月经不调等。④拔罐：用火罐留罐 5~10 分钟，可缓解癃闭、水肿、水谷不化。⑤刮痧：从上向下刮拭 3~5 分钟，可缓解遗精、阳痿、形体羸瘦等。

阴交 CV7

阴，阴阳之阴；交，交会。穴在脐下 1 寸，为任脉、冲脉和肾经交会处。

【主治】血崩、带下。

【位置】精准定位：在下腹部，脐中下 1 寸，前正中线上。快速取穴：在下腹部，正中线上，肚脐中央向下 1 拇指同身寸处。

【配伍】泌尿生殖系统疾病：阴交配三焦俞、肾俞、三阴交。

【一穴多用】①针刺：直刺 1.0~2.0 寸，局部酸胀，可放射至脐部。②按摩：用拇指按揉阴交 200 次，可缓解月经不调、腹痛。③艾灸：用艾条温和灸 10~15 分钟，可缓解月经不调、崩漏、带下。④拔罐：用火罐留罐 5~10 分钟，可缓解肠鸣、泄泻。⑤刮痧：从上向下刮拭 3~5 分钟，可缓解腹胀、水肿等。

神阙 CV8

神，神气；阙，宫门。穴在脐中，脐为胎儿气血运行之要道，如神气出入之宫门。

【主治】各种脱证、月经不调、崩漏、遗精、不孕、小便不禁。

【位置】精准定位：在脐区，脐中央。快速取穴：在下腹部，肚脐中央。

【配伍】腹痛、腹胀：神阙配天枢、内关、足三里。

【一穴多用】①按摩：睡前用两手中指同时按揉神阙 200 次，有助于改善失眠多梦。②艾灸：用艾炷隔盐灸，可缓解四肢厥冷。用艾条温和灸 10~15 分钟，可缓解肠鸣、腹痛、泄泻等。

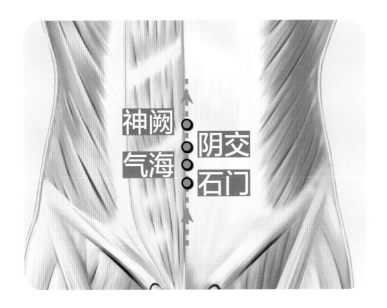

神阙在肚脐中央，阴交、气海、石门都分布在脐下。

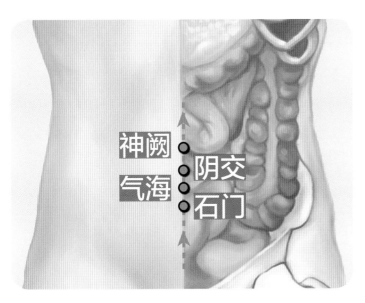

神阙在肚脐中央，深部为腹腔，可防治腹痛、泄泻，是胎儿气血运行之要道。

小贴士
此穴不可用针刺法。

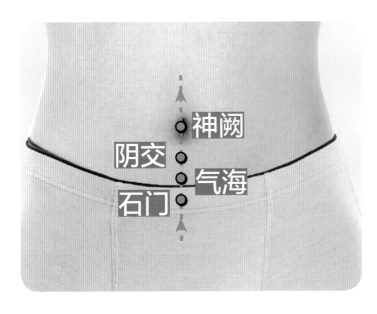

气海在肚脐下，为人体元气之海，有益气助阳、调经固经的功效，刺激此穴可缓解下腹疼痛。常按揉气海可补气，但针刺时要注意不可深刺，避免误入腹腔。

水分 CV9

水，水谷；分，分别。穴在脐上1寸，内应小肠，水谷至此分别清浊。

【主治】水肿、泄泻、腹痛。

【位置】精准定位：在上腹部，脐中上1寸，前正中线上。快速取穴：在上腹部，正中线上，肚脐中央向上1拇指同身寸处。

【配伍】腹水：水分配天枢、地机。

【一穴多用】①针刺：直刺1.0~2.0寸，局部酸胀。②按摩：用拇指按揉水分200次，可缓解腹胀、腹痛。③艾灸：用艾条温和灸10~15分钟，可缓解肠鸣、泄泻、水肿等。④拔罐：用火罐留罐5~10分钟，可缓解腹痛，有助于减肥。

下脘 CV10

下，下方；脘，胃脘。穴当胃脘之下部。

【主治】腹痛、腹胀、呕吐、呃逆、泄泻。

【位置】精准定位：在上腹部，脐中上2寸，前正中线上。快速取穴：在上腹部，正中线上，肚脐中央向上3横指处。

【配伍】消化不良：下脘配天枢、梁门。

【一穴多用】①针刺：直刺1.0~2.0寸，局部酸胀。②按摩：用拇指按揉下脘200次，可缓解腹胀、消化不良。③艾灸：用艾条温和灸10~15分钟，可缓解呕吐、泄泻等。④拔罐：用火罐留罐5~10分钟，可缓解腹痛。⑤刮痧：从上向下刮拭3~5分钟，可缓解消化不良、呃逆等。

建里 CV11

建，建立；里，里部。当胃脘部，有助于建立中焦里气。

【主治】胃脘痛、呕吐、食欲不振、肠中切痛。

【位置】精准定位：在上腹部，脐中上3寸，前正中线上。快速取穴：在上腹部，正中线上，肚脐中央向上4横指处。

【配伍】水肿：建里配水分。

【一穴多用】①针刺：直刺1.0~2.0寸，局部酸胀。②按摩：用拇指按揉建里200次，可缓解胃脘痛、腹痛。

中脘 CV12

中，中间；脘，胃脘。穴当胃脘之中部。

【主治】脾胃疾患、神志疾病。

【位置】精准定位：在上腹部，脐中上4寸，前正中线上。快速取穴：在上腹部，正中线上，肚脐与剑胸结合的中点。

【配伍】哮喘：中脘配膻中、天突、丰隆。

【一穴多用】①针刺：直刺1.0~1.5寸，局部酸胀沉重，胃部有收缩感。②按摩：用拇指按揉中脘200次，可缓解肠胃疾病。③艾灸：用艾条温和灸10~15分钟，可缓解泄泻、腹胀等。④拔罐：用火罐留罐5~10分钟，可缓解腹痛、疳积、哮喘等。

手太阴肺经 手阳明大肠经 足阳明胃经 足太阴脾经 手少阴心经 手太阳小肠经 足太阳膀胱经 足少阴肾经 手厥阴心包经 手少阳三焦经 足少阳胆经 足厥阴肝经 任脉 督脉 经外奇穴

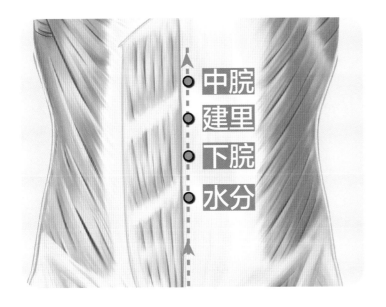

水分、下脘、建里、中脘都在上腹部，分别位于脐中上1、2、3、4寸处。

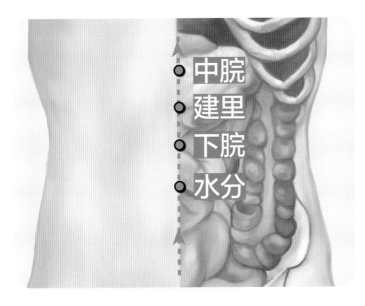

水分、下脘、建里、中脘都在上腹部，深部为腹腔，刺激这些穴位可缓解腹痛。

小贴士

针刺时不可深刺，避免误入腹腔，伤及内脏。

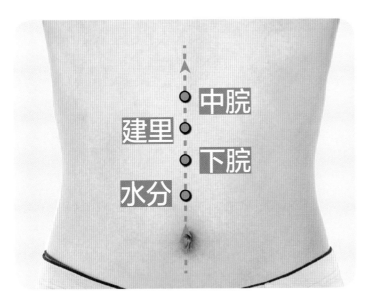

水分有通调水道、理气止痛的功效。水肿、腹水时，可用食指揉按腹部的水分，按至有热感为止。

上脘 CV13

上，上方；脘，胃脘。穴当胃脘之上部。

【主治】胃脘痛、呕吐、呃逆、纳呆、痢疾。

【位置】精准定位：在上腹部，脐中上5寸，前正中线上。快速取穴：正中线上，中脘上1横指。

【配伍】腹胀、泄泻：上脘配天枢、中脘。

【一穴多用】①针刺：直刺1.0~1.5寸，局部酸胀，可放射至上腹部。②按摩：用拇指按揉上脘200次，可缓解胃脘痛。③艾灸：用艾条温和灸10~15分钟，可缓解腹胀、食欲不振、泄泻。④拔罐：用火罐留罐5~10分钟，可缓解胃脘痛。⑤刮痧：从上向下刮拭3~5分钟，可缓解呃逆、呕吐、黄疸等。

巨阙 CV14

巨，巨大；阙，宫门。此为心之募穴，如心气出入的大门。

【主治】胸痛、心痛。

【位置】精准定位：在上腹部，脐中上6寸，前正中线上。快速取穴：正中线上，肚脐中央向上8横指。

【配伍】呃逆：巨阙配章门、合谷、中脘、内关。

【一穴多用】①针刺：直刺0.3~0.6寸，局部酸胀，可向上或向下放射。②按摩：用拇指按揉巨阙200次，可缓解胃痛、呃逆。③艾灸：用艾条温和灸10~15分钟，可缓解心烦、惊悸。④拔罐：用火罐留罐5~10分钟，可缓解呕吐、呃逆。⑤刮痧：从上向下刮拭3~5分钟，可缓解呕吐、呃逆、失眠。

鸠尾 CV15

鸠，鸠鸟；尾，尾巴。胸骨剑突形如鸠鸟之尾，穴在其下。

【主治】胸满咳逆。

【位置】精准定位：在上腹部，剑胸结合下1寸，前正中线上。快速取穴：从剑胸结合部沿前正中线直下1横指处。

【配伍】胃痛：鸠尾配梁门、足三里。

【一穴多用】①针刺：向下斜刺或平刺0.5~1.0寸，不可深入腹腔或胸腔。②按摩：用拇指按揉鸠尾200次，可缓解胃痛。③艾灸：用艾条温和灸10~15分钟，可缓解胃痛、小儿脱肛等。

中庭 CV16

中，中间；庭，庭院。穴在心下，犹如在宫殿前的庭院之中。

【主治】心痛、胸满、噎嗝、呕吐。

【位置】精准定位：在胸部，剑胸结合中点处，前正中线上。快速取穴：胸部前正中线上，剑胸结合部的凹陷处。

【配伍】呕吐：中庭配俞府、意舍。

【一穴多用】①针刺：平刺0.3~0.5寸，局部酸胀。②按摩：用拇指按揉中庭200次，可缓解胸满、呕吐。③艾灸：用艾条温和灸10~15分钟，可缓解心痛、呕吐等。

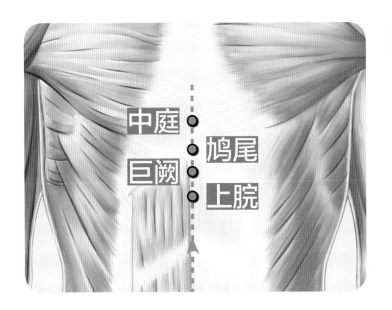

中庭在剑胸结合部；鸠尾在剑胸结合下1寸；上脘、巨阙都在上腹部，分别位于脐中上5、6寸。

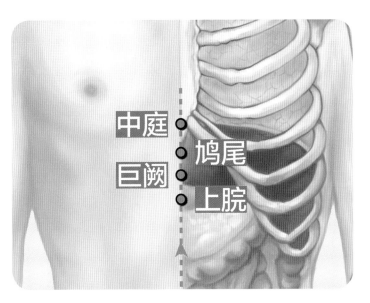

鸠尾、巨阙、上脘深部为腹腔，刺激这些穴位可缓解胸腹疼痛、心悸等。

小贴士

不可深刺，不可误入腹腔，以免伤及肝、脾等内脏。

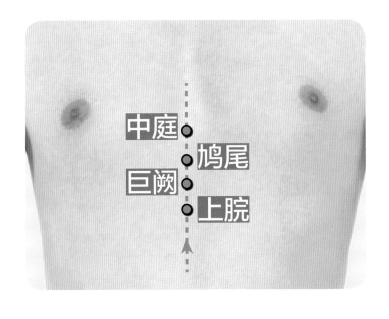

中庭在剑胸结合中点处，有宽胸消胀、降逆止呕的功效。中庭主要用于缓解心胸和脾胃出现的症状。由上向下推中庭，可缓解胸腹胀满、呕吐等胃气上逆病症。

膻中 CV17

膻，袒露；中，中间。胸部袒露出的中间部位古称膻中，穴当其处。

【主治】胸闷、气短、咳喘、噎嗝、产妇乳少、小儿吐乳。

【位置】精准定位：在胸部，横平第4肋间隙，前正中线上。快速取穴：仰卧位，两乳头连线中点，前正中线上。

【配伍】产后乳汁不足：膻中配乳根、少泽。

【一穴多用】①针刺：平刺或斜刺0.3~0.5寸。②按摩：用拇指按揉膻中200次，可缓解胸痛、气短、咳嗽。③艾灸：用艾条温和灸10~15分钟，可缓解胸痛、咳嗽。④拔罐：用火罐留罐5~10分钟，可缓解胸痛、心痛。

玉堂 CV18

玉，玉石；堂，殿堂。玉有贵重之意，穴在相当于心的部位，因其重要，故比之为玉堂。

【主治】咳嗽、气短、气喘。

【位置】精准定位：在胸部，横平第3肋间隙，前正中线上。快速取穴：先找到膻中，沿前正中线向上推1个肋骨，按压有酸痛感处。

【配伍】呃逆上气、心烦：玉堂配太溪。

【一穴多用】①针刺：平刺0.3~0.5寸。②按摩：用拇指按揉玉堂200次，可用于缓解胸痛、咳嗽。③艾灸：用艾条温和灸10~15分钟，可缓解胸痛、咳嗽。④刮痧：从中间向两边刮拭3~5分钟，可缓解乳房肿痛；向下刮拭，可缓解咳嗽、呃逆、心烦等。

紫宫 CV19

紫，紫色；宫，宫殿。紫宫，星名，代表帝王所居之处。穴对心的部位，心为君主之官。

【主治】咳嗽、气喘、胸胁支满、胸痛。

【位置】精准定位：在胸部，横平第2肋间隙，前正中线上。快速取穴：先找到膻中，沿前正中线向上推2个肋骨，按压有酸痛感处。

【配伍】呃逆上气、心烦：紫宫配玉堂、太溪。

【一穴多用】①针刺：平刺0.3~0.5寸，局部酸胀。②按摩：用拇指按揉紫宫200次，可缓解胸痛、咳嗽、喉痹等。③艾灸：用艾条温和灸10~15分钟，可缓解呕吐、咳嗽、痰多。

华盖 CV20

华盖在此指帝王所用的盖伞。穴位所在相当于肺脏部位，肺布心君之上，犹如心之华盖。

【主治】咳嗽、气喘、胸胁支满、胸痛。

【位置】精准定位：在胸部，横平第1肋间隙，前正中线上。快速取穴：仰卧位，由锁骨往下数，横平第1肋间隙，当前正中线上即是。

【配伍】胁肋痛：华盖配气户。

【一穴多用】①针刺：平刺0.3~0.5寸，局部酸胀。②按摩：用拇指按揉华盖200次，可缓解咳嗽、气喘。③艾灸：用艾条温和灸10~15分钟，可缓解胸痛、胁肋痛。

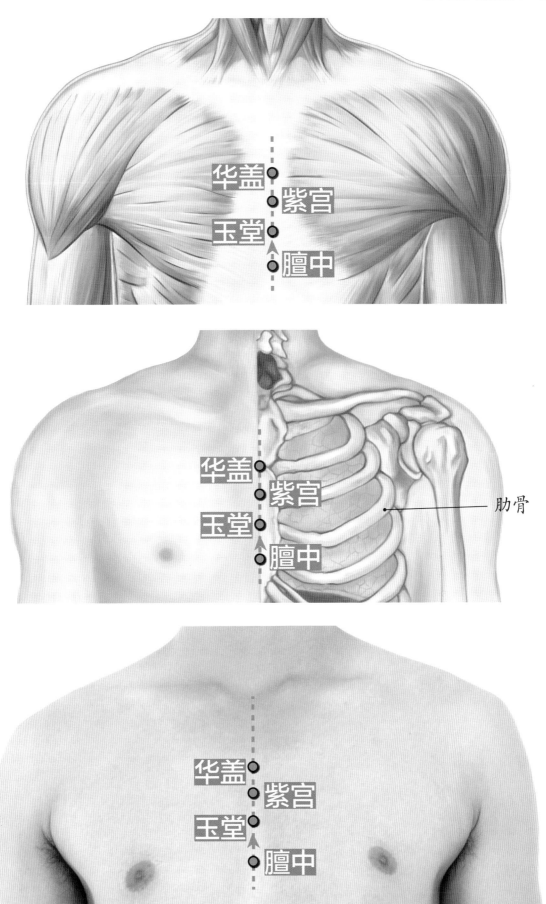

华盖
紫宫
玉堂
膻中

华盖
紫宫
玉堂
膻中
肋骨

华盖
紫宫
玉堂
膻中

璇玑 CV21

璇，同"旋"；玑，同"机"。璇玑，为北斗星的第二至第三星，与紫宫星相对，故名。

【主治】咳嗽、气喘、胸胁支满、胸痛、咽喉肿痛。

【位置】精准定位：在胸部，胸骨上窝下1寸，前正中线上。快速取穴：仰卧，从天突沿前正中线向下1拇指同身寸处。

【配伍】喉痹、咽肿：璇玑配鸠尾。

【一穴多用】①针刺：平刺0.3~0.5寸，局部酸胀。②按摩：用拇指按揉璇玑200次，可缓解咳嗽、气喘。③艾灸：用艾条温和灸10~15分钟，可缓解胸痛。④刮痧：从中间向两边刮拭，或向下刮拭3~5分钟，可缓解咳嗽、气喘、喉痹等。

天突 CV22

天，天空；突，突出。穴位于气管上段，喻为肺气上通于天的部位。

【主治】哮喘、咳嗽、咯吐脓血、暴喑、咽喉肿痛、瘿气、梅核气、心与背相控而痛、瘾疹。

【位置】精准定位：在颈前区，胸骨上窝中央，前正中线上。快速取穴：仰卧，由喉结直下可摸到一凹窝，中央处。

【配伍】咳嗽、哮喘：天突配膻中。

【一穴多用】①针刺：先直刺进针0.2~0.3寸，然后沿胸骨柄后缘、气管前缘缓慢刺入0.5~1.0寸。针刺本穴有一定危险，需较好掌握针刺技巧后，方可针刺。②按摩：用拇指按揉天突200次，可用于缓解咳嗽。③艾灸：用艾条温和灸10~15分钟，可用于缓解咳嗽、哮喘、梅核气等。④刮痧：从上向下刮拭3~5分钟，可缓解咳嗽、梅核气、暴喑等。

廉泉 CV23

廉，清；泉，水泉。舌下两脉古名廉泉，在喉结上缘，廉泉靠近此脉。

【主治】舌下肿痛、舌纵涎下、舌强不语、暴喑、口舌生疮。

【位置】精准定位：在颈前区，喉结上方，舌骨上缘凹陷中，前正中线上。快速取穴：从下巴沿颈前正中线向下推，喉结上方可触及舌骨体，上缘中点处。

【配伍】扁桃体炎，急、慢性咽炎：廉泉配少商、合谷。

【一穴多用】①针刺：直刺0.5~0.8寸。②按摩：用拇指按揉廉泉200次，可缓解咽喉肿痛。③刮痧：从上向下刮拭3~5分钟，可缓解言语不利，扁桃体炎，急、慢性咽炎等。

承浆 CV24

承，承受；浆，水浆。穴在颏唇正中的凹陷中，为承受从口流出的水浆之处。

【主治】中风昏迷、口眼㖞斜、流涎。

【位置】精准定位：在面部，颏唇沟的正中凹陷处。快速取穴：正坐，颏唇沟的正中，按压有凹陷处。

【配伍】头项强痛、牙痛：承浆配风府。

【一穴多用】①针刺：斜刺0.3~0.5寸。②按摩：用拇指按揉承浆200次，可缓解口角流涎、面瘫。③艾灸：用艾条温和灸10~15分钟，可缓解面瘫、消渴等。

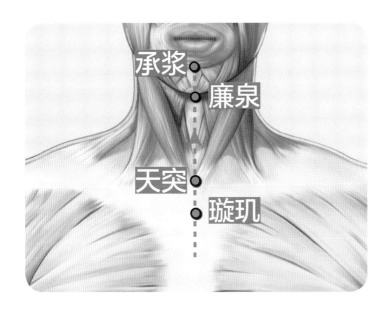

璇玑在胸骨上窝下1寸；天突在胸骨上窝中央；廉泉在喉结上方，舌骨上缘凹陷中；承浆在颏唇沟的正中凹陷处。

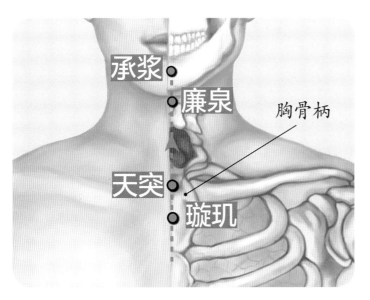

天突深部为气管、食道，刺激此穴可缓解呼吸系统疾病。

小贴士
针刺时不可深刺，避免误入胸腔。

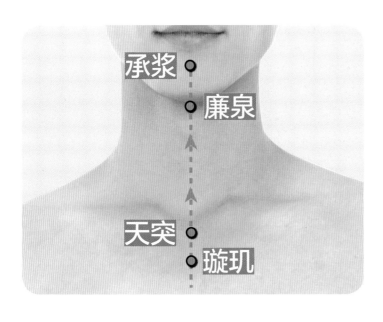

廉泉有利喉舒舌、消肿止痛的功效，对中风失语有一定疗效。用拇指指腹点揉廉泉，用力要轻且均匀，反复进行3~5分钟，可调治舌痛、中风失语、慢性咽炎等。

第十五章
督脉经穴

　　督脉主干行于身后正中线，按十四经流注与足厥阴肝经相衔接，交于任脉。联系的脏腑器官主要有胞中（包含丹田、下焦、肝、胆、肾、膀胱）、心、脑、喉、目。督脉运行于人体后背，取其在背后监督的意思，它总管一身的阳气，对于头痛脑热以及阳虚导致的各种症状都有较好的调治作用。所以，可以说督脉是调节阳经气血的"总督"。

{ **"督脉被称为'阳脉之海'，其主干行于后正中线"** }

督脉异常时易出现的疾病

✚ 督脉阳气过盛
　　颈、背、腰痛，颈部发硬，烦躁易怒，失眠多梦。

❋ 督脉虚寒
　　畏寒肢冷、走路摇摆不定、头晕目眩、手足麻木及脑卒中、神经衰弱、健忘、痴呆。

督脉的保养方法
保养督脉，可用刮痧板沿督脉进行刮痧，可以缓解头痛，热病，颈、背、腰痛。督脉上的命门、腰阳关为重要的养生穴位，用艾条温和灸两穴各10~15分钟，对整个督脉有很好的保养作用，还可以提升人体阳气，增强抵抗力。保养督脉没有特定时间。

督脉循行路线
督脉起于小腹内，下出于会阴部，向后行于脊柱的内部，上达项后风府，进入脑内，行巅顶，沿前额下行至鼻柱。

督脉腧穴小结
督脉一名一穴，共29个。首穴为长强穴，末穴为龈交。

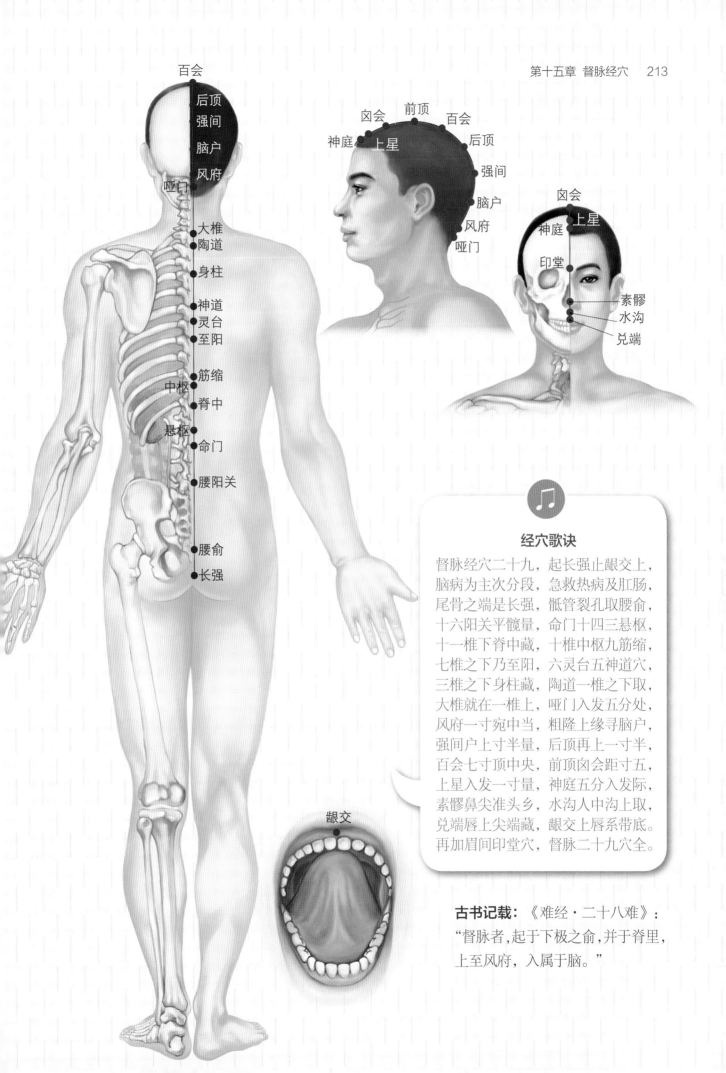

百会
后顶
强间
脑户
风府
哑门
大椎
陶道
身柱
神道
灵台
至阳
筋缩
中枢
脊中
悬枢
命门
腰阳关
腰俞
长强

囟会　前顶　百会
神庭　上星　后顶
　　　　　强间
　　　　　脑户
　　　　　风府
　　　　　哑门

囟会
神庭　上星
印堂
　　　　素髎
　　　　水沟
　　　　兑端

龈交

♫

经穴歌诀

督脉经穴二十九，起长强止龈交上，
脑病为主次分段，急救热病及肛肠，
尾骨之端是长强，骶管裂孔取腰俞，
十六阳关平髋量，命门十四三悬枢，
十一椎下脊中藏，十椎中枢九筋缩，
七椎之下乃至阳，六灵台五神道穴，
三椎之下身柱藏，陶道一椎之下取，
大椎就在一椎上，哑门入发五分处，
风府一寸宛中当，粗隆上缘寻脑户，
强间户上寸半量，后顶再上一寸半，
百会七寸顶中央，前顶囟会距寸五，
上星入发一寸量，神庭五分入发际，
素髎鼻尖准头乡，水沟人中沟上取，
兑端唇上尖端藏，龈交上唇系带底。
再加眉间印堂穴，督脉二十九穴全。

古书记载：《难经·二十八难》：
"督脉者，起于下极之俞，并于脊里，
上至风府，入属于脑。"

长强 GV1

长，长短之长；强，强弱之强。脊柱长而强韧，穴在其下端。

【主治】泄泻、便秘、便血、痔疮、脱肛。

【位置】精准定位：在会阴区，尾骨下方，尾骨端与肛门连线的中点处。快速取穴：在尾骨端下，尾骨端与肛门连线中点处。

【配伍】脱肛：长强配百会、大肠俞、承山。

【一穴多用】①针刺：针向上，与骶骨平行刺入 0.5~1.0 寸，不得刺穿直肠。②按摩：用拇指或中指按揉长强 200 次，可缓解阳痿、泄泻、脱肛、便血等。

腰俞 GV2

腰，腰部；俞，输注。穴在腰部，是经气输注之处。

【主治】泄泻、便秘、便血、痔疮、尾骶痛。

【位置】精准定位：在骶区，正对骶管裂孔，后正中线上。快速取穴：后正中线上顺着脊柱向下，正对骶管裂孔处。

【配伍】腰背疼痛：腰俞配肾俞、环跳。

【一穴多用】①针刺：向上斜刺 0.5~1.0 寸。②按摩：用拇指按揉腰俞 200 次，可缓解月经不调、腰痛、泄泻等。③艾灸：用艾条温和灸 10~15 分钟，可缓解小便不利、腰脊冷痛、痔疮、便血等。④拔罐：用火罐留罐 5~10 分钟，或连续走罐 5 分钟，可缓解腰腿痛。

腰阳关 GV3

腰，腰部；阳，阴阳之阳；关，机关。督脉为阳，穴属督脉，位于腰部转动处，如腰之机关。

【主治】腰骶痛、下肢痿痹、遗精、阳痿、月经不调。

【位置】精准定位：在脊柱区，第 4 腰椎棘突下凹陷中，后正中线上。快速取穴：两侧髂嵴高点连线与脊柱交点，可触及一凹陷处即是。

【配伍】坐骨神经痛：腰阳关配肾俞、环跳、足三里、委中。

【一穴多用】①针刺：针尖直刺或向上斜刺 0.5~1.0 寸，局部酸胀。②按摩：用拇指按揉腰阳关 200 次，可缓解腰腿痛。③艾灸：用艾条温和灸 10~15 分钟，可缓解月经不调、小便不利、腰脊冷痛、遗精、阳痿等。

命门 GV4

命，生命；门，门户。穴在肾俞之间，相当于肾气出入之门户。

【主治】遗精、阳痿、遗尿、小便不利、泄泻、腰脊强痛、下肢痿痹。

【位置】精准定位：在脊柱区，第 2 腰椎棘突下凹陷中，后正中线上。快速取穴：肚脐水平线与后正中线交点，按压有凹陷处。

【配伍】泌尿生殖系统疾病：命门配肾俞、八髎、关元、三阴交。

【一穴多用】①针刺：直刺 0.5~1.0 寸。②按摩：用拇指按揉命门 200 次，可缓解腰腿痛、遗精、遗尿等。③艾灸：用艾条温和灸 10~15 分钟，可缓解月经不调、腰脊冷痛、遗精、遗尿等。

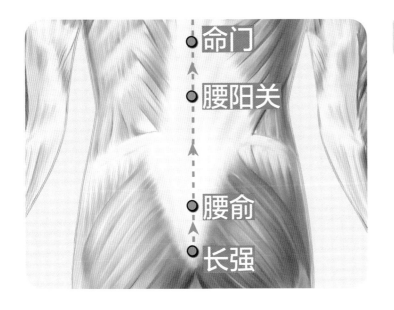

长强在尾骨端与肛门连线中点处；腰俞在后正中线上，正对骶管裂孔；腰阳关在第4腰椎棘突下凹陷中；命门在肚脐水平线与后正中线交点处。

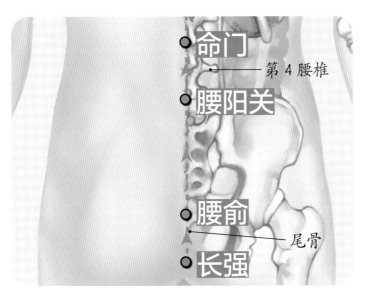

第4腰椎

尾骨

长强下为皮肤、肛尾韧带，刺激此穴可清利湿热、通便消痔、固脱止泻。

小贴士
针刺时不可直刺、深刺，以免刺伤直肠引起感染。

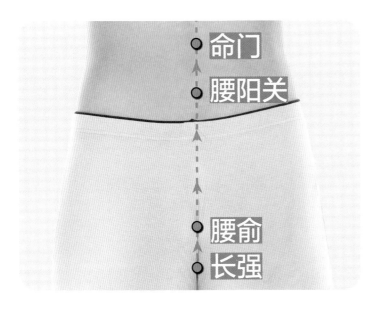

命门之火就是人体阳气的根本，对各脏腑的生理活动也起着温煦和推动作用，对食物的消化、吸收以及水液代谢等都有促进作用。刺激命门可强腰膝，固肾气，延缓人体的衰老。

左侧竖排导航：
手太阴肺经　手阳明大肠经　足阳明胃经　足太阴脾经　手少阴心经　手太阳小肠经　足太阳膀胱经　足少阴肾经　手厥阴心包经　手少阳三焦经　足少阳胆经　足厥阴肝经　任脉　督脉　经外奇穴

悬枢 GV5

悬，悬挂；枢，枢纽。穴在腰部，仰卧时局部悬起，是腰部活动的枢纽。

【主治】腹痛、腹胀、泄泻、腰脊强痛。

【位置】精准定位：在脊柱区，第1腰椎棘突下凹陷中，后正中线上。快速取穴：从命门沿后正中线向上推1个椎体，下缘凹陷处。

【配伍】腰脊强痛：悬枢配委中、肾俞。

【一穴多用】①针刺：直刺0.5~1.0寸。②按摩：用拇指按揉悬枢200次，可缓解腰痛、泄泻、痢疾等。③艾灸：用艾条温和灸10~15分钟，可缓解泄泻、腹胀。

脊中 GV6

脊，脊柱；中，中间。脊柱古作二十一椎，穴在第十一椎下，正当其中。

【主治】泄泻、痢疾、痔疮。

【位置】精准定位：在脊柱区，第11胸椎棘突下凹陷中，后正中线上。快速取穴：两侧肩胛下角连线与后正中线相交处向下推4个椎体，下缘凹陷处。

【配伍】腹胀、胃痛：脊中配足三里、中脘。

【一穴多用】①针刺：斜刺0.5~1.0寸。②按摩：用拇指按揉脊中200次，可缓解腹胀、泄泻、食欲不振等。③艾灸：用艾条温和灸10~15分钟，可缓解腰背痛、脱肛。④拔罐：用火罐留罐5~10分钟，或连续走罐5分钟，可缓解腰脊痛。

中枢 GV7

中，中间；枢，枢纽。穴在第10胸椎下，相当于脊柱中部之枢纽。

【主治】呕吐、腹满、胃痛、食欲不振、腰背痛。

【位置】精准定位：在脊柱区，第10胸椎棘突下凹陷中，后正中线上。快速取穴：两侧肩胛下角连线与后正中线相交处向下推3个椎体，下缘凹陷处。

【配伍】腰脊痛：中枢配命门、腰眼。

【一穴多用】①针刺：斜刺0.5~1.0寸。②按摩：用拇指按揉中枢200次，可缓解腹胀、食欲不振等。③艾灸：用艾条温和灸10~15分钟，可缓解腰背冷痛。

筋缩 GV8

筋，筋肉；缩，挛缩。本穴能治筋肉挛缩诸病。

【主治】抽搐、脊强、四肢不收、筋挛拘急、癫痫、惊痫。

【位置】精准定位：在脊柱区，第9胸椎棘突下凹陷中，后正中线上。快速取穴：两侧肩胛下角连线与后正中线相交处向下推2个椎体，下缘凹陷处。

【配伍】癫痫：筋缩配通里。

【一穴多用】①针刺：斜刺0.5~1.0寸。②按摩：用拇指按揉筋缩200次，可缓解背痛。③艾灸：用艾条温和灸10~15分钟，可用于辅助治疗强直性脊柱炎。

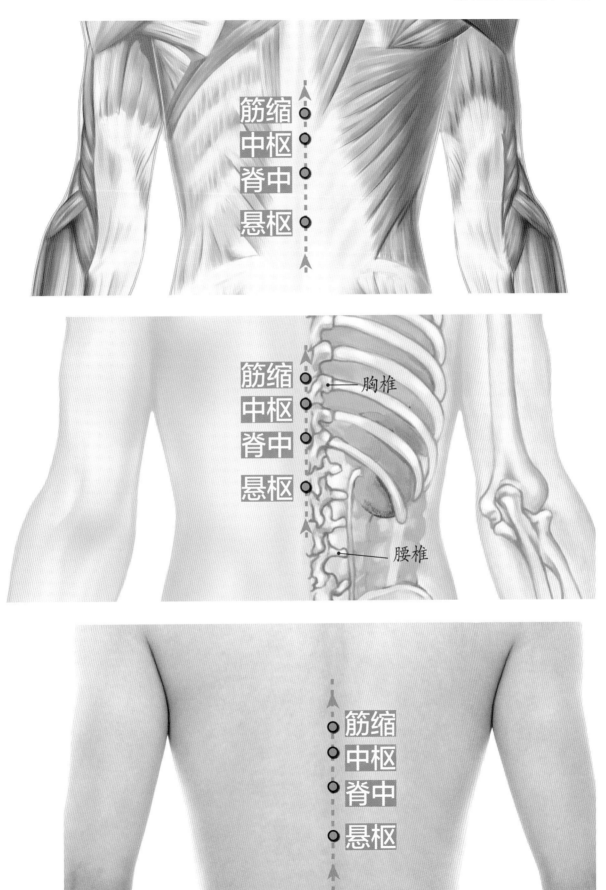

筋缩
中枢
脊中
悬枢

筋缩
中枢
脊中
悬枢
胸椎
腰椎

筋缩
中枢
脊中
悬枢

至阳 GV9

至，到达；阳，阴阳之阳。本穴与横膈平，经气至此从膈下的阳中之阴到达膈上的阳中之阳。

【主治】胸胁胀痛、黄疸、腰痛、脊强。

【位置】精准定位：在脊柱区，第7胸椎棘突下凹陷中，后正中线上。快速取穴：两侧肩胛下角连线与后正中线相交处椎体，下缘凹陷处。

【配伍】心律不齐：至阳配心俞、内关。

【一穴多用】①按摩：用拇指按揉至阳200次，可缓解胸胁支满、心痛等。②艾灸：用艾条温和灸10~15分钟，可缓解心悸、心律不齐。

- -

灵台 GV10

灵，神灵；台，亭台。穴在神道与心俞两穴之下，故喻为心灵之台。

【主治】疔疮、咳嗽、气喘、颈项僵硬、背痛。

【位置】精准定位：在脊柱区，第6胸椎棘突下凹陷中，后正中线上。快速取穴：两侧肩胛下角连线与后正中线相交处向上推1个椎体，下缘凹陷处。

【配伍】胸胁痛：灵台配阳陵泉、支沟。

【一穴多用】①针刺：向上斜刺0.5~1.0寸，局部酸胀，可向下背部或前胸部放射。②按摩：用拇指按揉灵台200次，可缓解咳嗽、气喘等。③艾灸：用艾条温和灸10~15分钟，可缓解久咳、气喘。④拔罐：用火罐留罐5~10分钟，或连续走罐5分钟，可缓解背痛。

- -

神道 GV11

神，心神；道，通道。心藏神，穴在心俞旁，如同心神之通道。

【主治】失眠、健忘、肩背痛。

【位置】精准定位：在脊柱区，第5胸椎棘突下凹陷中，后正中线上。快速取穴：两侧肩胛下角连线与后正中线相交处向上推2个椎体，下缘凹陷处。

【配伍】身热头痛：神道配关元。

【一穴多用】①针刺：斜刺0.5~1.0寸，局部酸胀，可放射至胸部背。②按摩：用拇指按揉神道200次，有助于改善失眠、健忘等。③艾灸：用艾条温和灸10~15分钟，可缓解心悸、心痛。

- -

身柱 GV12

身，身体；柱，支柱。穴在第3胸椎下，上连头项，下通背腰，如一身之支柱。

【主治】咳嗽、气喘、疔疮发背。

【位置】精准定位：在脊柱区，第3胸椎棘突下凹陷中，后正中线上。快速取穴：两侧肩胛下角连线与后正中线相交处向上推4个椎体，下缘凹陷处。

【配伍】咳嗽：身柱配大椎、肺俞。

【一穴多用】①按摩：用拇指按揉身柱200次，可缓解咳嗽、气喘等。②艾灸：用艾条温和灸10~15分钟，可缓解咳嗽、后背冷痛。

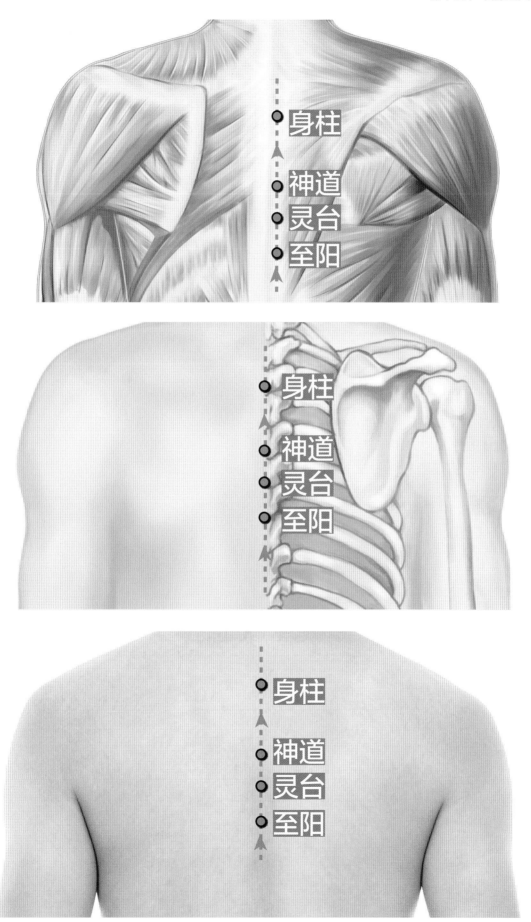

陶道 GV13

陶，陶冶；道，通道。比喻脏腑之气汇聚于督脉，由此路上升。

【主治】恶寒发热、咳嗽、颈项痛。

【位置】精准定位：在脊柱区，第1胸椎棘突下凹陷中，后正中线上。快速取穴：低头，颈背交界椎骨高突处垂直向下推1个椎体，下缘凹陷处。

【配伍】疟疾：陶道配间使、曲池、内关。

【一穴多用】①针刺：向上斜刺0.5~1.0寸，局部酸胀，可放射至胸背部。②按摩：用拇指按揉陶道200次，可缓解咳嗽、气喘等。③艾灸：用艾条温和灸10~15分钟，可缓解咳嗽、颈项冷痛。④拔罐：用火罐留罐5~10分钟，或连续走罐5分钟，可缓解颈项痛。⑤刮痧：从中间向外侧刮拭3~5分钟，可缓解恶寒发热、疟疾。

大椎 GV14

大，巨大；椎，椎骨。古称第1胸椎棘突为大椎，穴适在其上方，故名。

【主治】恶寒发热、头项强痛、肩背痛、风疹、咳嗽、喘急、小儿惊风。

【位置】精准定位：在脊柱区，第7颈椎棘突下凹陷中，后正中线上。快速取穴：低头，颈背交界椎骨高突处椎体，下缘凹陷处。

【配伍】头痛：大椎配曲池、合谷。

【一穴多用】①针刺：直刺0.5~1.0寸。②按摩：用拇指按揉大椎200次，可缓解颈项痛。③艾灸：用艾条温和灸10~15分钟，可缓解颈项冷痛。④拔罐：用火罐留罐5~10分钟，或连续走罐5分钟，可缓解肩背痛、中风、鼻出血。⑤刮痧：从中间向外侧刮拭3~5分钟，可缓解心烦、热病。

哑门 GV15

哑，音哑；门，门户。本穴深刺可以致哑，也可治哑，故比喻为音哑的门户。

【主治】喑哑、舌缓不语、重舌、失语。

【位置】精准定位：在颈后区，第2颈椎棘突上际凹陷中，后正中线上。快速取穴：沿脊柱向上，入后发际上半横指处。

【配伍】聋哑：哑门配廉泉、耳门、听宫、翳风、合谷。

【一穴多用】①针刺：直刺或向下斜刺0.5~0.8寸，局部酸胀，扩散至胸背部。②按摩：用拇指按揉哑门200次，可缓解颈项痛、头痛。

风府 GV16

风，风邪；府，处所。本穴为治风邪之处。

【主治】中风、头痛、振寒汗出、颈项强痛、目眩、鼻塞、鼻出血、咽喉肿痛。

【位置】精准定位：在颈后区，枕外隆凸直下，两侧斜方肌之间凹陷中。快速取穴：沿脊柱向上，入后发际上1横指处。

【配伍】头痛：风府配百会、太阳。

【一穴多用】①针刺：伏案正坐，头微前倾，使颈部肌肉放松，向下颌方向缓慢刺入0.5~1.0寸。不可上刺，以免刺入枕骨大孔刺伤延髓。②按摩：用拇指按揉风府200次，可缓解颈项痛、头痛。

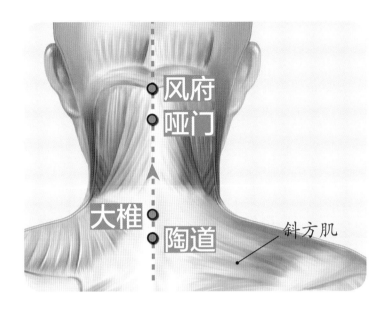

陶道和大椎在脊柱区，哑门和风府在颈后区。

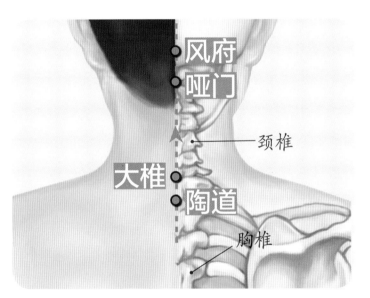

大椎有清热解表、益气补虚的功效。

小贴士

孕妇、低血压、心脏疾病患者以及肾功能不全的患者不适合在大椎拔火罐。

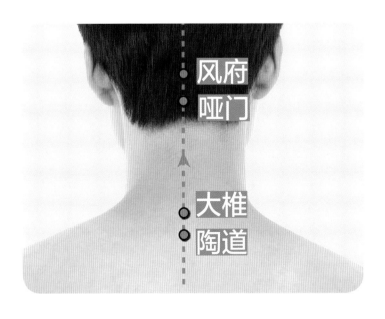

风府为治风邪之处，刺激风府具有散风息风、通关开窍的功效。外感风邪而致伤风感冒、发热、鼻塞，以及内风上头而致头晕目眩等，都可按摩风府来缓解。

脑户 GV17

脑，脑髓；户，门户。督脉循脊上行入脑，穴在枕部，相当于脉气入脑的门户。

【主治】癫狂、痫证、眩晕、头重、头痛、颈项僵硬。

【位置】精准定位：在头部，枕外隆凸的上缘凹陷中。快速取穴：先找到风府，直上约2横指，按到一突起骨性标志上缘凹陷处。

【配伍】眼病：脑户配肝俞、太阳、睛明、太冲。

【一穴多用】①针刺：平刺0.5~0.8寸，局部酸胀。②按摩：用拇指按揉脑户200次，可缓解眩晕、头痛以及各种眼病。③刮痧：从上向下刮拭3~5分钟，可缓解头痛、伤风感冒、癫狂、痫证等。

强间 GV18

强，强硬；间，中间。穴当顶骨与枕骨结合之中间，能治头项强痛。

【主治】头痛、目眩、口㖞、痫证。

【位置】精准定位：在头部，后发际正中直上4寸。快速取穴：先找到脑户，直上2横指处。

【配伍】头痛难忍：强间配丰隆。

【一穴多用】①针刺：平刺0.5~0.8寸，局部酸胀。②按摩：用拇指按揉强间200次，可缓解眩晕、头痛。③刮痧：从上向下刮拭3~5分钟，可缓解头痛、口㖞等。

后顶 GV19

后，后方；顶，头顶。穴在头顶之后方。

【主治】颈项僵硬、头痛、眩晕、心烦、失眠。

【位置】精准定位：在头部，后发际正中直上5.5寸。快速取穴：先找到脑户，直上4横指处。

【配伍】偏头痛：后顶配率骨、太阳。

【一穴多用】①针刺：平刺0.5~0.8寸，局部酸胀。②按摩：用拇指按揉后顶200次，可缓解偏头痛。③刮痧：从前向后刮拭3~5分钟，可缓解头痛、心烦、失眠等。

百会 GV20

百，多的意思；会，交会。百会是足三阳经、肝经和督脉等多经之交会处。

【主治】中风、惊悸、头痛、头晕、失眠、健忘、耳鸣、眩晕、脱肛、痔疮。

【位置】精准定位：在头部，前发际正中直上5寸。快速取穴：正坐，两耳尖与头正中线相交处，按压有凹陷处。

【配伍】休克：百会配水沟、内关。

【一穴多用】①针刺：平刺0.5~0.8寸，局部酸胀，可扩散至头顶部。②按摩：用拇指按揉百会200次，可缓解眩晕、头痛。③艾灸：用艾条温和灸10~15分钟，有助于辅助治疗脱肛、阴挺。④刮痧：从前向后刮拭3~5分钟，可缓解头痛、癫狂、痫证、失眠、惊悸、痢疾等。

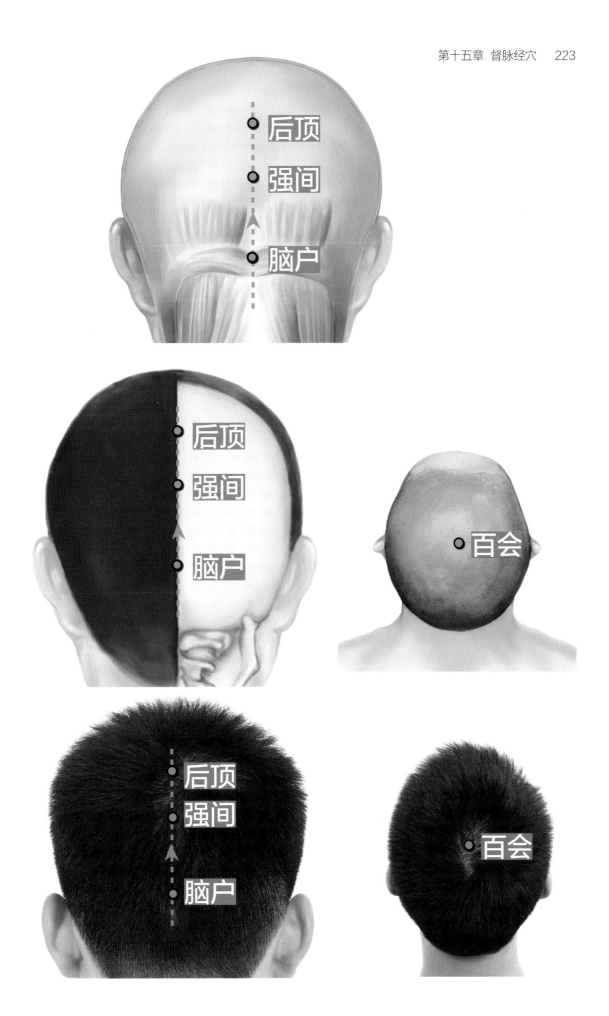

前顶 GV21

前，前方；顶，头顶。穴在头顶直前方。

【主治】癫痫、小儿惊风、头痛、头晕。

【位置】精准定位：在头部，前发际正中直上 3.5 寸。快速取穴：正坐，由百会向前 2 横指处。

【配伍】风眩、偏头痛：前顶配后顶、颔厌。

【一穴多用】①针刺：平刺 0.3~0.5 寸，局部酸胀。②按摩：用拇指按揉前顶 200 次，可缓解头痛、鼻渊。③艾灸：用艾条温和灸 10~15 分钟，可缓解水肿。④刮痧：从前向后刮拭 3~5 分钟，可缓解头痛、癫狂、小儿惊风等。

囟会 GV22

囟，囟门；会，在此作"闭合"讲。穴当大囟门的闭合处。

【主治】头痛、目眩。

【位置】精准定位：在头部，前发际正中直上 2 寸。快速取穴：正坐，从前发际正中直上 3 横指处。

【配伍】头风、头痛：囟会配玉枕。

【一穴多用】①针刺：平刺 0.3~0.5 寸，局部酸胀，小儿前囟未闭者禁针。②按摩：用拇指按揉囟会 200 次，可缓解头痛、眩晕。③刮痧：从前向后刮拭 3~5 分钟，可缓解头痛、癫狂、小儿惊风等。

上星 GV23

上，上方；星，星球。人头像天，穴在头上，如星在天。

【主治】头痛、眩晕、目赤肿痛、鼻出血、鼻痛。

【位置】精准定位：在头部，前发际正中直上 1 寸。快速取穴：正坐，从前发际正中直上 1 横指处。

【配伍】鼻出血、鼻炎：上星配迎香、素髎、合谷。

【一穴多用】①针刺：平刺 0.3~0.5 寸，局部酸胀。②按摩：用拇指按揉上星 200 次，可缓解头痛、鼻渊、眼疾。③刮痧：从前向后刮拭 3~5 分钟，可缓解头痛、癫狂、疟疾等。

神庭 GV24

神，神明；庭，前庭。脑为元神之府，神在此指脑。穴在前额部，如脑室之前庭。

【主治】失眠、头晕、目眩、鼻渊、鼻出血、鼻塞、流泪、目赤肿痛、目翳。

【位置】精准定位：在头部，前发际正中直上 0.5 寸。快速取穴：正坐，从前发际正中直上半横指，拇指指甲中点处。

【配伍】目赤肿痛：神庭配上星、睛明、前顶、太阳。

【一穴多用】①针刺：平刺 0.3~0.5 寸，局部酸胀。②按摩：用拇指按揉神庭 200 次，可缓解头痛、失眠、健忘。③刮痧：从前向后刮拭 3~5 分钟，可缓解头痛、吐舌、失眠、目赤肿痛等。

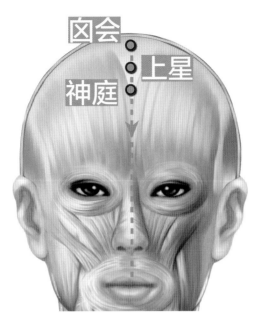

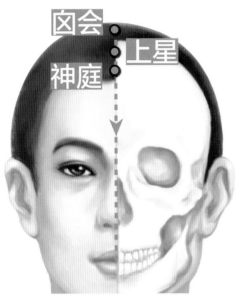

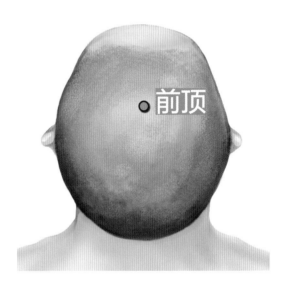

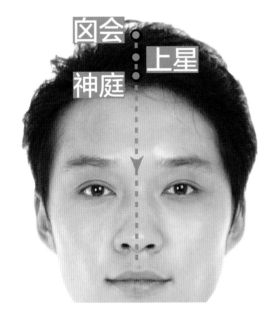

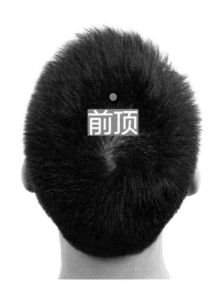

素髎 GV25

素，鼻茎；髎，骨隙。穴在鼻茎下端的骨隙中。

【主治】惊厥、昏迷、新生儿窒息、鼻塞。

【位置】精准定位：在面部，鼻尖的正中央。快速取穴：正坐或仰卧，面部鼻尖正中央即是。

【配伍】鼻出血、鼻塞：素髎配上星、迎香、合谷。

【一穴多用】①针刺：向上斜刺 0.3~0.5 寸。②按摩：用指尖掐按素髎，可缓解昏迷、各种鼻病。

水沟 GV26

水，水液；沟，沟渠。穴在人中沟中，人中沟形似水沟。

【主治】昏迷，晕厥，中暑，癫痫，急、慢惊风，牙关紧闭。

【位置】精准定位：在面部，人中沟的上 1/3 与中 1/3 交点处。快速取穴：仰卧，面部人中沟上 1/3 处。

【配伍】休克：水沟配内关、涌泉。

【一穴多用】①针刺：向上斜刺 0.3~0.5 寸。②按摩：用指尖掐按水沟，可缓解昏迷。

兑端 GV27

兑，指口；端，尖端。穴在口的上唇尖端。

【主治】昏迷、鼻塞。

【位置】精准定位：在面部，上唇结节的中点。快速取穴：面部人中沟下端的皮肤与上唇的交界处。

【配伍】口内生疮：兑端配内关、支沟、承浆、十宣。

【一穴多用】①针刺：向上斜刺 0.2~0.3 寸。②按摩：用指尖掐按兑端，可缓解昏迷、休克。

龈交 GV28

龈，齿龈；交，交会。上齿龈中缝，为督脉和任脉的交会处。

【主治】癫狂、心烦、癔症。

【位置】精准定位：在上唇内，上唇系带与上牙龈的交点。快速取穴：在唇内的正中线上，上唇系带与上牙龈相接处。

【配伍】口臭：龈交配承浆。

【一穴多用】①针刺：向上斜刺 0.2~0.3 寸。②刺血：用三棱针在龈交点刺放血 1~2 毫升，可缓解昏迷、舌强、中风失语。

印堂 GV29

印，泛指图章；堂，厅堂。古代指额部两眉头之间为"阙"，星相家称之为印堂，穴位在其上，故名。

【主治】失眠、健忘、癫痫、头痛、眩晕、鼻出血、目赤肿痛、三叉神经痛。

【位置】精准定位：在头部，两眉毛内侧端中间的凹陷中。快速取穴：两眉毛内侧端连线中点处。

【配伍】高血压：印堂配曲池、足三里、丰隆。

【一穴多用】①针刺：提捏进针，从上向下平刺 0.3~0.5 寸。②按摩：用拇指按揉印堂，可缓解头晕、失眠、健忘以及各种鼻病。

手太阴肺经　手阳明大肠经　足阳明胃经　足太阴脾经　手少阴心经　手太阳小肠经　足太阳膀胱经　足少阴肾经　手厥阴心包经　手少阳三焦经　足少阳胆经　足厥阴肝经　任脉　督脉　经外奇穴

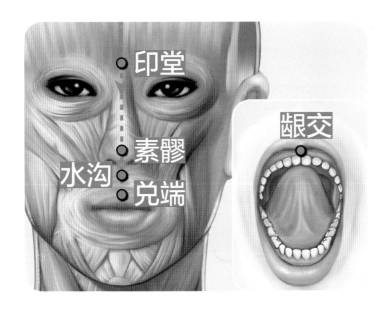

素髎在鼻尖正中；水沟在人中沟上；兑端在上唇结节中点处；龈交在上唇系带与上牙龈的交点；印堂在两眉毛内侧端中间的凹陷中。

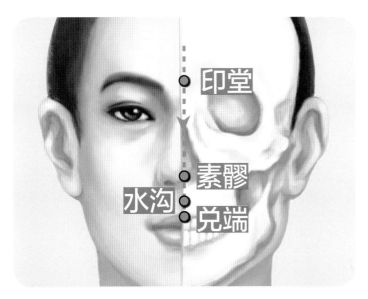

印堂位于面部两眉头之间，有清头明目、通鼻开窍的功效。

小贴士

不宜用火针法、瘢痕灸法。

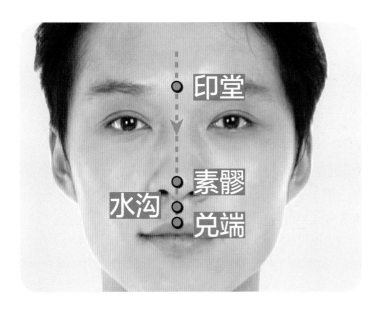

素髎在鼻茎下端，位于鼻尖正中央，刺激它具有清热消肿、通利鼻窍的功效，可缓解鼻塞、鼻出血等症状。秋季易患感冒，感冒时用中指指腹轻揉素髎，可以缓解鼻塞症状。

第十六章 经外奇穴

经外奇穴大多不在经络上，但它们有特殊的功效，都是在实际治疗中取得很好疗效的穴位，是前人的实践总结，是经验效方。

头面颈部奇穴

四神聪 EX-HN1

【主治】失眠、健忘、癫痫、头痛、眩晕。

【位置】精准定位：在头部，百会前后左右各旁开1寸，共4穴。快速取穴：先找百会，其前后左右各1横指处，共4穴。

【配伍】半身不遂：四神聪配曲池、合谷、足三里。

【一穴多用】①针刺：平刺0.5~0.8寸。②按摩：用拇指按揉四神聪200次，可用于缓解眩晕、头痛。③刮痧：从前向后刮拭3~5分钟，可缓解头痛、癫狂、痫证、失眠、惊悸、痢疾等。

当阳 EX-HN2

【主治】失眠、健忘、癫痫、头痛、眩晕。

【位置】精准定位：在头部，瞳孔直上，前发际上1寸。快速取穴：直视前方，沿瞳孔垂直向上，自发际直上1横指处。

【配伍】鼻塞：当阳配上星、迎香。

【一穴多用】①针刺：平刺0.5~0.8寸。②按摩：用拇指按揉当阳200次，可用于缓解眩晕、头痛、失眠、健忘。③刮痧：从前向后刮拭3~5分钟，可缓解头痛、癫狂、痫证、失眠、惊悸等。

鱼腰 EX-HN4

【主治】眼睑眴动、口眼㖞斜、眼睑下垂、鼻出血、目赤肿痛、三叉神经痛。

【位置】精准定位：在头部，瞳孔直上，眉毛中。快速取穴：直视前方，从瞳孔直上眉毛中。

【配伍】目赤肿痛、青少年假性近视：鱼腰配风池、睛明、太阳、攒竹、合谷。

【一穴多用】①针刺：平刺0.3~0.5寸。②按摩：用拇指按揉鱼腰200次，有助于辅助治疗各种眼疾。③刮痧：从眉间向眉梢刮拭3~5分钟，可缓解目赤肿痛、三叉神经痛等。

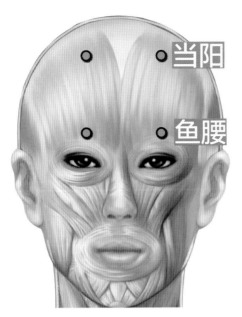

当阳

鱼腰

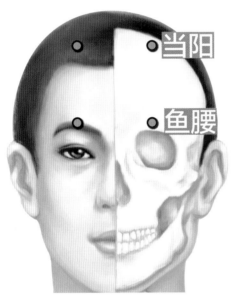

当阳

鱼腰

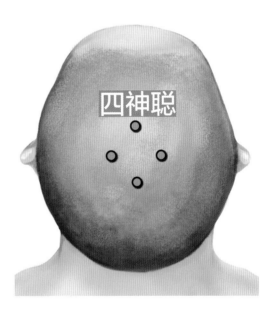

四神聪

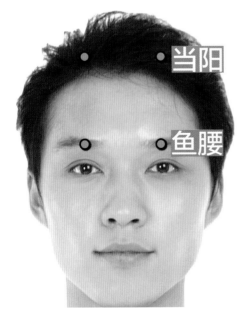

当阳

鱼腰

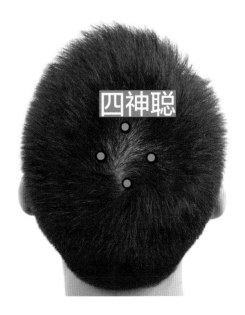

四神聪

左侧竖排导航：手太阴肺经　手阳明大肠经　足阳明胃经　足太阴脾经　手少阴心经　手太阳小肠经　足太阳膀胱经　足少阴肾经　手厥阴心包经　手少阳三焦经　足少阳胆经　足厥阴肝经　任脉　督脉　经外奇穴

太阳 EX-HN5

【主治】失眠、健忘、癫痫、头痛、眩晕、鼻出血、目赤肿痛、三叉神经痛。

【位置】精准定位：在头部，眉梢与目外眦之间，向后约1横指的凹陷中。快速取穴：眉梢与目外眦连线中点向后1横指，触及一凹陷处。

【配伍】偏头痛、头痛：太阳配风池、头维、合谷。

【一穴多用】①针刺：直刺或斜刺0.3~0.5寸，或用三棱针点刺出血。②按摩：用拇指按揉太阳200次，可缓解偏头痛。③刮痧：从前向后刮拭3~5分钟，可缓解头痛、癫痫、失眠、惊悸、目赤肿痛等。

耳尖 EX-HN6

【主治】急性结膜炎、麦粒肿、沙眼、头痛、咽喉炎、高热。

【位置】精准定位：在耳区，在外耳轮的最高点。快速取穴：将耳郭折向前方，耳郭上方尖端处。

【配伍】目赤肿痛、急性结膜炎：耳尖配太阳、睛明、合谷。

【一穴多用】①针刺：直刺0.1~0.2寸。②刺血：用三棱针在耳尖点刺放血1~2毫升，可缓解各种热病、炎症、皮肤病。

球后 EX-HN7

【主治】视神经炎、青光眼、内斜视、虹膜睫状体炎等各种眼病。

【位置】精准定位：在面部，眶下缘外1/4与内3/4交界处。快速取穴：把眼眶下缘分成4等分，外1/4处。

【配伍】视神经萎缩：球后配肝俞、风池、太阳、攒竹、合谷。

【一穴多用】①针刺：左手向上推动眼球固定，右手持针沿眶下缘略向内上方朝视神经方向缓慢刺入0.5~1.5寸。②按摩：用拇指或中指按揉球后200次，有助于防治各种眼部疾患。

上迎香 EX-HN8

【主治】过敏性鼻炎、鼻窦炎、鼻出血、嗅觉减退。

【位置】精准定位：在面部，鼻翼软骨与鼻甲的交界处，近鼻翼沟上端处。快速取穴：沿鼻侧鼻翼沟向上推，上端尽头凹陷处。

【配伍】感冒、鼻塞不通：上迎香配太阳、上星、合谷。

【一穴多用】①针刺：针尖向内上方斜刺0.5~0.8寸。②按摩：用拇指按揉上迎香，有助于缓解各种鼻病。③刺血：用三棱针在上迎香点刺放血1~2毫升，可缓解过敏性鼻炎、鼻窦炎、鼻塞等。

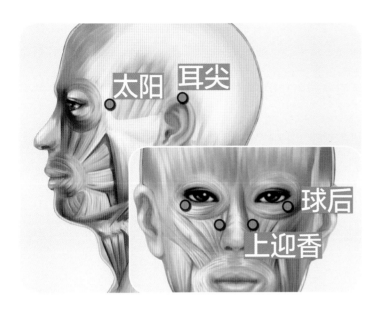

太阳在前额的两侧，外眼角的上方；耳尖在外耳轮的最高点；球后在眶下缘；上迎香在鼻翼软骨与鼻甲的交界处，近鼻唇沟上端处。

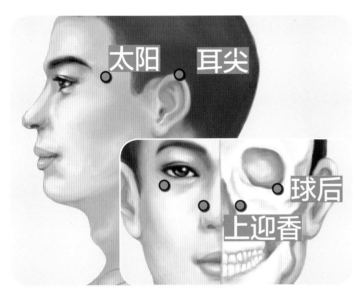

太阳有清肝明目、通络止痛的功效，刺激此穴可缓解头痛。

小贴士
太阳所在位置血管丰富，按压时不能用力过重。

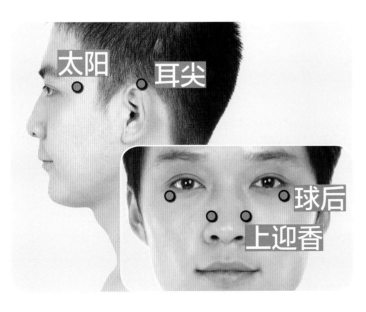

上迎香有清利鼻窍、通络止痛的功效，专治鼻疾。经常按摩上迎香，可明显改善鼻部炎症以及不辨气味的状况。

内迎香 EX-HN9

【主治】头痛、眩晕、目赤肿痛、鼻炎、咽喉炎、中暑。

【位置】精准定位：在鼻孔内，鼻翼软骨与鼻甲交界的黏膜处。快速取穴：正坐，在鼻孔内，与上迎香相对处的黏膜上。

【配伍】热病：内迎香配太阳。

【一穴多用】①针刺：针尖由鼻孔向内直刺 0.1~0.2 寸。②刺血：用三棱针在内迎香点刺放血 1~2 毫升，可缓解头痛、眩晕、目赤肿痛、鼻炎、咽喉炎、中暑。

聚泉 EX-HN10

【主治】咳嗽、哮喘、脑血管病后遗症语言障碍。

【位置】精准定位：在口腔内，舌背正中缝的中点处。快速取穴：张口伸舌，在舌正中缝的中点处。

【配伍】舌肌麻痹：聚泉配海泉。

【一穴多用】①针刺：直刺 0.1~0.2 寸。②刺血：用三棱针在聚泉点刺放血 1~2 毫升，可缓解舌强、中风失语、口舌生疮。

海泉 EX-HN11

【主治】口舌生疮、呕吐、泄泻、咽喉炎、脑血管病后遗症语言障碍、糖尿病。

【位置】精准定位：在口腔内，舌下系带中点处。快速取穴：正坐，张口，舌转卷向后方，舌下系带中点处。

【配伍】舌肌麻痹：海泉配聚泉。

【一穴多用】①针刺：直刺 0.1~0.2 寸。②刺血：用三棱针在海泉点刺放血 1~2 毫升，可缓解舌强、中风失语。

金津 EX-HN12

【主治】口腔炎、咽喉炎、扁桃体炎、脑血管病后遗症语言障碍、呕吐、泄泻。

【位置】精准定位：在口腔内，舌下系带左侧的静脉上。快速取穴：伸舌头，舌底面系带左侧的静脉上。

【配伍】咽喉肿痛：金津配少商、合谷。

【一穴多用】针刺：用三棱针在金津点刺放血 1~2 毫升，可缓解舌强、中风失语、扁桃体炎。

玉液 EX-HN13

【主治】口腔炎、咽喉炎、扁桃体炎、脑血管病后遗症语言障碍、呕吐、泄泻。

【位置】精准定位：在口腔内，舌下系带右侧的静脉上。快速取穴：伸舌头，舌底面系带右侧的静脉上。

【配伍】咽喉肿痛：玉液配少商、合谷。

【一穴多用】针刺：用三棱针在玉液点刺放血 1~2 毫升，可缓解舌强、中风失语、咽喉肿痛。

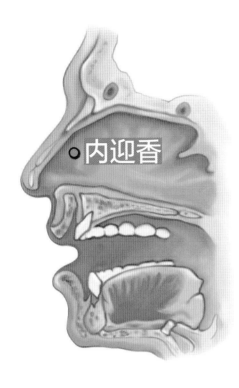

内迎香

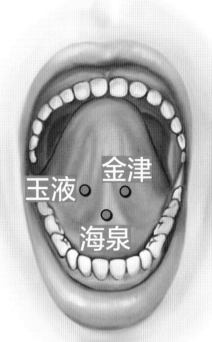

玉液 金津

海泉

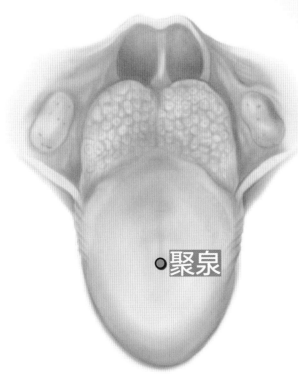

聚泉

翳明 EX-HN14

【**主治**】远视、近视、夜盲症、白内障、青光眼、视神经萎缩、耳鸣、头痛、眩晕、失眠。

【**位置**】精准定位：在颈部，翳风后1寸。快速取穴：将耳垂向后按，正对耳垂边缘凹陷处，向后1横指处。

【**配伍**】早期白内障、视神经萎缩：翳明配肝俞、太阳、睛明、球后。

【**一穴多用**】①针刺：直刺0.5~1.0寸。②按摩：用拇指按揉翳明200次，可缓解各种眼部疾病。③艾灸：用艾条温和灸10~15分钟，可缓解眩晕、眼疾、失眠。

颈百劳 EX-HN15

【**主治**】支气管炎、支气管哮喘、肺结核、颈椎病。

【**位置**】精准定位：在颈部，第7颈椎棘突直上2寸，后正中线旁开1寸。快速取穴：颈背交界椎骨高突处椎体，直上3横指，再旁开1拇指同身寸处。

【**配伍**】颈淋巴结核：颈百劳配肘尖。

【**一穴多用**】①针刺：直刺0.5~1.0寸。②按摩：用拇指按揉颈百劳200次，可缓解颈项痛、咳嗽、气喘。③艾灸：用艾条温和灸10~15分钟，可缓解颈项冷痛、咳嗽、气喘等。④刮痧：从中间向外侧刮拭3~5分钟，可缓解心烦、热病、颈淋巴结核。

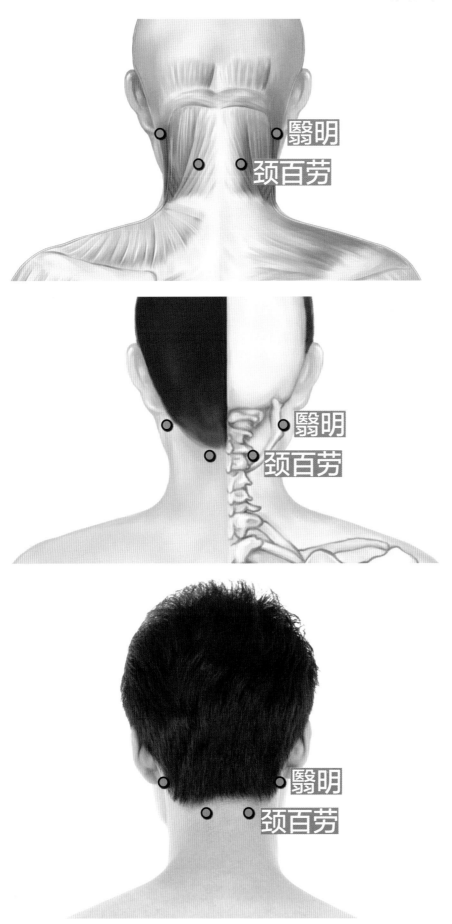

胸腹部、背部奇穴

子宫 EX-CA1

【主治】月经不调、痛经、子宫脱垂、功能性子宫出血、不孕症、子宫内膜炎、盆腔炎、肾盂肾炎、膀胱炎。

【位置】精准定位：在下腹部，脐中下4寸，前正中线旁开3寸。快速取穴：先取中极，其旁开4横指处。

【配伍】盆腔炎：子宫配肾俞、关元、血海、三阴交。

【一穴多用】①针刺：直刺0.8~1.2寸。②按摩：用拇指按揉子宫200次，有助于防治各种妇科疾病。③艾灸：用艾条温和或隔姜灸10~15分钟，可缓解子宫脱垂、痛经。

定喘 EX-B1

【主治】支气管炎、支气管哮喘、百日咳、麻疹、肩背软组织疾患、落枕。

【位置】精准定位：在脊柱区，横平第7颈椎棘突下，后正中线旁开0.5寸。快速取穴：颈背交界椎骨高突处椎体下缘，旁开半横指处。

【配伍】咳嗽、哮喘：定喘配肺俞、风门、膻中、尺泽、合谷。

【一穴多用】①针刺：直刺0.5~1.0寸。②按摩：用拇指按揉定喘200次，可缓解咳嗽、气喘。③艾灸：用艾条温和灸10~15分钟，可缓解哮喘。

夹脊 EX-B2

【主治】胸部穴位缓解心、肺、上肢疾患；下胸部穴位缓解胃肠疾患；腰部穴位缓解腰、腹、下肢疾病。

【位置】精准定位：在脊柱区，第1胸椎至第5腰椎棘突下两侧，后正中线旁开0.5寸，一侧17穴。快速取穴：颈背交界椎骨高突处椎体，向下推共有17个椎体，旁开半横指处。

【配伍】下肢麻痹：夹脊配环跳。

【一穴多用】①针刺：直刺0.3~0.5寸。②按摩：用拇指按揉夹脊200次，可缓解各种相应部位疾病。③艾灸：用艾条温和灸10~15分钟，可改善脊柱病。

胃脘下俞 EX-B3

【主治】胃炎、胰腺炎、支气管炎、胸膜炎、肋间神经痛。

【位置】精准定位：在脊柱区，横平第8胸椎棘突下，后正中线旁开1.5寸。快速取穴：两肩胛下角连线与后正中线相交处向下推1个椎体，下缘旁开2横指处。

【配伍】胃脘部疼痛：胃脘下俞配膈俞、中脘、足三里。

【一穴多用】①针刺：向内斜刺0.3~0.5寸。②按摩：用拇指按揉胃脘下俞200次，可缓解胃病。③艾灸：用艾条温和灸10~15分钟，可缓解支气管炎、肋间胸膜炎、肋间神经痛等。

手太阴肺经　手阳明大肠经　足阳明胃经　足太阴脾经　手少阴心经　手太阳小肠经　足太阳膀胱经　足少阴肾经　手厥阴心包经　手少阳三焦经　足少阳胆经　足厥阴肝经　任脉　督脉　经外奇穴

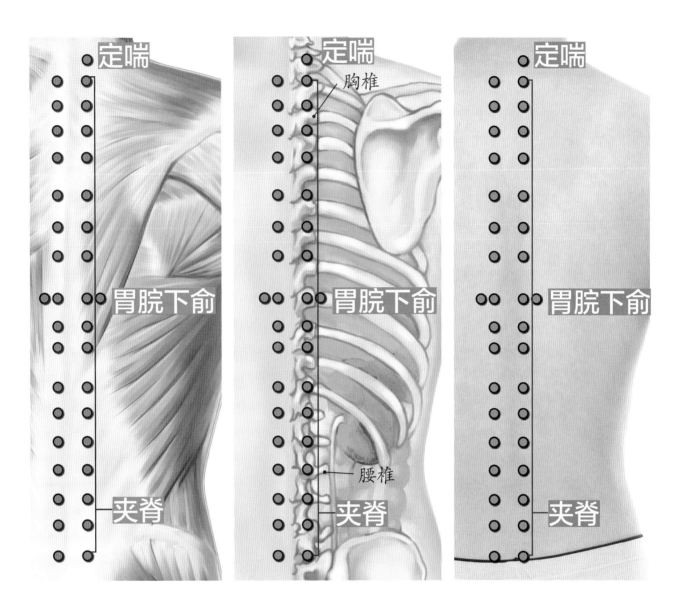

定喘

胸椎

胃脘下俞

夹脊

腰椎

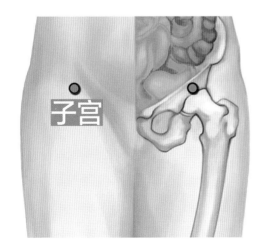

子宫

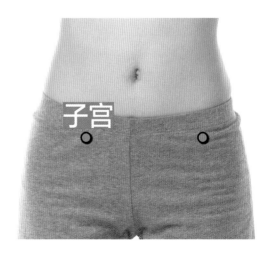

子宫

痞根 EX-B4

【主治】胃痉挛、胃炎、胃扩张、肝炎、肝脾肿大、肾下垂、腰肌劳损。

【位置】精准定位：在腰区，横平第1腰椎棘突下，后正中线旁开3.5寸。快速取穴：肚脐水平线与后正中线交点向上推1个椎体，在其棘突下，旁开3.5寸处。

【配伍】肝脾肿大：痞根配膈俞、脾俞。

【一穴多用】①针刺：直刺0.5~1.0寸。②按摩：用拇指按揉痞根200次，可用于调治各种胃病、肝病。③艾灸：用艾条温和灸10~15分钟，可缓解胃痛、肾下垂等。④拔罐：用火罐留罐5~10分钟，或连续走罐5分钟，有助于缓解腰痛、胃炎、胃痉挛等。⑤刮痧：从中间向外侧刮拭3~5分钟，可缓解胃炎、脾肿大等。

下极俞 EX-B5

【主治】肾炎、遗尿、肠炎、腰肌劳损。

【位置】精准定位：在腰区，第3腰椎棘突下。快速取穴：两侧髂嵴高点水平线与脊柱交点向上推1个椎体，下缘凹陷处。

【配伍】腰背痛、阳痿：下极俞配肾俞、志室、三阴交。

【一穴多用】①针刺：直刺0.5~1.0寸。②按摩：用拇指按揉下极俞200次，可缓解肾炎、遗尿、阳痿等。③艾灸：用艾条温和灸10~15分钟，可缓解腰膝酸冷、阳痿等。④拔罐：用火罐留罐5~10分钟，或连续走罐5分钟，可缓解腰背酸痛、肠炎等。⑤刮痧：从中间向外侧刮拭3~5分钟，可缓解泄泻、痢疾等。

腰宜 EX-B6

【主治】睾丸炎、遗尿、肾炎、腰肌劳损、腰椎间盘突出症。

【位置】精准定位：在腰区，横平第4腰椎棘突下，后正中线旁开3寸。快速取穴：两侧髂嵴高点水平线与脊柱交点旁开4横指凹陷处。

【配伍】腰腿痛：腰宜配肾俞、环跳。

【一穴多用】①针刺：直刺0.5~1.0寸。②按摩：用拇指按揉腰宜200次，可缓解腰痛、遗尿等。③艾灸：用艾条温和灸10~15分钟，可缓解遗尿、腰脊冷痛等。④拔罐：用火罐留罐5~10分钟，或连续走罐5分钟，用于肾炎、腰腿痛。⑤刮痧：从中间向外侧刮拭3~5分钟，可缓解遗尿、睾丸坠胀、睾丸炎等。

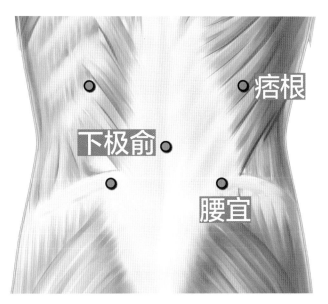

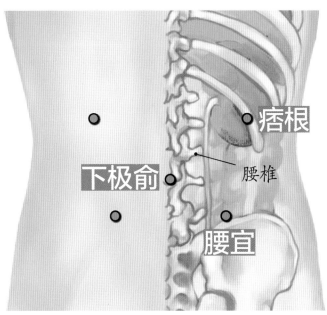

腰椎

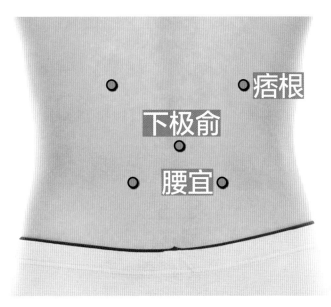

腰眼 EX-B7

【主治】睾丸炎、遗尿、肾炎、腰肌劳损。

【位置】精准定位：在腰区，横平第4腰椎棘突下，后正中线旁开约3.5寸凹陷中。快速取穴：两侧髂嵴高点水平线与脊柱交点旁开3.5寸处。

【配伍】腰痛：腰眼配肾俞、关元俞。

【一穴多用】①针刺：直刺0.5~1.0寸。②按摩：用拇指按揉腰眼200次，可缓解月经不调、腰痛、泄泻等。③艾灸：用艾条温和灸10~15分钟，可缓解小便不利、腰脊冷痛等。④拔罐：用火罐留罐5~10分钟，或连续走罐5分钟，可用于缓解腰腿痛。⑤刮痧：从中间向外侧刮拭3~5分钟，可缓解小便不利、泄泻、腰痛等。

十七椎 EX-B8

【主治】月经不调、痛经、痔疮、坐骨神经痛、小儿麻痹后遗症、腰骶部疼痛。

【位置】精准定位：在腰区，第5腰椎棘突下凹陷中。快速取穴：两侧髂嵴高点水平线与脊柱交点向下推1个椎体，棘突下即是。

【配伍】中心型类风湿：十七椎配风市。

【一穴多用】①针刺：直刺0.5~1.0寸。②按摩：用拇指按揉十七椎200次，可缓解月经不调、腰痛等。③艾灸：用艾条温和灸10~15分钟，可缓解月经不调、痛经、小便不利、腰脊冷痛、痔疮、便血等。④拔罐：用火罐留罐5~10分钟，或连续走罐5分钟，可缓解腰腿痛、坐骨神经痛。⑤刮痧：从中间向外侧刮拭3~5分钟，可缓解小便不利、腰痛等。

腰奇 EX-B9

【主治】癫痫、失眠、头痛、便秘。

【位置】精准定位：在骶区，尾骨端直上2寸，骶角之间凹陷中。快速取穴：顺着脊柱向下触摸，尾骨端直上3横指凹陷处即是。

【配伍】癫痫：腰奇配大椎、间使。

【一穴多用】①针刺：向上平刺1.0~1.5寸。②按摩：用拇指或中指按揉腰奇200次，可用于改善阳痿、泄泻、脱肛、便血等。③艾灸：用艾条温和灸10~15分钟，可用于辅助治疗脱肛、泄泻。④刮痧：从中间向外侧刮拭3~5分钟，可缓解癫狂、头痛、失眠等。

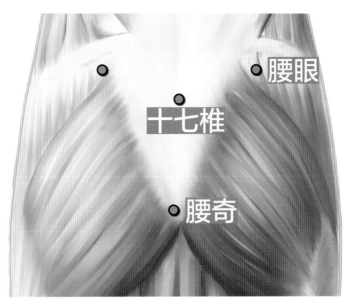

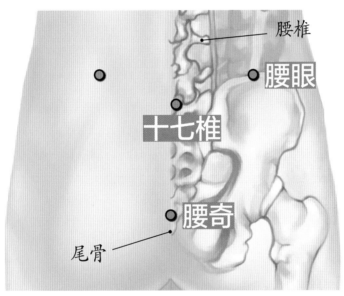

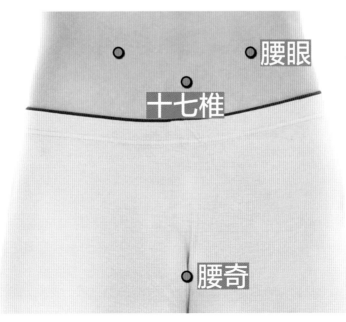

上肢奇穴

肘尖 EX-UE1

【主治】颈淋巴结核、痈疔疮疡。

【位置】精准定位：在肘后区，尺骨鹰嘴的尖端。快速取穴：屈肘，摸到肘关节的最尖端处。

【配伍】颈淋巴结核：肘尖配曲池。

【一穴多用】①针刺：沿皮向上刺0.1~0.3寸。②艾灸：用艾条温和灸10~15分钟，可缓解瘿瘤、瘰疬、肠痈等。

二白 EX-UE2

【主治】脱肛、痔疮。

【位置】精准定位：在前臂前区，腕掌侧远端横纹上4寸，桡侧腕屈肌腱的两侧，一肢2穴。快速取穴：握拳，拇指侧一筋凸起，腕横纹直上5横指处与筋交点两侧。

【配伍】痔疮、脱肛：二白配长强、中髎、承山。

【一穴多用】①针刺：直刺0.5~0.8寸。②按摩：用拇指按揉二白200次，可用于辅助治疗痔疮、脱肛。③艾灸：用艾条温和灸10~15分钟，可用于辅助治疗痔疮、脱肛等。

中泉 EX-UE3

【主治】支气管炎、支气管哮喘、胃炎、肠炎。

【位置】精准定位：在前臂后区，腕背侧远端横纹上，指总伸肌腱桡侧的凹陷中。快速取穴：手用力撑开，总伸肌腱与腕背横纹交点靠拇指侧的凹陷处。

【配伍】目翳：中泉配鱼腰、耳尖。

【一穴多用】①针刺：直刺0.3~0.5寸。②按摩：用拇指按揉中泉200次，可缓解咳嗽、气喘、胃痛。③艾灸：用艾条温和灸10~15分钟，可缓解咳嗽、气喘、胃痛等。④刮痧：从上向下刮拭3~5分钟，可缓解胃痛、目翳、咽喉肿痛等。

中魁 EX-UE4

【主治】急性胃炎、贲门梗阻、鼻出血。

【位置】精准定位：在手指，中指背面，近侧指间关节的中点处。快速取穴：中指背侧靠近心脏端的指间关节中点处。

【配伍】呃逆：中魁配气户。

【一穴多用】①针刺：直刺0.2~0.3寸。②艾灸：用艾条温和灸10~15分钟，可缓解噎膈、反胃、呃逆、鼻出血等。

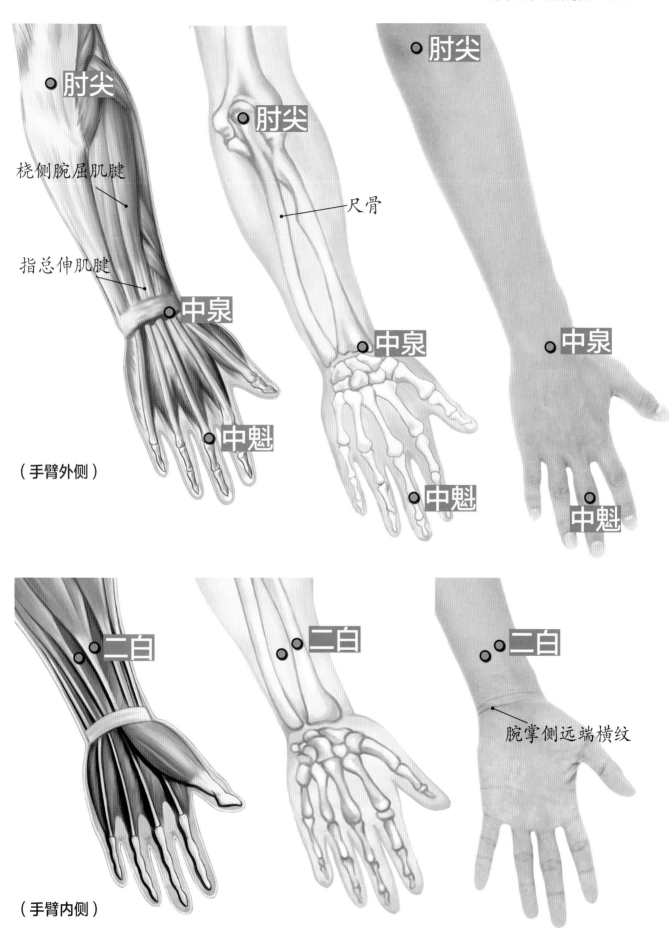

肘尖

肘尖

肘尖

桡侧腕屈肌腱

尺骨

指总伸肌腱

中泉

中泉

中泉

中魁

中魁

中魁

（手臂外侧）

二白

二白

二白

腕掌侧远端横纹

（手臂内侧）

大骨空 EX-UE5

【**主治**】结膜炎、角膜炎、白内障、鼻出血、急性胃肠炎。

【**位置**】精准定位：在手指，拇指背面，指间关节的中点处。快速取穴：抬臂俯掌，拇指指关节背侧横纹中点处。

【**配伍**】目痛、目翳：大骨空配风池、肝俞、瞳子髎。

【**一穴多用**】①按摩：用拇指指尖掐按大空骨200次，可缓解急性鼻出血。②艾灸：用艾条温和灸10~15分钟，可缓解结膜炎、角膜炎、白内障、鼻出血、急性胃肠炎等。

小骨空 EX-UE6

【**主治**】眼病、咽喉炎、掌指关节痛。

【**位置**】精准定位：在手指，小指背面，近侧指间关节的中点处。快速取穴：小指背侧近端指间关节横纹中点处。

【**配伍**】眼肿痛、目生翳膜：小骨空配风池、太阳、睛明、肝俞。

【**一穴多用**】①针刺：直刺0.1~0.3寸。②艾灸：用艾条温和灸10~15分钟，可缓解目赤肿痛、耳鸣、耳聋等。

腰痛点 EX-UE7

【**主治**】急性腰扭伤。

【**位置**】精准定位：在手背，第2、3掌骨间及第4、5掌骨间，腕背侧远端横纹与掌指关节的中点处，一手2穴。快速取穴：手背第2、3掌骨间，第4、5掌骨间，掌背中点的凹陷处。

【**配伍**】腰扭伤：腰痛点配肾俞、委中。

【**一穴多用**】①针刺：直刺0.3~0.5寸。②按摩：用拇指掐按腰痛点200次，可缓解急性腰扭伤。③刮痧：从手腕向指尖刮拭3~5分钟，可缓解小儿惊风、头痛、耳鸣等。

外劳宫 EX-UE8

【**主治**】颈椎病、落枕、偏头痛、咽喉炎。

【**位置**】精准定位：在手背，第2、3掌骨间，掌指关节后0.5寸（指寸）凹陷中。快速取穴：手背第2、3掌骨间从掌指关节向后半横指处。

【**配伍**】风寒感冒：外劳宫配风门。

【**一穴多用**】①针刺：直刺0.3~0.5寸。②按摩：用拇指掐按外劳宫200次，可缓解颈椎病、落枕。③刮痧：从手腕向指尖刮拭3~5分钟，可缓解偏头痛、咽喉肿痛、风寒感冒等。

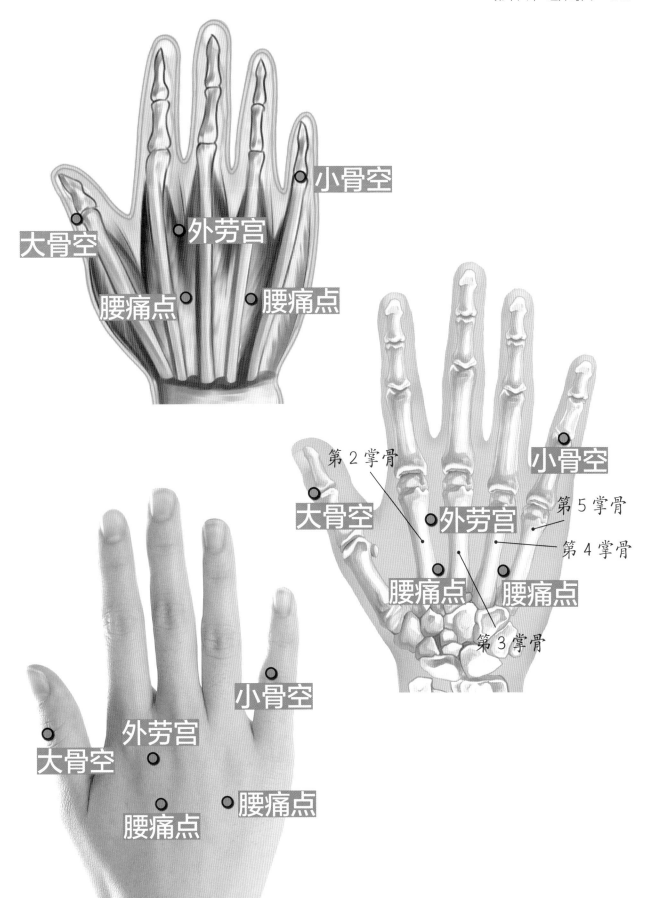

八邪 EX-UE9

【主治】手指关节疾病、手指麻木、头痛、咽痛。

【位置】精准定位：在手背，第1~5指间，指蹼缘后方赤白肉际处，左右共8穴。快速取穴：手背，第1~5指间，两手指根部之间，皮肤颜色深浅交界处。

【配伍】手指关节肿痛：八邪配曲池、外关。

【一穴多用】①针刺：斜刺0.5~0.8寸。②刺血：用三棱针在八邪点刺放血1~2毫升，可缓解手指关节疼痛、头痛、咽喉肿痛等。

四缝 EX-UE10

【主治】百日咳、哮喘、小儿消化不良、蛔虫病。

【位置】精准定位：在手指，第2~5指掌面的近侧指间关节横纹的中央，一手4穴。快速取穴：手掌侧，第2~5指近端指间关节中点处。

【配伍】小儿消化不良：四缝配脾俞、胃俞、内关、足三里。

【一穴多用】①针刺：点刺0.1~0.2寸。②刺血：用三棱针在四缝点刺挤出淡黄色液体1~2毫升，可缓解小儿疳积。

十宣 EX-UE11

【主治】昏迷、休克、急性咽喉炎、急性胃肠炎、扁桃体炎、高血压。

【位置】精准定位：在手指，十指尖端，距指甲游离缘0.1寸（指寸），左右共10穴。快速取穴：十指微屈，手十指尖端，指甲游离缘尖端处。

【配伍】晕厥：十宣配水沟、足三里。

【一穴多用】①针刺：直刺0.1~0.2寸。②刺血：用三棱针在十宣点刺放血1~2毫升，可用于辅助治疗昏迷、休克、癫狂、咽喉肿痛、指端麻木等。

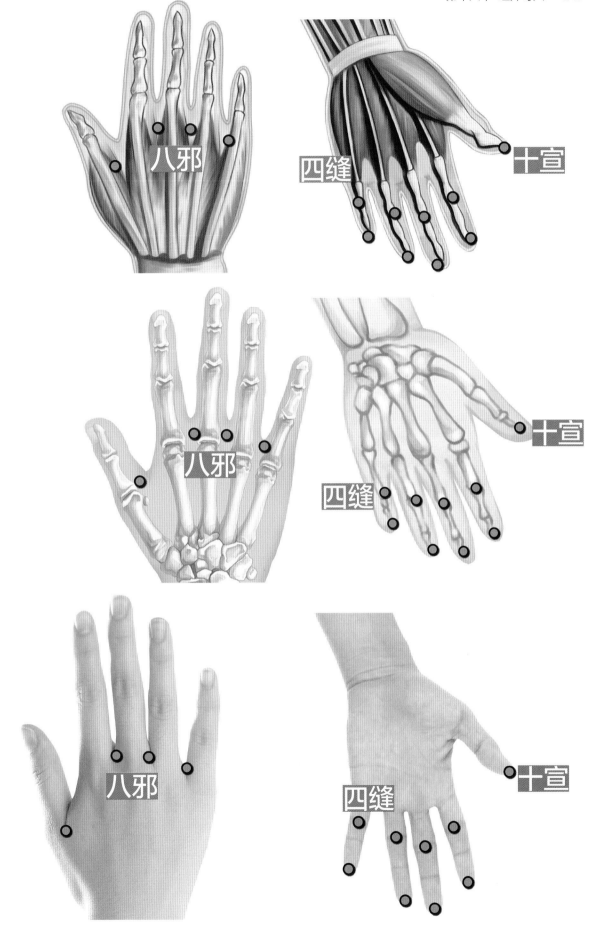

下肢奇穴

髋骨 EX-LE1

【主治】膝关节炎。

【位置】精准定位：在股前区，梁丘两旁各 1.5 寸，一肢 2 穴。快速取穴：先在髌骨外上缘上 3 横指取梁丘，在梁丘两侧各 2 横指处。

【配伍】膝关节炎：髋骨配犊鼻。

【一穴多用】①针刺：直刺 0.5~1.0 寸。②按摩：用拇指或中指掐髋骨 200 次，可缓解膝关节炎。③艾灸：用艾条温和灸 10~15 分钟，可缓解下肢寒痹、膝关节冷痛。

鹤顶 EX-LE2

【主治】膝关节炎、脑血管病后遗症。

【位置】精准定位：在膝前区，髌底中点的上方凹陷中。快速取穴：膝部正中骨头上缘正中凹陷处。

【配伍】膝部肿痛、膝关节炎：鹤顶配梁丘、血海、足三里、阳陵泉。

【一穴多用】①针刺：直刺 0.5~0.8 寸。②按摩：用拇指或中指掐鹤顶 200 次，可缓解膝关节炎。③艾灸：用艾条温和灸 10~15 分钟，可缓解下肢寒痹、膝关节冷痛、中风下肢偏瘫。

百虫窝 EX-LE3

【主治】荨麻疹、风疹、皮肤瘙痒症、湿疹、蛔虫病。

【位置】精准定位：在股前区，髌底内侧端上 3 寸。快速取穴：屈膝，血海上 1 横指处。

【配伍】荨麻疹：百虫窝配曲池、合谷。

【一穴多用】①针刺：直刺 0.5~1.0 寸。②艾灸：用艾条温和灸 10~15 分钟，可缓解下肢寒痹、膝关节冷痛、蛔虫病。③刺血：用三棱针在百虫窝点刺放血 1~2 毫升，可辅助治疗荨麻疹、风疹、皮肤瘙痒症、湿疹等。

内膝眼 EX-LE4

【主治】膝关节炎、髌骨软化症。

【位置】精准定位：在膝部，髌韧带内侧凹陷处的中央。快速取穴：坐位，微伸膝关节，膝盖下内侧凹窝处。

【配伍】膝部肿痛、膝关节炎：内膝眼配梁丘、血海、阴陵泉、足三里。

【一穴多用】①针刺：屈膝，向后外斜刺 0.5~1.0 寸。②按摩：用拇指掐揉内膝眼 200 次，可缓解膝关节痛。③艾灸：用艾条温和灸 10~15 分钟，可缓解膝冷。

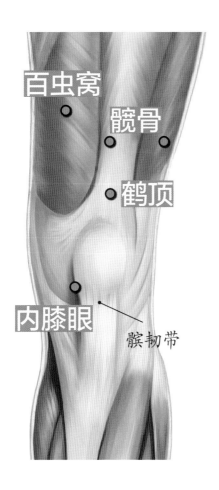

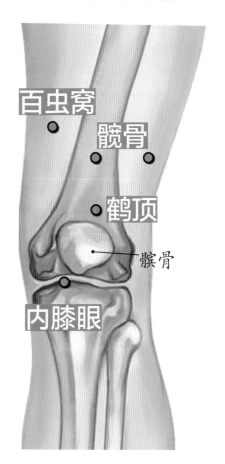

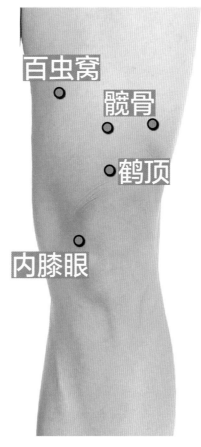

胆囊 EX-LE6

【主治】急、慢性胆囊炎，胆石症，胆绞痛，下肢瘫痪。

【位置】精准定位：在小腿外侧，腓骨小头直下2寸。快速取穴：小腿外侧上部，阳陵泉直下3横指处。

【配伍】胆囊炎：胆囊配胆俞、日月。

【一穴多用】①针刺：直刺1.0~1.5寸。②按摩：用拇指按揉胆囊200次，可缓解下肢痹痛、胆囊炎等。③艾灸：用艾条温和灸10~15分钟，可缓解膝痛、下肢痹痛、胆绞痛。④刮痧：从上向下刮拭3~5分钟，可缓解黄疸、胆绞痛等。

阑尾 EX-LE7

【主治】急、慢性阑尾炎，胃炎，消化不良，下肢瘫痪。

【位置】精准定位：在小腿外侧，髌韧带外侧凹陷下5寸，胫骨前嵴外1横指（中指）。快速取穴：足三里向下2寸处。

【配伍】急性阑尾炎：阑尾配天枢、府舍、阿是。

【一穴多用】①针刺：直刺1.0~1.5寸。②按摩：用拇指按揉阑尾200次，可缓解下肢痹痛。③艾灸：用艾条温和灸10~15分钟，可缓解腹痛。④刮痧：从上向下刮拭3~5分钟，可缓解消化不良。

内踝尖 EX-LE8

【主治】下牙痛、腓肠肌痉挛。

【位置】精准定位：在踝区，内踝的最凸起处。快速取穴：正坐，垂足，内踝之最高点处。

【配伍】牙痛：内踝尖配颊车、合谷。

【一穴多用】①艾灸：用艾条温和灸10~15分钟，可缓解下牙痛。②按摩：用拇指按揉内踝尖200次，可缓解霍乱转筋、牙痛等。

外踝尖 EX-LE9

【主治】牙痛、腓肠肌痉挛。

【位置】精准定位：在踝区，外踝的最凸起处。快速取穴：正坐，垂足，外踝之最高点处。

【配伍】扁桃体炎：外踝尖配内踝尖。

【一穴多用】①艾灸：用艾条温和灸10~15分钟，可缓解牙痛。②刮痧：从上向下刮拭3~5分钟，可缓解牙痛、扁桃体炎等。

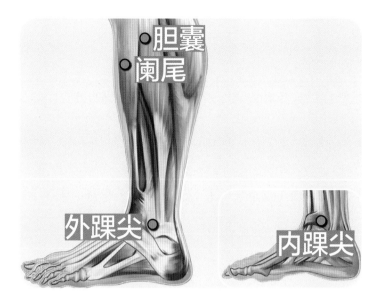

胆囊和阑尾在小腿外侧，分别位于腓骨小头直下 2 寸和髌韧带外侧凹陷下 5 寸处；内踝尖和外踝尖在踝区，分别位于内踝和外踝的凸起处。

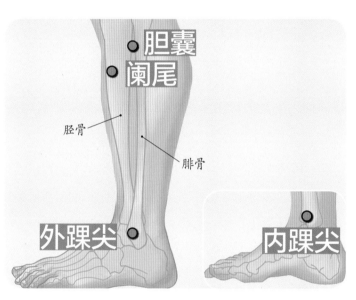

阑尾有清热解毒、化瘀通腑的功效，刺激此穴可缓解急、慢性阑尾炎。

小贴士
阑尾发炎时，常在阑尾处出现明显压痛点。

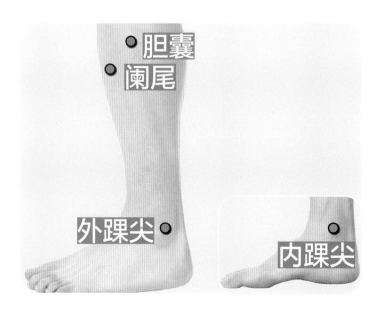

胆囊有利胆通腑的功效，刺激此穴可缓解急、慢性胆囊炎，胆结石等。胆囊炎发作时，用拇指指腹点压胆囊 100 次，可起到较好的消炎、止痛效果。

八风 EX-LE10

【主治】头痛、牙痛、胃痛、月经不调。

【位置】精准定位：在足背，第1~5趾间，趾蹼缘后方赤白肉际处，左右共8穴。快速取穴：足5趾各趾间缝纹头尽处，一侧4穴。

【配伍】足背红肿：八风配足三里、阳陵泉。

【一穴多用】①针刺：向上斜刺0.5~0.8寸。②艾灸：用艾条温和灸10~15分钟，可缓解牙痛、胃痛、月经不调等。③刺血：用三棱针在八风点刺放血1~2毫升，可缓解脚趾关节疼痛、牙痛等。

独阴 EX-LE11

【主治】心绞痛、月经不调。

【位置】精准定位：在足底，第2趾的跖侧远端趾间关节的中点。快速取穴：仰足，第2足趾掌面远端趾间关节横纹中点处。

【配伍】心绞痛：独阴配极泉。

【一穴多用】①针刺：直刺0.1~0.2寸，孕妇禁针。②艾灸：用艾条温和灸10~15分钟，可缓解心绞痛、月经不调等。③刺血：用三棱针在独阴点刺放血1~2毫升，可缓解脚趾关节疼痛、牙痛等。

气端 EX-LE12

【主治】足趾麻木、脑血管意外急救、麦粒肿。

【位置】精准定位：在足趾，十趾端的中央，距趾甲游离缘0.1寸（指寸），左右共10穴。快速取穴：正坐，足十趾尖端趾甲游离尖端即是。

【配伍】中风：气端配少商、关冲。

【一穴多用】①针刺：直刺0.1~0.2寸。②刺血：用三棱针在气端点刺放血1~2毫升，可缓解足趾麻木、麦粒肿、中风昏迷等。

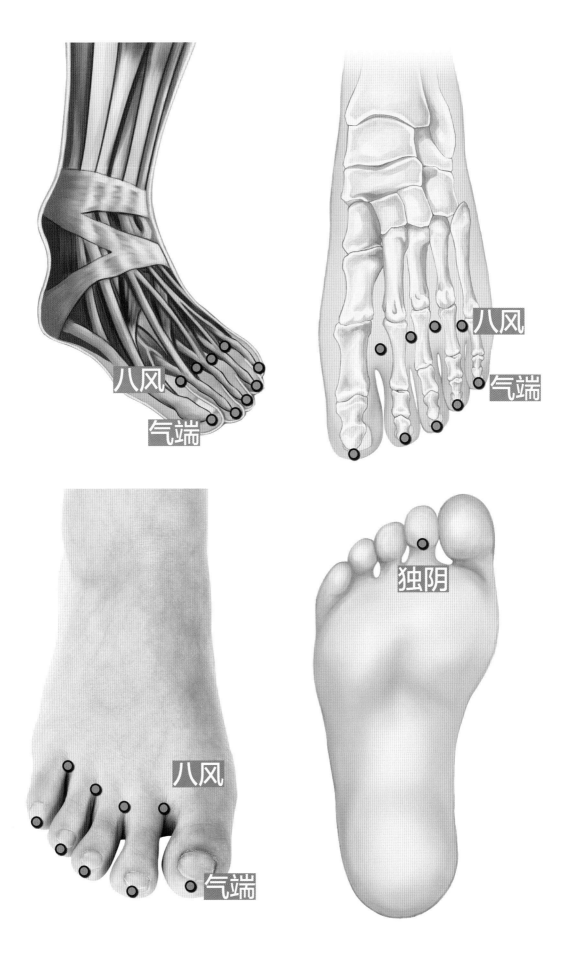

附录

手部反射区图谱

手掌反射区

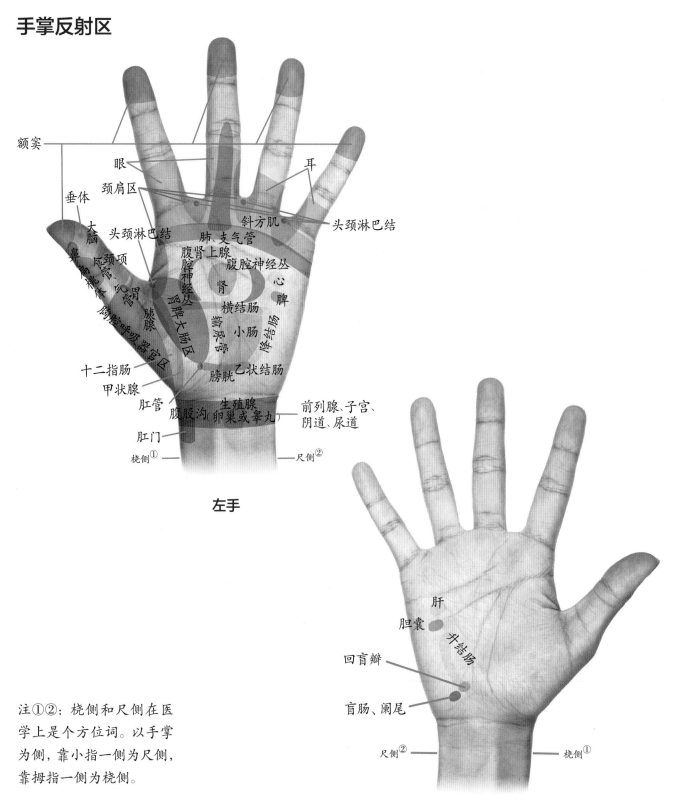

额窦
眼
颈肩区
垂体
大脑
头颈淋巴结
鼻
颈项
胃脾
心脏
胰腺
膀胱尿吸器官区
十二指肠
甲状腺
肛管
肛门
肺、支气管
肾上腺
腹腔神经丛
肾
斜方肌
头颈淋巴结
心
脾
横结肠
输尿管
小肠
降结肠
胃脾大肠区
膀胱
乙状结肠
生殖腺
腹股沟(卵巢或睾丸)
前列腺、子宫、阴道、尿道
桡侧①
尺侧②

左手

肝
胆囊
升结肠
回盲瓣
盲肠、阑尾
尺侧②
桡侧①

右手

注①②：桡侧和尺侧在医学上是个方位词。以手掌为侧，靠小指一侧为尺侧，靠拇指一侧为桡侧。

手背反射区

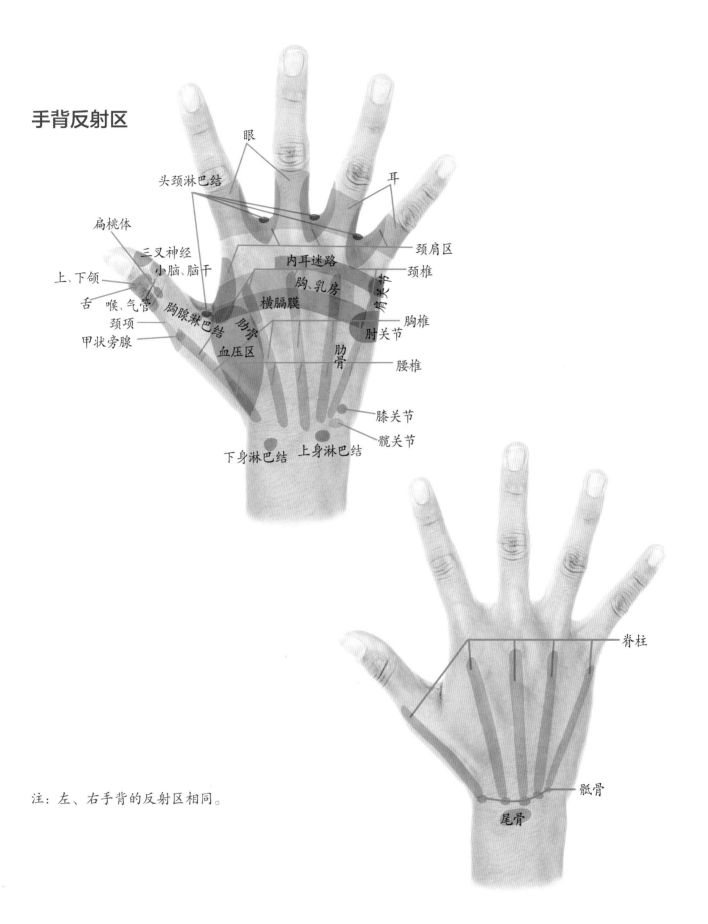

眼

头颈淋巴结

扁桃体

三叉神经

小脑、脑干

上、下颌

舌　喉、气管

颈项

甲状旁腺

胸腺淋巴结

耳

颈肩区

颈椎

内耳迷路

胸、乳房

肩关节

横膈膜

胸椎

肋骨

肘关节

血压区

肋骨

腰椎

膝关节

髋关节

下身淋巴结　上身淋巴结

脊柱

骶骨

尾骨

注：左、右手背的反射区相同。

足部反射区图谱

足底反射区

注：肝、胆囊、升结肠、回盲瓣、盲肠（阑尾）反射区只在右足底反射区有；心、脾、降结肠、直肠及乙状结肠、肛门等反射区只在左足底有。除此以外，双脚反射区相同。

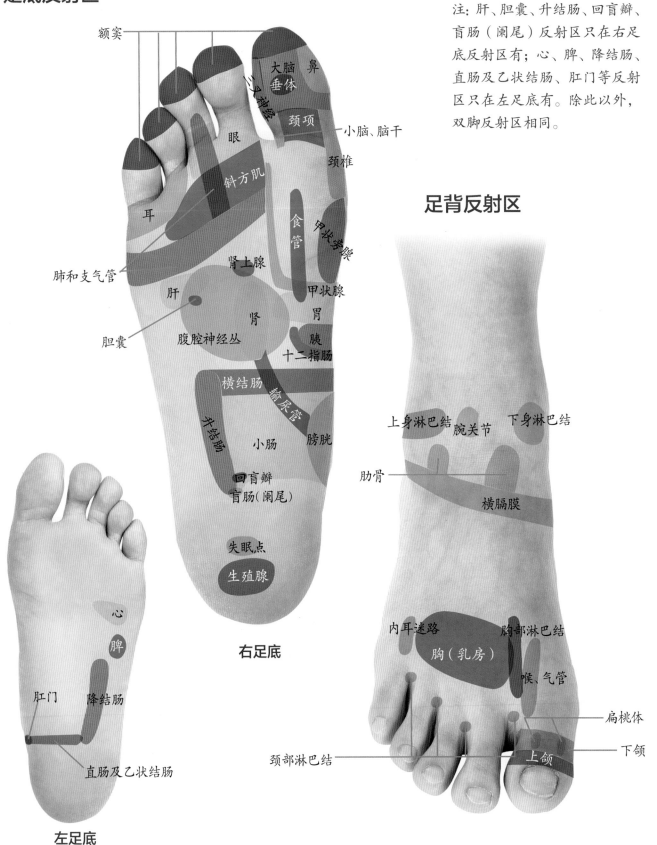

额窦
大脑
鼻
三叉神经
垂体
颈项
眼
小脑、脑干
斜方肌
颈椎
耳
食管
甲状旁腺
肺和支气管
肾上腺
甲状腺
肝
胃
肾
胆囊
胰
腹腔神经丛
十二指肠
横结肠
升结肠
输尿管
小肠
膀胱
回盲瓣
盲肠（阑尾）
失眠点
生殖腺

右足底

足背反射区

上身淋巴结
腕关节
下身淋巴结
肋骨
横膈膜
内耳迷路
胸部淋巴结
胸（乳房）
喉、气管
扁桃体
颈部淋巴结
上颌
下颌

心
脾
肛门
降结肠
直肠及乙状结肠

左足底

足内侧、足外侧反射区

注：左、右脚内侧和外侧反射区相同。

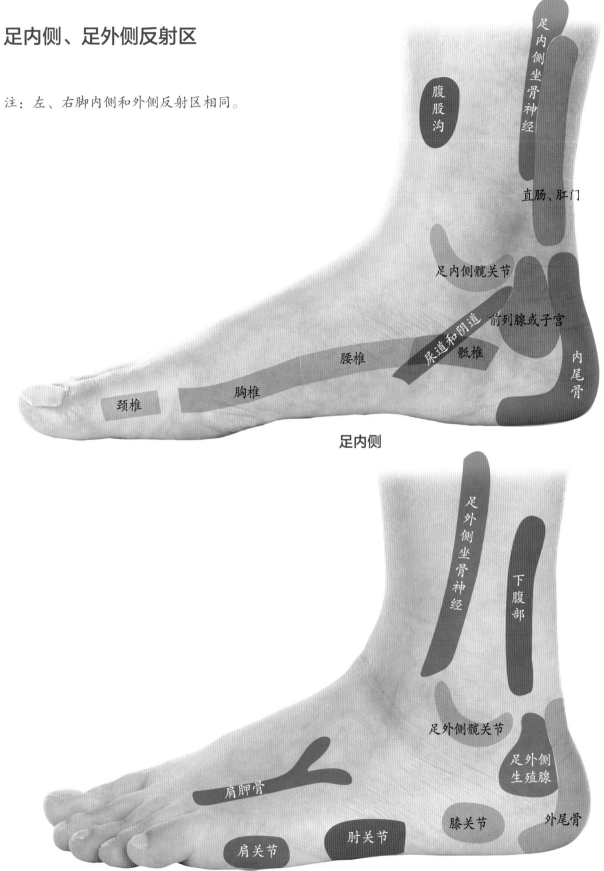

足内侧

足外侧

耳部反射区图谱

耳正面反射区

耳背面反射区

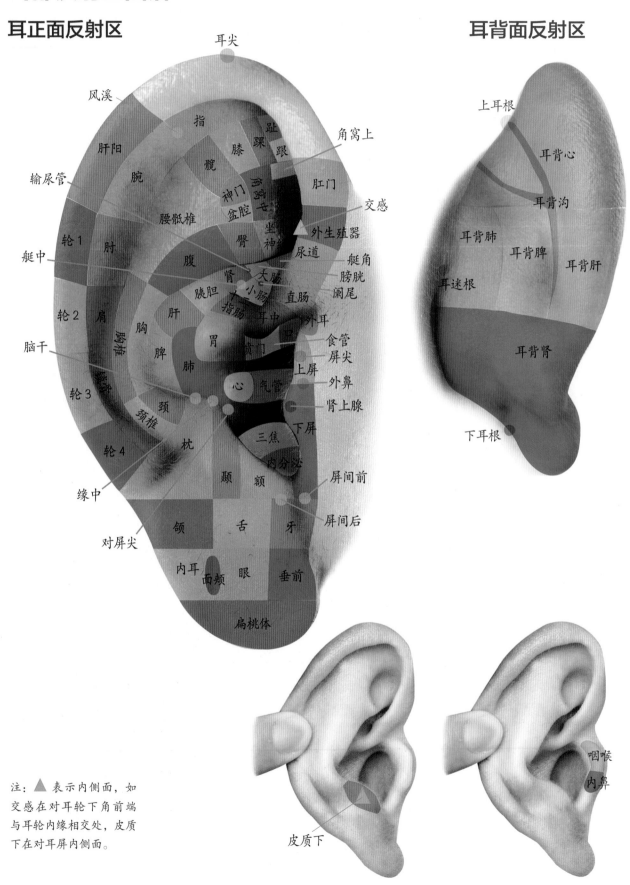

耳尖

风溪

指

趾

膝

踝

跟

角窝上

肝阳

髋

角窝中

肛门

输尿管

腕

神门

交感

腰骶椎

盆腔

臀

坐骨神经

外生殖器

轮1

肘

腹

尿道

艇中

艇角

膀胱

肾

大肠

阑尾

轮2

肩

胰胆

小肠

直肠

十二指肠

外耳

脑干

胸椎

肝

耳中

食管

胸

脾

胃

贲门

屏尖

轮3

颈椎

肺

心

气管

外鼻

颈

上屏

肾上腺

轮4

枕

三焦

下屏

缘中

颞

额

内分泌

屏间前

对屏尖

颌

舌

牙

屏间后

内耳

面颊

眼

垂前

扁桃体

上耳根

耳背心

耳背沟

耳背肺

耳背脾

耳背肝

耳迷根

耳背肾

下耳根

咽喉

内鼻

皮质下

注：▲ 表示内侧面，如
交感在对耳轮下角前端
与耳轮内缘相交处，皮质
下在对耳屏内侧面。